国家卫生和计划生育委员会“十三五”规划教材
全国高等中医药教育教材
供中医学、针灸推拿学、中西医临床医学等专业用

医学伦理学

第2版

主　编　刘东梅
副主编　才　岩　张锦玉　于　雷　唐宏川
编　委（按姓氏笔画为序）

于　雷（山东中医药大学）
于克慧（陕西中医药大学）
才　岩（长春中医药大学）
尹红新（山西中医学院）
刘东梅（成都中医药大学）
关　鑫（上海中医药大学附属曙光医院）
余　琳（江西中医药大学）
沈永健（南京中医药大学）
张锦玉（延边大学附属医院）
胡　曲（浙江中医药大学）
唐宏川（成都医学院）
唐雪梅（成都中医药大学）
梁　莉（承德医学院）

秘　书（兼）　唐雪梅

人民卫生出版社

图书在版编目（CIP）数据

医学伦理学/刘东梅主编.—2 版.—北京：人民卫生出版社，2016

ISBN 978-7-117-22507-6

Ⅰ.①医… Ⅱ.①刘… Ⅲ.①医学伦理学-医学院校-教材 Ⅳ.①R-052

中国版本图书馆 CIP 数据核字(2016)第 102801 号

人卫智网	**www.ipmph.com**	**医学教育、学术、考试、健康，购书智慧智能综合服务平台**
人卫官网	**www.pmph.com**	**人卫官方资讯发布平台**

医学伦理学

第 2 版

主　　编：刘东梅
出版发行：人民卫生出版社（中继线 010-59780011）
地　　址：北京市朝阳区潘家园南里 19 号
邮　　编：100021
E - mail：pmph @ pmph. com
购书热线：010-59787592　010-59787584　010-65264830
印　　刷：人卫印务（北京）有限公司
经　　销：新华书店
开　　本：787×1092　1/16　　**印张：**15
字　　数：346 千字
版　　次：2012 年 6 月第 1 版　　2016 年 6 月第 2 版
2020 年 9 月第 2 版第 6 次印刷（总第 9 次印刷）
标准书号：ISBN 978-7-117-22507-6/R · 22508
定　　价：39. 00 元
打击盗版举报电话：010-59787491　E-mail：WQ @ pmph. com
（凡属印装质量问题请与本社市场营销中心联系退换）

《医学伦理学》网络增值服务编委会

主　编　刘东梅

副主编　才　岩　张锦玉　于　雷　唐宏川

编　委（按姓氏笔画为序）

于　雷（山东中医药大学）
于克慧（陕西中医药大学）
才　岩（长春中医药大学）
尹红新（山西中医学院）
刘东梅（成都中医药大学）
关　鑫（上海中医药大学附属曙光医院）
余　琳（江西中医药大学）
沈永健（南京中医药大学）
张晓萍（陕西中医药大学）
张锦玉（延边大学附属医院）
胡　曲（浙江中医药大学）
唐宏川（成都医学院）
唐雪梅（成都中医药大学）
梁　莉（承德医学院）
雷虹艳（成都中医药大学）

秘　书（兼）唐雪梅

修订说明

为了更好地贯彻落实《国家中长期教育改革和发展规划纲要(2010-2020)》《医药卫生中长期人才发展规划(2011-2020)》《中医药发展战略规划纲要(2016-2030年)》和《国务院办公厅关于深化高等学校创新创业教育改革的实施意见》精神，做好新一轮全国高等中医药教育教材建设工作，全国高等医药教材建设研究会、人民卫生出版社在教育部、国家卫生和计划生育委员会、国家中医药管理局的领导下，在上一轮教材建设的基础上，组织和规划了全国高等中医药教育本科国家卫生和计划生育委员会"十三五"规划教材的编写和修订工作。

本轮教材修订之时，正值我国高等中医药教育制度迎来60周年之际，为做好新一轮教材的出版工作，全国高等医药教材建设研究会、人民卫生出版社在教育部高等中医学本科教学指导委员会和第二届全国高等中医药教育教材建设指导委员会的大力支持下，先后成立了第三届全国高等中医药教育教材建设指导委员会、首届全国高等中医药教育数字教材建设指导委员会和相应的教材评审委员会，以指导和组织教材的遴选、评审和修订工作，确保教材编写质量。

根据"十三五"期间高等中医药教育教学改革和高等中医药人才培养目标，在上述工作的基础上，全国高等医药教材建设研究会和人民卫生出版社规划、确定了首批中医学(含骨伤方向)、针灸推拿学、中药学、护理学4个专业(方向)89种国家卫生和计划生育委员会"十三五"规划教材。教材主编、副主编和编委的遴选按照公开、公平、公正的原则，在全国50所高等院校2400余位专家和学者申报的基础上，2200位申报者经教材建设指导委员会、教材评审委员会审定和全国高等医药教材建设研究会批准，聘任为主审、主编、副主编、编委。

本套教材主要特色包括以下九个方面：

1. 定位准确，面向实际 教材的深度和广度符合各专业教学大纲的要求和特定学制、特定对象、特定层次的培养目标，紧扣教学活动和知识结构，以解决目前各院校教材使用中的突出问题为出发点和落脚点，对人才培养体系、课程体系、教材体系进行充分调研和论证，使之更加符合教改实际、适应中医药人才培养要求和市场需求。

2. 夯实基础，整体优化 以培养高素质、复合型、创新型中医药人才为宗旨，以体现中医药基本理论、基本知识、基本思维、基本技能为指导，对课程体系进行充分调研和认真分析，以科学严谨的治学态度，对教材体系进行科学设计、整体优化，教材编写综合考虑学科的分化、交叉，既要充分体现不同学科自身特点，又应当注意各学科之间有机衔接；确保理论体系完善，知识点结合完备，内容精练、完整，概念准确，切合教学实际。

3. 注重衔接，详略得当 严格界定本科教材与职业教育教材、研究生教材、毕业后教育教材的知识范畴，认真总结、详细讨论现阶段中医药本科各课程的知识和理论框架，使其在教材中得以凸显，既要相互联系，又要在编写思路、框架设计、内容取舍等方面有一定的区分度。

4. **注重传承，突出特色** 本套教材是培养复合型、创新型中医药人才的重要工具，是中医药文明传承的重要载体，传统的中医药文化是国家软实力的重要体现。因此，教材既要反映原汁原味的中医药知识，培养学生的中医思维，又要使学生中西医学融会贯通，既要传承经典，又要创新发挥，体现本版教材“重传承、厚基础、强人文、宽应用”的特点。

5. **纸质数字，融合发展** 教材编写充分体现与时代融合、与现代科技融合、与现代医学融合的特色和理念，适度增加新进展、新技术、新方法，充分培养学生的探索精神、创新精神；同时，将移动互联、网络增值、慕课、翻转课堂等新的教学理念和教学技术、学习方式融入教材建设之中，开发多媒体教材、数字教材等新媒体形式教材。

6. **创新形式，提高效用** 教材仍将传承上版模块化编写的设计思路，同时图文并茂、版式精美；内容方面注重提高效用，将大量应用问题导入、案例教学、探究教学等教材编写理念，以提高学生的学习兴趣和学习效果。

7. **突出实用，注重技能** 增设技能教材、实验实训内容及相关栏目，适当增加实践教学学时数，增强学生综合运用所学知识的能力和动手能力，体现医学生早临床、多临床、反复临床的特点，使教师好教、学生好学、临床好用。

8. **立足精品，树立标准** 始终坚持中国特色的教材建设的机制和模式；编委会精心编写，出版社精心审校，全程全员坚持质量控制体系，把打造精品教材作为崇高的历史使命，严把各个环节质量关，力保教材的精品属性，通过教材建设推动和深化高等中医药教育教学改革，力争打造国内外高等中医药教育标准化教材。

9. **三点兼顾，有机结合** 以基本知识点作为主体内容，适度增加新进展、新技术、新方法，并与劳动部门颁发的职业资格证书或技能鉴定标准和国家医师资格考试有效衔接，使知识点、创新点、执业点三点结合；紧密联系临床和科研实际情况，避免理论与实践脱节、教学与临床脱节。

本轮教材的修订编写，教育部、国家卫生和计划生育委员会、国家中医药管理局有关领导和教育部全国高等学校本科中医学教学指导委员会、中药学教学指导委员会等相关专家给予了大力支持和指导，得到了全国50所院校和部分医院、科研机构领导、专家和教师的积极支持和参与，在此，对有关单位和个人表示衷心的感谢！希望各院校在教学使用中以及在探索课程体系、课程标准和教材建设与改革的进程中，及时提出宝贵意见或建议，以便不断修订和完善，为下一轮教材的修订工作奠定坚实的基础。

全国高等医药教材建设研究会
人民卫生出版社有限公司
2016年3月

全国高等中医药教育本科
国家卫生和计划生育委员会“十三五”规划教材
教材目录

1	中国医学史(第2版)	主编　梁永宣
2	中医各家学说(第2版)	主编　刘桂荣
3	* 中医基础理论(第3版)	主编　高思华　王　键
4	中医诊断学(第3版)	主编　陈家旭　邹小娟
5	中药学(第3版)	主编　唐德才　吴庆光
6	方剂学(第3版)	主编　谢　鸣
7	* 内经讲义(第3版)	主编　贺　娟　苏　颖
8	* 伤寒论讲义(第3版)	主编　李赛美　李宇航
9	金匮要略讲义(第3版)	主编　张　琦　林昌松
10	温病学(第3版)	主编　谷晓红　冯全生
11	* 针灸学(第3版)	主编　赵吉平　李　瑛
12	* 推拿学(第2版)	主编　刘明军　孙武权
13	* 中医内科学(第3版)	主编　薛博瑜　吴　伟
14	* 中医外科学(第3版)	主编　何清湖　秦国政
15	* 中医妇科学(第3版)	主编　罗颂平　刘雁峰
16	* 中医儿科学(第3版)	主编　韩新民　熊　磊
17	* 中医眼科学(第2版)	主编　段俊国
18	中医骨伤科学(第2版)	主编　詹红生　何　伟
19	中医耳鼻咽喉科学(第2版)	主编　阮　岩
20	中医养生康复学(第2版)	主编　章文春　郭海英
21	中医英语	主编　吴　青
22	医学统计学(第2版)	主编　史周华
23	医学生物学(第2版)	主编　高碧珍
24	生物化学(第3版)	主编　郑晓珂
25	正常人体解剖学(第2版)	主编　申国明

26	生理学(第3版)	主编　郭　健　杜　联
27	病理学(第2版)	主编　马跃荣　苏　宁
28	组织学与胚胎学(第3版)	主编　刘黎青
29	免疫学基础与病原生物学(第2版)	主编　罗　晶　郝　钰
30	药理学(第3版)	主编　廖端芳　周玖瑶
31	医学伦理学(第2版)	主编　刘东梅
32	医学心理学(第2版)	主编　孔军辉
33	诊断学基础(第2版)	主编　成战鹰　王肖龙
34	影像学(第2版)	主编　王芳军
35	西医内科学(第2版)	主编　钟　森　倪　伟
36	西医外科学(第2版)	主编　王　广
37	医学文献检索(第2版)	主编　高巧林　章新友
38	解剖生理学(第2版)	主编　邵水金　朱大诚
39	中医学基础(第2版)	主编　何建成
40	无机化学(第2版)	主编　刘幸平　吴巧凤
41	分析化学(第2版)	主编　张　梅
42	仪器分析(第2版)	主编　尹　华　王新宏
43	有机化学(第2版)	主编　赵　骏　康　威
44	*药用植物学(第2版)	主编　熊耀康　严铸云
45	中药药理学(第2版)	主编　陆　茵　马越鸣
46	中药化学(第2版)	主编　石任兵　邱　峰
47	中药药剂学(第2版)	主编　李范珠　李永吉
48	中药炮制学(第2版)	主编　吴　皓　李　飞
49	中药鉴定学(第2版)	主编　王喜军
50	医药国际贸易实务	主编　徐爱军
51	药事管理与法规(第2版)	主编　谢　明　田　侃
52	中成药学(第2版)	主编　杜守颖　崔　瑛
53	中药商品学(第3版)	主编　张贵君
54	临床中药学(第2版)	主编　王　建　张　冰
55	中西药物配伍与合理应用	主编　王　伟　朱全刚
56	中药资源学	主编　裴　瑾
57	保健食品研发与应用	主编　张　艺　贡济宇
58	*针灸医籍选读(第2版)	主编　高希言
59	经络腧穴学(第2版)	主编　许能贵　胡　玲
60	神经病学(第2版)	主编　孙忠人　杨文明

注:①本套教材均配网络增值服务;②教材名称左上角标有"*"者为"十二五"普通高等教育本科国家级规划教材。

第三届全国高等中医药教育教材建设指导委员会名单

全国高等中医药教育本科
中医学专业教材评审委员会名单

前　言

医学伦理学作为研究医疗实践和医学科学发展中有关伦理道德问题的一门学科，是现代医学体系的重要组成部分，是医学各专业的专业基础课程，是我国执业医师资格考试的主要内容。

本教材的编写紧紧围绕中医药高等人才培养目标，着力体现以能力为本位，以发展技能为核心的培养理念。教材涵盖了国家最新执业医师资格考试大纲的内容要求，而且有针对性地设置了"中医治未病的伦理"等内容，凸现了中医药的文化特色。第2版教材在第1版教材的基础上，增加了药事伦理的部分，使教材在高等中医药院校医学类各专业都可以使用。第2版教材也更加注重反映目前医学伦理学建设中的热点、难点问题，使学生不仅了解医学伦理学的理论基础、医疗实践中必须遵循的基本伦理原则和伦理规范，而且了解医学发展所引发的伦理问题，解决医学伦理"是什么"、"为什么"和"怎样做"的问题，注重对学生伦理分析和决策能力的培养。同时，第2版教材增加了导入案例和推荐阅读书目，进一步倡导问题意识，增强教材的可读性，配套了网络增值服务内容，方便老师授课和学生自学。

本教材具体分工为：刘东梅负责编写第一章和全书统稿；才岩负责编写第二、第十二章；张锦玉负责编写第九、第十四章；于雷负责编写第十一、第十三章；唐宏川负责编写第八章；于克慧负责编写第十章；尹红新负责编写第四章；关鑫负责编写第十五章；沈永健负责编写第六章；余琳负责编写第七章；胡曲负责编写第五章；唐雪梅负责编写第十六章和附录；梁莉负责编写第三章。张晓萍、雷虹艳参与了教材网络增值服务部分的编写。

本教材的编写力求反映医学伦理学界普遍接受的新成果，参考了众多学者的研究成果，在此，向有关作者、译者、出版者表示衷心感谢。本书在编写过程中得到了人民卫生出版社的高度重视，给予了耐心细致的指导和热情周到的帮助。在此一并致谢！

由于医学伦理学的诸多问题尚在探讨和研究中，更由于我们精力和能力有限，本教材难免存在不足和疏漏之处，敬请专家同行和广大读者批评指正。

编　者

2016年3月

目　录

第一章

绪论

学习目的

通过学习医学道德、医学伦理学的基本概念为本教材后续章节的学习奠定理论基础。

学习要点

道德、职业道德、医学道德的基本概念;伦理学、医学伦理学、生命伦理学的基本概念;医学伦理学与其他学科的关系;学习医学伦理学的方法和意义。

导入案例

相传,李时珍一年春天乘小船到雨湖对面的山上采药,遇到一位老渔妇在破旧的渔船上呜咽。原来,老渔妇的儿子、媳妇相继病逝,唯有十三四岁的孙女跟着她。因办理丧事欠了一笔债,就靠这一老一小打鱼还债。这天早晨小姑娘忽然喊头晕,一头栽倒在船舱里不省人事。

李时珍为小女孩诊断,原来是营养不良、极度体虚引发的昏厥,嘱其食用青背鲫鱼滋补即可。但老渔妇勉为生计,舍不得将可以卖较高价钱的青背鲫鱼给小姑娘吃。李时珍对老渔妇说,他要买青背鲫鱼,叫她孙女每天送两条到他家去。

第二天,小姑娘把鱼送来了,李时珍付了钱,端出前一天买的两条青背鲫鱼煮的汤,看着姑娘喝下。就这样,那小姑娘每天送鱼来,李时珍都买了鱼给她喝鱼汤。一个月后,渔家小姑娘面色红润,再也不头晕了。

讨论与思考:请你评价李时珍的行为?什么样的医生才配被尊为大医?

医学伦理学由医学和伦理学相结合而成,是研究医疗实践和医学科学活动中人们之间的道德关系及道德规范的学科。系统地学习和应用医学伦理学,对提高医疗服务质量,促进医学科学发展,推动和谐社会建设,都具有十分重要的作用和意义。

第一节 道德、职业道德、医学道德

一、道德

(一)道德的含义

道德(morality)是人类社会的一种重要意识形态,是由人们在生活实践中形成的

笔记

并由经济基础决定的上层建筑，以善恶为评价形式，依靠社会舆论、传统习俗和内心信念来调节人与人之间、人与社会之间、人与自然之间关系的心理意识、原则规范、行为活动的总和。它包括道德意识、道德规范和道德实践三个部分。

在中国古典典籍中，“道德”最初并不是一个词，而是分开使用的。“道”，本义为道路。《说文解字》曰：“道，所行道也。”后引申为事物运动、变化的规律，又指社会政治状况或做人的规范、规矩、原则。“德”本义为得到，所谓“德者，得也”，按照规矩、规范、原则去做有所得即为“德”，后便引申为品德、道德品质。在中国，道德二字连用为一个词，最早见于春秋时期。如《荀子·劝学》中有：“故学至乎礼而止矣，夫是之谓道德之极。”意思是说如果人们一切行为都合乎礼的规定，就可以说达到了道德的最高境界。由此可见，中国古代已经给道德赋予了较为确切的含义。

在西方，道德（morality）一词源于风俗（mores），既指社会风俗也包括个人品行，和中国古代道德一词的含义类似，内含规范、规律、行为品质和善恶评价之意。

道德作为人类社会特有的普遍现象，贯穿于人类历史发展的全过程，渗透到人类社会生活的方方面面。马克思主义认为，道德作为一种社会意识形态，它深深地根植于社会经济关系之中，是一定社会经济关系的反映，并随着社会经济状况的变化不断地改变着其内容和形式。

（二）道德的类型

道德类型依据不同的标准有不同的划分方法。按照社会形态，可分为原始社会道德、奴隶社会道德、封建社会道德、资本主义社会道德、共产主义（含社会主义）社会道德。按照社会关系，可分为家庭美德、职业道德、社会公德（含生态道德）。

（三）道德的特点

道德作为上层建筑的组成部分，既具有上层建筑的一般特征，同时又具有其特殊的本质特征，即非制度化的规范性和鲜明的实践性。一般来说，道德具有 8 个基本特点。

1. 规范性　道德是以善恶为判断标准的社会准则，对人的行为具有规范、约束、导向的作用。人们有时候对自己的某个想法会作出否定，认为这样想是不道德的，或者有时候通过人的言谈举止来衡量一个人是不是善良，这些都是道德的规范性在发生作用。

2. 主体性　道德是人的需要和人的生命活动的一种特殊的表现形式，是反映个人和社会的客观矛盾并追求矛盾统一的活动。道德对人的规范作用是以主体的自觉性、能动性为前提的。道德是以社会舆论、内心信念来维系的，不是依靠国家力量来维持。如果有人违反了道德，不会有哪个具体的人或机关强制其来承担责任，但他内心的不安和社会舆论的压力会让他为自己的行为付出相应的代价。

3. 历史性　不同的历史时期由于经济社会条件的不同，道德的标准也就不同。古代人的道德观念和现代人的道德观念会有些不同，一代人和一代人之间的道德观念也会有所不同。一方面是因为社会生产的发展会促使人们的道德观念发生变化；另一方面是外来文化的冲击，使原有的道德文化和人们的道德观念发生了变化。

4. 阶级性　道德是由一定的社会经济基础所决定的，并为一定的社会经济基础服务。在阶级社会里，道德具有明显的阶级性，一个时代居于主导地位的道德观念总是统治阶级的道德。如封建社会的道德特征就是维护封建宗法等级制度和特权，推崇

笔记

“三纲”、“五常”。

5. 社会性　道德贯穿于人类社会的始终，不像政治、法律等其他上层建筑，只存在于阶级社会，只要人类社会存在道德就存在。同时，道德还涉及社会生活的各个领域，渗透到各种社会关系中。在经济、政治、文化、军事各个领域中道德都能发生作用。只要有人与人、人与社会、人与自然之间的关系存在，道德就会存在其中。

6. 层次性　任何一个历史阶段，道德都表现为一个多层次的结构体系，并且总有一个最基本的道德原则，在其支配下，形成不同层次的具体道德规范。如社会主义道德体系中，除维护集体主义和全心全意为人民服务这一最基本的道德原则外，还有爱祖国、爱人民、爱劳动、爱科学、爱社会主义基本道德规范，以及家庭美德、职业道德、社会公德 3 个具体领域的道德要求。

7. 稳定性　道德是人类调整社会关系中最一般关系的经验结晶，道德与其他上层建筑如政治、法律、艺术、哲学等相比，有着更大的独立性和稳定性。道德虽然会随着时代的变迁而有所变化，但这种变化速度相对比较缓慢，道德观念的变化往往落后于经济基础的变化。比如在我国，社会主义经济基础虽然已经建立起来了，但封建思想意识并没有完全消除，甚至在少数人身上还有非常突出的表现，如封建迷信、特权等级思想。

8. 实践性　道德的基础是社会实践，道德的目的和归宿也是社会实践。道德是在人们的社会生活实践中产生的，同时又要回到实践中指导实践。道德是同人的行为紧紧联系在一起的，道德规范要转化为外在的效果，只有通过社会实践。

（四）道德的功能

1. 认识功能　道德是引导人们追求至善的良师。教导人们正确地认识自己对家庭、对他人、对社会、对国家应负的责任和应尽的义务，教导人们正确地认识社会道德生活的规律和原则，从而正确地选择自己的行为和生活道路。正如恩格斯在《反杜林论》中指出：“人们自觉地或不自觉地，归根到底总是从他们阶级地位所依据的实际关系中，吸取自己的道德观念。”

2. 调节功能　道德是社会矛盾的调节器，使人与人之间、个人与社会之间关系臻于完善与和谐。人生活在社会中总要和自己的同类发生这样那样的关系。因此，不可避免地要发生各种矛盾，这就需要通过社会舆论、风俗习惯、内心信念等特有形式，以善恶标准去调节社会上人们的行为，指导和纠正人们的行为，协调各种利益冲突，保障社会良性秩序。

3. 教育功能　道德是催人奋进的引路人。它培养人们良好的道德意识、道德品质和道德行为，树立正确的义务、荣誉、正义和幸福等观念，使受教育者成为道德纯洁、理想高尚的人。

4. 评价功能　道德是人以评价来把握现实的一种方式，是一种巨大的社会力量和人们内在的意志力量。它通过把周围社会现象判断为“善”与“恶”而实现自身的评价功能。不同的道德价值，形成不同的道德判断。

5. 平衡功能　道德不仅调节人与人之间的关系，而且平衡人与自然之间的关系。它要求人们端正对自然的态度，调节自身的行为。环境道德是当代社会公德之一，它能教育人们应当以造福于而不贻祸于子孙后代的高度责任感，从社会的全局利益和长远利益出发，开发自然资源，发展社会生产，维持生态平衡。

笔记

二、职业道德

(一)职业道德的含义

一般地说,所谓职业,就是人们由于社会分工和生产内部的劳动分工,而长期从事的具有专门业务和特定职责,并以此作为主要生活来源的社会活动。

职业道德,就是同人们的职业活动紧密联系的符合职业特点所要求的道德准则、道德情操与道德品质的总和。它既是对本职人员在职业活动中行为的要求,同时又是职业对社会所负的道德责任与义务。

人们的职业生活多种多样,千差万别,有多少种职业,就有多少种特定的职业道德。职业道德是搞好各行各业工作至关重要的伦理原则,它是一般社会道德在职业生活中的具体化,它反映了职业范围内人与人之间的特殊关系。

(二)职业道德的特点

1. 在范围上,具有专业性 职业道德是在特定的职业生活中形成的,并在一定的范围内发挥作用,不具有普遍性。每一种职业道德只能对从事该职业的人起约束作用,对不属于本职业或本职业的人在该职业以外的行为活动,往往发挥不了作用。

2. 在内容上,具有继承性 由于职业具有不断发展和世代延续的特征,不仅其技术世代延续,其管理员工的方法、与服务对象打交道的方法也有一定历史继承性。如"有教无类"、"学而不厌,诲人不倦",从古至今始终是教师的职业道德。

3. 在形式上,具有多样性 由于各种职业道德的要求都较为具体、细致,因此其表达形式多种多样。有的职业道德以条文的形式向人们公布,比如我国的《律师职业道德》等;有的是以标语的方式公布,比如商店里的"顾客第一,热诚服务"、工地上的"质量就是生命"等。

4. 在功能上,具有实用性 由于职业道德是人们每天都必须面对的行为规范,所以很容易发展成熟,只要经过一段时间的反复使用,职业道德就会形成并完善。在这一使用过程中形成的职业道德规范和其他道德规范相比就实用得多,而且人们在长期的职业生活中,受职业道德的影响,就会在身上留下职业的痕迹,就是我们常说的职业习惯。

(三)职业道德包括的基本内容

无论从事何种职业,其职业道德要求都应该包括以下内容:

1. 从业主旨,即提供优质服务或产品,并有利于本行业的生存、优胜和发展。
2. 职业态度,即对自身从事行业的认可度、忠诚度。
3. 职业规范,从事该职业的基本行为规范。
4. 职业技能,从事该职业需要的技术和能力。
5. 职业责任,从业者对岗位和所在组织所具有的特点的责任和义务,以及本行业对社会所具有的特定的责任和义务。
6. 职业道德的动力,从业者发自内心的精神驱动力。

三、医学道德

(一)医学道德的含义

医学道德(medical morality)是职业道德中的一种,是医务人员在医疗实践活动中

笔记

所应遵循的行为规范的总和。医学道德通过具体的道德规范和道德原则来影响和约束医务人员的言行，调节医患之间、医务人员自身之间、医务人员与社会之间的相互关系。

中外一些著名的医学家都十分强调医德在医疗实践活动中的重要性。如古希腊的医学鼻祖希波克拉底认为只有有德性的医师才是最好的。中国唐代的医家孙思邈在所著的《大医精诚》一文中说："凡大医治病，必当安神定志，无欲无求，先发大慈恻隐之心，誓愿普救含灵之苦"。宋代林逋在所著《省心录·论医》中指出："无恒德者，不可以作医。"

（二）医学道德的特点

1. 全人类性和阶级性的统一　医学道德作为职业道德，救死扶伤，实行人道主义的道德原则是对每个国家、每个民族都适用的，从根本上它具有全人类性的特点。但医学道德由于不能脱离一定的社会经济关系而独立存在，在阶级社会又不可避免地会被打上阶级的烙印，在不同的时代具体的医学道德会受到不同社会阶级的影响。

2. 时代性与继承性的统一　不同时代，人们的生存方式、生活方式不同，医学道德的内容、原则、规范等都会随着时代的发展而变化，不同时代的医德具有不同的时代特点。但医学道德作为医务人员在医疗卫生服务的职业活动中应具有的品德，是一种道德观念控制下的自觉行为，又具有很大的稳定性。历代医家在实践中形成了许多优良的医德传统，并根据医学科学的要求，从理论上提出了一系列具有普遍、积极意义的医学道德规范，这是人类共同的宝贵精神财富，应当批判地继承和发扬。

3. 个体性与群体性的统一　医学道德具有个体性的特点，这和医务人员的职业传统有关，无论中外，传统社会医家多为单独的病人进行诊断治疗。今天，医务工作者仍有很多时候需要独立面对病患。同时医务工作者的服务对象也是一个个在生理、心理上各有所别的个体。所以医学道德具有个体性特点。然而，医务工作者的职业活动，正是通过个体对象而服务于社会群体的，因而，医德又具有群体性。而且随着现代医学科学的发展，医学分工越来越细，各种辅助诊断设施越来越先进，一个医生不可能诊断所有的疾病，一些复杂的医疗活动常常需要多个人员、多个科室、甚至社会其他机构的协作才能完成，医学道德的群体性特征越来越鲜明。

（三）医学道德的作用

1. 促进社会道德的建设和进步　医疗卫生工作对象广泛、接触面大，与人民群众的身心健康息息相关，其工作的辐射范围和关乎生命活动的特殊性质，决定了医学道德水平的高低对社会各阶层会产生重大影响。同时，医学道德又是整个社会道德的重要组成部分，从这种意义上讲，医学道德是社会道德的一个窗口，直接反映社会的道德风尚。加强医学道德，必然促进社会道德的进步。

2. 协调医患关系　凡是存在人际关系的地方，就存在伦理关系，有对行为的道德要求，医患之间也不例外。但医患之间由于知识的差异、个人利益的不同、常常会产生一些矛盾和冲突。医学道德有助于调节医患之间的关系，构建和谐医患关系，促进整个医学事业的发展。

3. 提高医疗质量　医疗质量不仅仅取决于医务工作者的医术和医疗机构的硬件条件，还取决于医务工作者的医德。技术条件对医疗质量固然有十分重要的作用，但如何运用技术并尽职尽责地为患者健康服务，则取决于医务工作者的医德水平。只有

笔记

具备崇高的医德，才有对患者高度负责的自觉，才会认真钻研技术、严格执行规章制度。

4. 促进医学人才的培养 医德对于培养医学人才来说也是重要因素。高尚的医德情操是医务人员开发智力，努力学习，勤奋工作，追求真理，发展科学的积极促进力量。它能激励医务人员为解除患者病痛而积极思考，刻苦钻研和忘我劳动，使医疗卫生工作更好地为人民服务。

第二节 伦理、伦理学、医学伦理学

一、伦理

“伦理”一词，在中国古代早期是分开使用的。在我国古代文化中，“伦”的本意为辈，指人和人之间一代一代相连接，表示人和人之间的辈分关系。后来引申到“类”、“比”的意思。“理”的本意为治玉，后来引申为事物的条理、道理、规则。“伦理”二字连用最早见于秦汉之际所写成的《礼记·乐记》，其中说“乐者，通伦理者也”，意思是，音乐可以使社会生活与人际关系规范化、合理化。“伦理”二字合词，其意就是处理人与人之间行为关系的道理和原则。

“道德”与“伦理”是两个相互联系又相互区别的概念。道德和伦理在含义上各有所侧重。道德侧重于伦理道德实践，常用以表述具体的道德行为、道德规范和道德表现等；而伦理一词则侧重于有关伦理道德的思想、理论和原则，多用于把伦理道德作为一种理论问题、学术问题研究的场合。正因如此，我们把研究伦理道德的学科叫做伦理学。

二、伦理学

（一）伦理学的含义

伦理学（ethics）又称道德哲学，是对人类道德生活进行系统思考和研究的一门科学，是现代哲学的学科分支。在西方，伦理学一词源出希腊文 ετησs，意为风俗、习惯、性格等。古希腊哲学家亚里士多德最先赋予其伦理和德行的含义，其著作《尼各马可伦理学》（据传由其子尼各马可编辑）一书为西方最早的伦理学专著。中国出现“伦理学”这个词是在清代末年。日本人在翻译英语的“道德”（ethics）一词时，在日文中找不到相应的词来表述，于是借用中文，译成“伦理学”，后来我国学者也沿用了该词。

伦理学以道德现象为研究对象，不仅包括道德意识现象（如个人的道德情感等），而且包括道德活动现象（如道德行为等）以及道德规范现象等。伦理学将道德现象从人类活动中区分开来，探讨道德的本质、起源和发展，道德水平同物质生活水平之间的关系，道德的最高原则和道德评价的标准，道德规范体系，道德的教育和修养，人生的意义、人的价值和生活态度等问题。其中最重要的是道德与经济利益和物质生活的关系、个人利益与整体利益的关系问题。对这些问题的不同回答，形成了不同的甚至相互对立的伦理学派别。

（二）伦理学的发展

伦理学包括中国传统伦理思想、埃及印度伦理思想，以及西方伦理思想 3 个不同

笔记

的体系。它们经过长期的交汇融合，发展演变而成为当代的伦理学。

1. 中国传统伦理思想 由古代的伦理思想演变发展而来，是中华民族生活历史的独特的理论贡献，成为人类理论宝库不可或缺的部分。反映西周政治文化生活的文献《尚书·周礼》提出了“民为邦本，以德治国”，记载了大量的伦理思想。以后又产生了《论语》《孟子》《大学》《中庸》等著作，强调道德修养，提出了“性善说”以及“民贵君轻”，形成了以孔子、孟子为代表的儒家伦理思想；还出现了以墨子为代表，主张“兼爱、尚贤、非攻”的墨家伦理思想；以老子、庄子为代表，主张“无为而治”的道家伦理思想；以商鞅、韩非为代表，主张“任其力不任其德”、“不贵义而贵法”的法家伦理思想，形成百家争鸣的学术繁荣局面。秦汉时期，董仲舒继承孔子学说，创立以“三纲”、“五常”为核心的神学伦理思想体系，成为中国古代伦理思想的主流。1840 年以后的我国新兴资产阶级接受了西方伦理思想的影响，主张自由、平等、博爱，并提出天下为公、天下大同，以及道德进化的政治伦理思想，对建立现代学科形态上的伦理学作了可贵的探索。

2. 古埃及古印度的伦理思想 是将伦理思想和宗教密切结合起来。遵从宗教戒律的要求，主要是探讨人生意义和人的精神生活问题。如印度从古代至现代以宗教为基本形态的伦理思想，历史悠久、独具特色，其中佛教及佛教伦理思想对亚洲乃至世界的文化产生了深刻的影响。阿拉伯伦理思想也是与宗教结合得非常紧密，《古兰经》是伊斯兰教的经典，其伦理教训有二，一是关于礼节的教训，一是最高美德如践约、坚韧、公道、廉洁等，内容也很丰富，对世界文化影响也很深远。

3. 西方伦理思想 从古希腊、罗马到 19 世纪末，西方伦理思想的发展，主要是德性论和幸福论的交替或平行发展的历史，它的理论形态主要是一种规范伦理学（normative ethics）。古希腊哲学家亚里士多德的《尼各马可伦理学》，主要探讨人的道德生活、人的道德品质和道德行为问题，集德性论和幸福论两种矛盾的观点于一书。此外，伊壁鸠鲁认为伦理学所研究的主要问题是人生目的和生活方式，强调伦理学是研究幸福的科学。与伊壁鸠鲁学派对立的斯多阿学派，从强调义务出发，认为伦理学是研究义务和道德规律的科学。英国哲学家边沁和穆勒等把“最大多数人的最大幸福”看成一切道德行为和价值的基本准则。康德则认为道德行为受着实践的理性支配，表现为善良意志，提出“德性就是力量”，把“善意”作为衡量道德行为道德价值的唯一标准。20 世纪初由于现代科学主义和逻辑经验主义的影响，西方伦理学界出现了元伦理学（metaethics），主张伦理学研究应从道德语言、词句、句法及命题的逻辑分析开始，从而确立真正理论性伦理学的科学知识。20 世纪 70 年代以后由于当代人类社会在经济发展、科学进步、生态环境变化等方面，使伦理思想遭到严峻的挑战，伦理学又开始转向人类生活的各个具体领域。以美国伦理学家罗尔斯为代表的规范伦理学及麦金太尔为代表的美德伦理学重新成为西方伦理学主流，并逐渐形成众多的应用伦理学科。

4. 马克思主义伦理学 马克思主义伦理学在批判地吸收了历史上伦理学的优秀成果的基础上，以马克思主义原理和方法来研究人类社会的道德生活，揭示出道德的本质和发展规律。马克思主义伦理学的使命是从实际的道德现象出发，给这些现象以规律性和规范性的概括，从理论形态和行为准则上再现道德，使伦理学成为真正的科学。它既不是一种纯粹的理论科学，也不是一种单纯的应用科学。它的本质特征主要表现为：①指出人区别于动物的本质，不是自然属性而是社会属性，人的本质不是单个

笔记

人的抽象物而是一切社会关系的总和，人在现实社会生活实践、特别是生产活动中形成的社会存在，决定了人的生活方式和精神面貌，这就是道德现象的本源和研究依据。②把辩证唯物主义和历史唯物主义的基本原理作为研究道德现象的科学方法，指出把道德原则宣布为永恒的、绝对的或者认为是完全主观的、相对主义的，都是不科学的，对有关道德的各种理论问题进行科学的论证，避免绝对化、抽象化等错误。③认为道德作为人类社会发展进步的力量，总是体现为个人利益与社会公共利益的矛盾统一。指出社会并不是许多单个人的相加，而是由社会化了的人组成大大小小多层次的有机整体，个人不可能脱离社会而成为单独存在的自然物，而是只能作为社会的一员时刻受着社会存在约束的个体，个人与社会的关系，在不同时代、阶级和社会，会产生不同层次的道德要求，这就是人类历史上道德出现多层次多样性的原因。

（三）伦理学的分类

现代伦理学可分为三大类：元伦理学、描述伦理学和规范伦理学。这三种类型实际上反映了对伦理学研究客体道德现象的 3 种研究方法和研究视角。

1. 元伦理学（meta ethics） 元伦理学又称分析伦理学，它凭借逻辑语言分析的方法，从分析道德语言（概念、判断）的意义和逻辑功能入手来研究道德，反映道德的语言特点和逻辑特征。

2. 描述伦理学（descriptive ethics） 描述伦理学是依据客观调查和经验描述的方法，仅仅从社会的实际状况来再现道德。例如，人类学家、社会学家、历史学家运用调查描述方法，确定不同社会道德观念的差异。这类研究不涉及具体行为的道德价值判断及具体行为规范。

3. 规范伦理学（normative ethics） 规范伦理学又称规定伦理学，是一种研究人们的行为准则，制定规范和价值体系，从而规定人们应当如何行动的伦理学体系。我们把一般规范伦理学的理论原则运用于社会活动的各个不同的领域，从而形成不同的行为规范体系，称之为应用规范伦理学，如商业伦理学、教师伦理学、医护伦理学。

三、医学伦理学

（一）医学伦理学的含义

医学伦理学（medical ethics）是运用一般伦理学原则解决医疗卫生实践和医学发展过程中的医学道德问题和医学道德现象的学科。它是医学的一个重要组成部分，又是伦理学的一个分支。它既要研究“医学中的伦理问题”，又要研究“伦理学中的医学问题”。

（二）医学伦理学的研究对象

1. 医务人员与患者之间的关系（医患关系） 这里所说的“医务人员”包括医师、护士、医技科室人员、医院管理人员与后勤人员。“患者”包括病人、病人的家属，以及除家属以外的病人的监护人。要正确处理医患关系，首先要求医务人员把患者的利益摆在第一位，使自己的全部工作最大限度地满足患者身心健康的需要。但医患关系是双方的。因此，处理好医患关系，还需要病人及其家属对医务人员的人格及其劳动给予尊重。

2. 医务人员之间的关系（医际关系） 医务人员之间的关系包括医师与护士、医师与医师、护士与护士、医务人员与后勤或行政人员之间的关系。如何处理、协调医务

笔记

人员之间的关系,是医学伦理学研究的重要方面。

3. 医务人员与社会之间的关系(医社关系) 这里的“医务人员”包括医务工作者与医疗卫生部门。医务工作,其活动总是在一定的社会关系中进行的。因此,对许多问题的处理,不仅要考虑到某一个具体病人的利益,而且还须顾及社会利益的得失。如计划生育、残废新生儿的处置问题,如不从整个社会利益着眼,就很难确定医务人员的道德原则,也很难对医务人员中的有关行为作出正确的道德评价。

4. 医务人员与医学科学技术发展之间的关系(医技关系) 医务工作者不仅要利用已有的医学知识为人类防病治病,而且要不断地进行医学科学研究,探索人体奥秘,探寻新的防病治病的理论、技术。因此,医务人员必须有高尚的科研道德修养,才能为医学科学的发展不断作出新贡献。另外,随着生物医学的发展和临床应用,在科学临床实践和医学科研实践中,又出现了许多伦理难题,都涉及医务人员在何种情况下参与、是否合乎道德等一系列伦理问题。因此,医务人员与医学科学技术发展之间的关系,已成为医学伦理学的主要研究对象。

(三)医学伦理学的研究内容

1. 医德理论 包括医德的历史发展及其发展变化的特点、规律;医德的本质、特点及其社会地位和作用;医德与医学科学的关系,以及它与政治、哲学、法律、宗教的关系等。

2. 医德规范 包括医德的基本原则;医学道德的基本范畴,如权利、义务、情感、良心、审慎、功利、荣誉等;医德的各种具体规范和不同医学领域的特殊道德规范等。

3. 医德实践 包括医德的教育、评价和修养。

4. 医德难题 现代医学科技的突飞猛进带来了诸多伦理学难题。伦理界限为科学发展提供了正确的方向、健康的动力。任何医学技术都必须接受医学伦理的论证与审视,当下的医德难题都将在医学实践中获得解答。

第三节 医学伦理学与相关学科的关系

一、医学伦理学与医学

医学伦理学与医学是相互影响和联系的,虽然二者分工不同,但都是以保障人类健康为研究目的。医学研究人类生命活动,特别是疾病的发生、发展、转归及防治的规律,为增进人类健康服务。医学伦理学则是研究医学道德的科学,通过调整医学活动中人与人及人与社会的关系,提高医务人员的道德水平,为推动医疗卫生保健事业的发展服务。医学是医学伦理产生和发展的基础。医学的发展不可避免地会带来一系列道德问题,进而推动医学伦理学的兴起和发展。医学伦理学正是在对医学发展中产生的道德问题不断认识和反思中逐步形成自己的理论体系的。反过来,医学伦理学不仅指导和规范着医务人员的道德行为,而且为医学科学技术的进步保驾护航,保障医学科学技术造福于人类。

二、医学伦理学与医学心理学

医学心理学与医学伦理学是密切联系的姊妹学科。医学心理学是心理学与医学

笔记

相结合的一门学科;它研究心理因素对于人体健康和疾病医治的作用和影响,研究医患交往中心理情感互动的规律,把心理学关于人的心理活动过程和个性发展的基本规律应用于医学,以探讨疾病的发生、发展、病程转归和康复等问题,全面而深刻地阐明健康和疾病的本质。医学伦理学强调医务人员高尚的情操、良好的态度及行为。建立和谐的医患关系,可以为心理治疗护理提供道德前提和保证,又可以为医学伦理学的研究和医务人员选择合乎道德的行为提供心理学的依据。医学心理学与医学伦理学知识相得益彰,必将共同促进医学科学的发展、医德医风的建设、医学人才的培养及患者疾病的康复。

三、医学伦理学与卫生法学

法律和道德作为社会上层建筑的重要组成部分,都是维护社会秩序、规范人们行为的重要手段。医学伦理学与卫生法学两者都是上层建筑的组成部分,同属行为规则范畴,但两者有着重要区别。卫生法律是由国家用强制手段来保证实施的,医学伦理道德是依靠社会舆论、传统习惯和人们的信念来维持的,涉及领域更为广泛,所调整人们关系的范围更大。医学伦理学与卫生法学密切联系、互相支持、补充,缺一不可。卫生法学包括与医药卫生有关的法律法规,医务人员在医药卫生工作中的权利和义务。它对拓宽医务人员的知识领域、培养合格的医生,增加医务人员的社会主义法制观念,更好地从事医药卫生工作具有重要的意义。一方面,医学伦理学重要任务之一就是教育医务人员自觉遵守国家法律,并同一切违法犯罪行为作斗争;另一方面,法律对于加强医务人员的医德修养,规范社会主义医德原则起积极作用。因此,在医疗实践中,把开展医德教育同法制的教育结合起来,将起到相互促进的效果。

四、医学伦理学与社会医学

社会医学是从社会学角度研究医学问题的一门学科;它研究社会因素对个体和群体健康、疾病的作用及其规律,制定各种社会措施,保护和增进人们的身心健康和社会活动能力,提高生活质量。越来越多的研究结果证实,影响人类疾病与健康的因素多种多样,而且互相关联。社会因素在疾病发生和发展过程中的重要作用不能忽视。这些生物、心理和社会因素常常互为因果、综合作用,引起疾病发生、发展的多样性和复杂性。因此,人们不仅要从生物因素,还要从心理和社会因素方面认识和防治疾病。这就客观上要求医学与社会学,医学与心理学之间相互渗透,以促进医学的进一步发展。社会医学强调了医学的社会性质,强调了医学与社会因素之间的相互作用关系,为医学提出了一种新的理念,一种有关健康和疾病的新的理念,从而拓宽了医患关系的内涵,使医患关系不仅仅局限于医患之间的个体关系,而扩展到广泛的社会关系之中,从而将医学伦理学的研究和发展完全置于生物-心理-社会医学模式的视野中。

五、医学伦理学与医学文学

医学与文学的产生均与人类历史同样古老,它们都共同研究人与社会。以毕淑敏为代表的一批现当代作家借助医学文学的形式,通过文学作品充分反映医学发展的利与弊,抓住社会痛点与医学"黑点",针砭医疗科技进步中存在的不足,揭示医患关系的失衡与紧张,以文学作品中的一系列发人深省的医疗事故来引起世人对医生和患

笔记

者、对科技进步、对医学人文主义、对生命伦理道德的充分重视，体现了文学作品的伦理教诲作用。医学伦理的理性需要与医学文学感性的糅合，才能让情感淡化与"机械化"的医患关系趋于人性化。医学伦理学与医学文学是我们构建和谐的医患关系、重塑生命伦理道德和人文关怀的关键，也是文学与医学、医学与伦理融合而生的使命所在。

第四节 学习医学伦理学的意义和方法

一、学习医学伦理学的意义

（一）有利于树立崇高的医德风尚

医学道德作为整个社会道德的一个组成部分，它的水平高低和好坏，直接影响到整个社会，影响到人民的健康和千家万户的生活状况。高尚的医德对于改善社会道德风尚，保护社会主义生产力具有积极的作用。相反，不良的医德风尚则起着消极的阻碍作用。道德建设是社会主义精神文明建设的重要内容。医学伦理学作为一种职业道德，是整个社会主义道德体系中一个重要组成部分。社会主义医德是社会主义精神文明建设的一个组成部分。它不仅继承发扬了以往各个历史时代在医德方面的优良传统和成果，而且还远远超出以前任何时代的医德风尚和医德水平。

（二）有利于临床决策和医学难题的解决

现代医学科学的发展出现了许多新课题，有时也会引发一系列的伦理难题，会使医疗决策面临两难选择，促使医学伦理学的研究不断深入发展。医学伦理道德随着人类文明发展水平的提高而发展，一些传统的道德观念会发生变化，并且需要研究确立新的道德原则和规范。现代的医生除了要对病人的疾病进行正确的临床诊断，还必须保证病人所得到的医疗措施是最符合病人利益的。同时随着生物医学技术的进步，新的诊断技术和治疗方法层出不穷，这些新技术和新方法运用到临床实践中，必须遵循医学伦理和有关的法律、法规。另外，是否尊重病人权利已成为衡量和判断医疗行为是否合法、合理的重要标准之一，医师在行使自己的医疗权和尊重病人或家属的自主选择权方面，有时也面临两难选择。这些难题的解决也离不开医学伦理学的正确指导。

（三）有利于完善现代医学新体系

医学是研究人类生命过程以及同疾病作斗争的一门科学体系。经过长期发展，形成了以基础医学、临床医学、预防医学为框架的学科群。20 世纪以来，随着现代科学的迅猛发展，自然科学与社会科学出现了纵横交叉发展的新趋势。医学科学也受影响。其主要表现是医学科学与哲学、伦理学、社会学、法学、经济学、美学等相互渗透。同时，生命科学取得突破性进展，带来了一系列的伦理、社会、经济等问题，迫切需要运用医学和社会科学知识给予回答。从而，相继出现了医学哲学、医学伦理学、医学法学、医学社会学、医学美学、卫生经济学等交叉学科。这是医学与社会科学交叉的理论医学新学科群。而医学伦理学是理论医学的一个重要学科，学习研究医学伦理学对于建立现代医学新体系具有重要意义。由于当今医学科学的迅猛发展，医学模式的转变出现了许多医学伦理学的新课题。通过进一步的学习和研究，将推动医学科学和医疗

笔记

卫生事业的发展。

（四）有利于医学生的全面发展

人的全面发展，包括人的文化素质、道德素质、身体素质、业务素质的全面发展。医学人才的全面发展，除了身体素质外，就是指既要有扎实的医学专业知识、专业技能，还要具备良好的人文素质、人文精神。医学作为科学知识与人文精神有机结合的一门科学，医学教育除了传授医学知识、学习医学技能外，进行伦理道德教育同样重要。医学生学习医学伦理学，掌握有关医德知识和规范，就能从思想上重视加强医德修养，成为德才兼备的人才，实现他们作为人的全面发展，并进一步推动医学人文精神发扬光大。

二、学习医学伦理学的方法

（一）坚持辩证唯物主义和历史唯物主义的方法

医学伦理学以医学领域中的道德现象作为自己的研究对象，这种医德现象属于历史文化范畴，有其独特的历史发展过程和社会文化特征。因此，学习和研究医学伦理学，必须把医德同一定的社会经济关系、政治和法律制度及其他社会意识形态联系起来，深入研究医德赖以产生和发展的社会基础，探求医德发生、发展的根源和条件，从我国社会主义初级阶段的经济关系、医学科学的实际出发，坚持辩证唯物主义和历史唯物主义的方法，坚持以正确的理论为指导，才能真正掌握和发展社会主义医学伦理学，从而得出科学结论。

（二）坚持批判继承和吸收的方法

医德是同医务人员的医疗实践紧密联系的，是从医学职业的共同要求中引申出来的。因此，在其内容上有较强的稳定性和连续性。中国传统医德对社会主义医学道德产生的积极和深刻影响，但是，中国医学道德还有受封建生产关系和封建道德、宗教迷信消极影响的一面。同时，国外医学伦理学历史悠久，而且随着科学文化的发展，取得许多新成果。但是，国外医学伦理学由于社会制度、科学文化、宗教信仰等不同，也有其局限性和消极方面。因此，在学习医学伦理学时，必须坚持批判地继承的方法。从社会主义医疗实践需要和广大人民群众的健康利益出发，运用马克思主义的立场、观点和方法，对中外医学伦理学历史的遗产和现代的成果进行全面清理、检验，取其精华，剔其糟粕，加工改造，把一切有益的积极的成分和因素吸收到社会主义医学伦理学的道德体系中来，努力适应由于经济体制深刻变革、社会结构深刻变动、利益格局深刻调整带来的社会思想意识日益活跃的新形势，推动医生职业道德建设不断与时俱进。

（三）坚持理论联系实际的方法

理论联系实际的方法，是马克思主义认识世界的科学方法，也是学习伦理学的基本方法。实践性是医学伦理学的重要学科特点，医学伦理来源于医学实践、指导医学实践。离开实践，医学伦理将失去其存在价值。首先，要认真学习马克思主义伦理学的基本理论，懂得医德的起源、本质、功能及发展规律，进一步探索社会主义初级阶段反映在医德意识、医德现象、医德行为、医德关系上的新问题。其次，要用所学的医学伦理理论指导自己的研究活动和诊疗实践，善于发现、分析、探讨和解决医学伦理问题。坚持从实际出发，注意观察和调查在医疗实践中出现的各种伦理问题。针对各种伦理道德问题，进行实事求是的、有的放矢的研究，从中找出规律。

笔记

推荐阅读书目

1. 中央电视台《大家》栏目. 大医精诚[M]. 北京:商务印书馆,2005.
2. 易利华. 医界[M]. 北京:人民卫生出版社,2010.

学习小结

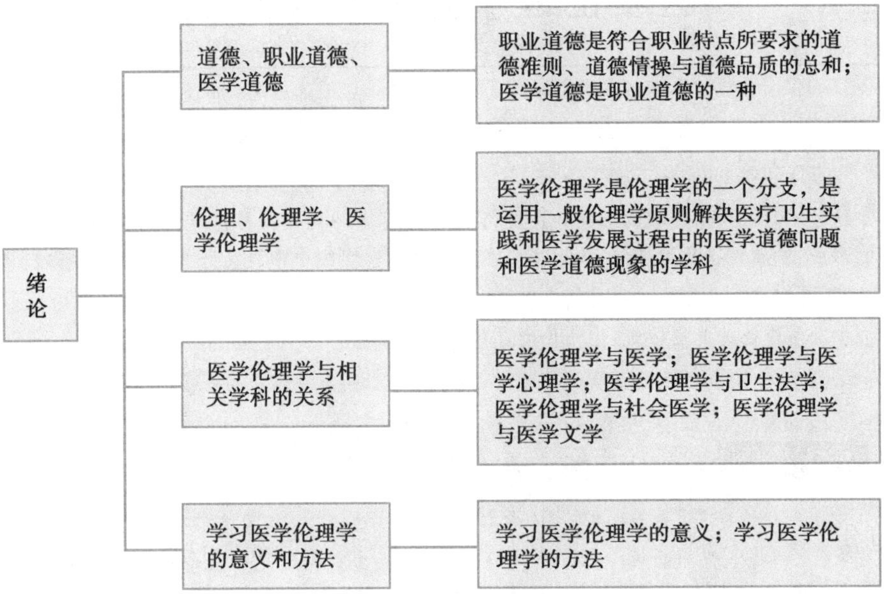
绪论
道德、职业道德、医学道德
职业道德是符合职业特点所要求的道德准则、道德情操与道德品质的总和；医学道德是职业道德的一种
伦理、伦理学、医学伦理学
医学伦理学是伦理学的一个分支，是运用一般伦理学原则解决医疗卫生实践和医学发展过程中的医学道德问题和医学道德现象的学科
医学伦理学与相关学科的关系
医学伦理学与医学；医学伦理学与医学心理学；医学伦理学与卫生法学；医学伦理学与社会医学；医学伦理学与医学文学
学习医学伦理学的意义和方法
学习医学伦理学的意义；学习医学伦理学的方法

(刘东梅)

复习思考题

1. 什么是职业道德?
2. 什么是医学伦理学?
3. 试述医学伦理学的研究对象和研究内容。
4. 学习医学伦理学有什么意义?
5. 学习医学伦理学的主要方法有哪些?

笔记

第二章

医学伦理学的形成和发展

学习目的

通过学习医学伦理学的形成和发展，使医学生了解中国及国外医学道德思想、医学伦理学的形成、发展过程及发展动因，为学生在未来的医学实践中形成良好的医德打下基础。

学习要点

中医学道德的优良传统；生命伦理学的形成与发展。

导入案例

北宋名医唐慎微，医术十分高明，治病有"百无一失之誉"。病家有请，不分贵贱，立即前往，且往往"不取一钱"，只需告诉一两条民间验方而已，或为其在经史子集中抄录有关方面的内容即可。经过几十年的时间，唐慎微治愈了大批患者，同时也积累了大量的医药素材，终于编撰了《经史证类备急本草》。全书总结了北宋以前的本草成就，至今还是研究古代药物学的主要参考文献。

讨论与思考：北宋名医唐慎微有哪些可贵的医德品质？

医学道德思想历史悠久，但作为一门正式学科，医学伦理学是在19世纪才形成的。医学伦理学在形成与发展过程中经历了古代医学道德的产生、近代医学伦理学的形成及当代医学伦理学的发展这样几个阶段。

第一节 中国医学伦理学的历史发展

一、中国古代医学伦理思想

中医学历来就十分重视医家的医德修养和医德教育，认为医家行医必须具有良好的医德。我国历史上的众多医家，不仅有高超的医术，同时其高尚的医德论述与实践，也不断地丰富和完善着传统的医德内容和理论体系。

从医学道德的起源来看，中医学道德是伴随着我们祖先的原始医疗活动而逐渐形成的。《帝王世纪》记载："伏羲画八卦，所以六气、六腑、五藏、五行、阴阳……乃尝味百药而制九针，以拯夭枉。"《淮南子·修务训》记载："神农……尝百草之滋味，水泉之

笔记

甘苦,令民知所避就,一日而遇七十毒。”“伏羲制九针”、“神农尝百草”的传说,反映了我们祖先早期的医疗实践活动。从中可以看出,中医学在萌芽时期,就已经产生了朴素的医德观念。

随着社会生产力和科学文化的发展,医生也逐步成为一种专门的职业,而从事医学职业的特殊道德规范和道德观念,在我国医学道德萌芽的基础上也日趋形成,并不断得到丰富和发展。这一时期我国传统医德更多的是强调医生自身的道德修养和自我规范的要求,产生了“医乃仁术”、“大医精诚”等有代表性的医学道德思想。

先秦时期,《黄帝内经》比较全面地反映了当时的医学理论和丰富经验,确立了中医学的理论体系,也比较集中地论述了有关医德的问题,提出了“天复地载,万物悉备,莫贵于人”和“济群生”的医德观念。同时,还在《素问·疏五过论》和《素问·征四失论》中专门论述了中医道德规范,明确提出了医之所以不能十全,是有医术和医德两方面的原因,并把“精神不专、志意不理”列为过失之首,突出了医德的重要性。除了上述关于医德的论述,扁鹊等医家在医疗实践中所表现出来的高尚医德,更是广为后人传颂。

晋代杨泉指出:“夫医者,非仁爱之士不可托也,非聪明答理不可任也,非廉洁淳良不可信也。”汉唐时期,是我国封建社会上升发展时期,科学文化空前繁荣,中医学迅速发展,医德理论也进一步丰富和充实,涌现出了众多医德高尚的医家和流芳后世的医德著作。医圣张仲景(150—219)在《伤寒论·自序》中就十分生动而真实地叙述了他自己出于仁爱救人之心而步入医门的过程,并谆谆教诲医生要重视医德修养,诊断疾病时切忌故步自封、草率行事。他所提出的“勤求古训,博采众方”,是他发奋医学的生动写照,更成为后世医家奉行的一条著名的治学和医德格言。

唐代大医学家孙思邈(581—682)系统地总结了唐以前我国医学的成就,并结合自己丰富的临症经验,撰著了医学巨著《备急千金要方》《千金翼方》,其中很多篇幅都闪耀着光辉的医德思想。特别是《大医精诚》,集汉唐中医道德之大成,提出了“大医”必须做到“精”、“诚”。“精”即医疗技术要精深;“诚”即品德要高尚。《备急千金要方》云:“凡大医治病,必当安神定志,无欲无求,先发大慈恻隐之心,誓愿普救含灵之苦。”此外,他对治学态度、医疗作风、对待病人的态度,以及处理同行间的关系等问题,都作了精辟的论述。提出治学需“精勤不倦”,省医诊病要“至意深心,详察形候,纤毫勿失”,对待病人应“普同一等”,对同行不得“訾毁诸医,自矜己德”等。孙思邈本人更是身体力行,深受人民的爱戴,堪称一位德著千秋的苍生“大医”。

隋唐以后,历代医家关于医德的论述日渐增多,许多医籍中都有专门的关于医德的论述。较著名的如宋代张杲著《医说》中有“医药之难”、“医不贪色”、“医以救人为心”等篇章;《小儿卫生总微论方》中的“医工论”、《省心录》中的“论医”等篇,都有关于医德的专门论述。这些论述内容丰富,涉及面广,包括了医德修养、医德教育、医德规范、医德评价等各方面的内容。

明清以后,由于统治阶级的残酷镇压和科举制度的束缚,使中医学多从考据和总结前人经验方面发展。同时,因为受到西方近代科学的影响,使一些医家扩大了眼界,并产生了一些新见解。一些医家致力于整理历代医学文献,在继承前辈优良医德的基础上,结合当时的实践经验,力图把医德归纳为具体、细致的条文。所以表现出医德规

笔记

范条文化、具体化。如明代龚廷贤在《万病回春》中总结出“医家十要”，对医生的道德要求、知识结构，以及医生之间、医患之间的问题都提出了具体的要求。陈实功在《外科正宗》中概括出的“医家五戒十要”则论述得更为详细、规范，就医生的专业知识、思想修养、言谈举止及对待患者的态度、珍视女性患者及僧尼等人的注意事项等，都作了详细的论述。

总之，中医学道德源远流长，是在漫长的医疗实践中逐渐形成和发展起来的，有着十分丰富和全面的内容，很多优良传统都是我们今天应该继承和发扬光大的。它是中医学宝库的重要组成部分。

二、中国近代医学伦理学

晚清时期，中国沦为半殖民地、半封建社会，帝国主义列强不断地瓜分和侵略。面对国家民族的存亡，医学道德具有爱国主义的思想特征。他们的爱国主义精神充实了我国医学伦理思想的内容，最杰出的代表人物是孙中山和鲁迅。

1926年，在《中国医学》上刊登了中华医学会制定的《医学伦理学法典》，明确规定：医生不应谋取经济利益，人道主义是医生根本的行医职责。1932年6月，现代医学教育家、我国医学伦理学先驱宋国宾（1893—1956）在上海出版了我国第一部医学伦理学专著《医业伦理学》。宋国宾先生在医疗实践和教学过程中，深切感受到当时世风日下，医德不兴，“同道之争论，医病之纠纷，日充耳而不休”。因此，十分需要在医学生和医务人员中进行医学伦理道德的宣传教育，以振兴医德。他在书中提出“医业伦理学，一言以蔽之曰仁义而已矣”。书中论述了“医师之人格”、“医师与病人”、“医学与同道”、“医学与社会”等内容，强调医生必须加强医德修养。

新民主主义革命时期的医德，在反帝反封建的革命斗争中内容不断丰富。1941年，毛泽东在给延安医大的题词中对医德作了精辟的概述——“救死扶伤，实行革命的人道主义”，为革命的医务人员确立了行为准则。

从我国近代医学伦理学的发展情况可以看出，这时期的医学人道主义精神得到了升华，突出体现了高度的爱国主义、人道主义和中西文化交流的特色。

三、社会主义医学伦理学

社会主义医德思想是在社会主义经济制度的基础上，以马克思主义、毛泽东思想为指导，批判地继承了祖国古代优良医德传统，吸收了近代医学人道主义的合理成分，总结了新民主主义革命时期、社会主义革命和社会主义建设时期我国优秀医务工作者的优良医德，并汲取了现代生物科学及其他自然科学、人文社会科学的成果而形成的。

新中国成立以后，党和国家制定了一系列相应的卫生工作方针，确立了防病治病、救死扶伤、全心全意为人民服务的社会主义医德原则，促进了社会主义医学伦理学的发展和完善。

1981年10月18日，中华人民共和国卫生部颁布《中华人民共和国医院工作人员守则和医德规范》，提出了发扬救死扶伤，实行革命的人道主义精神，同情和尊重病人，全心全意为病人服务等八项守则和遵守医德等八项规范。

1988年12月15日，中华人民共和国卫生部颁布《中华人民共和国医务人员医德规范及实施办法》。明确规定了社会主义医德规范，包括：救死扶伤，实行社会主义的

笔记

人道主义；尊重病人的人格和权利；文明礼貌服务；廉洁奉公；不以医谋私；团结协作；严谨求实等七项医德规范。

1991 年，中华人民共和国国家教育委员会高等教育司颁布《中华人民共和国医学生誓词》，注重培养学生的道德责任感，增强发展医疗事业的使命感，进一步提高其职业道德水平。

自 1999 年 5 月 1 日起施行的《中华人民共和国执业医师法》，以法律的手段，规范了医生的行为，维护了医患双方的权益。

第二节　中医学道德的优良传统

中医学注重医德和医术的统一，强调医德思想与医德实践相结合；重视医家的道德修养。特别是儒家伦理道德思想对我国传统的医德有重要的影响，强调尊重生命，天人合一，人际关系和谐。

一、尊重生命、济世救人的"贵人"思想

我国医家都把济世救人作为最高的医德原则，积极主张医生必须"济群生"、"博施济众"，体现了对生命的高度尊重和社会责任感。《灵枢·师传》说：掌握医术，应该"上以治民，下以治身，使百姓无病，上下和亲，德泽下流，子孙无忧，传于后世，无有终时"。著名医家张仲景就是在东汉末年战争频仍、疾病流行的情况下，"感往昔之沦丧，伤横夭之莫救，乃勤求古训，博采众方"，撰写了《伤寒杂病论》，立志以医学"上以疗君亲之疾，下以救贫贱之厄"。明代伟大的医药学家李时珍，早年刻苦好学，因年幼多病而发奋学医，成名后，不恋利禄，毅然辞官，以救治病人为己任；看到历代本草误读颇多，感到忧心如焚，认为事关人命，不可等闲视之，乃尽毕生精力，编撰了驰名中外的医药学巨著《本草纲目》。

我国古代医学典籍《黄帝内经》中说："天复地载，万物悉备，莫贵于人。"唐代孙思邈"人命至重，有贵千金，一方济之，德逾于此"的名言更说明了重视生命的珍贵和医德的重要性。这些都反映了中医学尊重生命和济世救人的"贵人"思想。

二、"医乃仁术"、普同一等的行医宗旨

我国古代医学倡导"医乃仁术"、"大医精诚"。唐代大医学家孙思邈在其名著《备急千金要方》中云："凡大医治病，必当安神定志，无欲无求，先发大慈恻隐之心，誓愿普救含灵之苦。"我国医德强调"仁爱"的精神，还体现在对所有的病人都一视同仁，都当做自己的亲人看待。孙思邈在"大医精诚"中"若有疾厄来求救者，不得问其贵贱贫富，长幼妍媸，怨亲善友，华夷愚智，普同一等，皆如至亲之想"，这段话集中体现了中医学道德一视同仁的思想。

三、重义轻利、清正廉洁的道德品质

基于济世救人的医学目的，中医学反对医生把医术作为追求个人名利的手段。历代医家在这方面的论述很多。如孙思邈提出："医人不得恃己所长，专心经略财物，但作救苦之心，于冥运道中，自感多福者耳。"张杲说："为医者，须绝驰骛利名之心，专博

笔记

施救援之志。”清代名医费伯雄说：“欲救人而学医则可，欲谋利而学医则不可。”著名医家李时珍，常常义务给人看病，后人以“千里就药于门，立活不取值”而称赞之。

在中国历史上，有许多医家以济世救人为己任，不依附权贵，甚至拒绝高官厚禄，而乐于留在民间行医，为大众解除疾苦。而医家不贪钱财，不计报酬，扶贫济困的事例，更是不胜枚举。民间盛传的“杏林佳话”就是一个典型。据晋代医学家葛洪所著《神仙传》记载，三国时期有个民间医生叫董奉，隐居庐山，每天给人看病，从不索取诊金，只要病家痊愈后给他栽种杏树，“重病愈者，使栽杏五株……郁然成林”。待到杏子成熟时，董奉把杏子换成粮食，专门去救济贫民百姓和那些出远门在外经济又发生困难的人们。这段“杏林佳话”在民间广为流传，“杏林”在中国民间成了医界的代称，至今人们还用“杏林春暖”来赞颂医德高尚的医生。

四、尊重同道、刻苦钻研的学习作风

孙思邈指出：“夫为医之法，不得多语调笑，谈谑喧哗，道说是非，议论人物，炫耀声名，訾毁诸医，自矜己德，偶然治瘥一病，则昂头戴面，而有自许之貌，谓天下无双，此医人之膏肓也。”陈实功（1555—1636）提出要同行相敬。他深恶医界一些同行互相轻贬、辱人誉己、钩心斗角、医术守密的不良风气，竭力提倡医家互敬互让，并身体力行。他说：“凡乡井同道之士，不可生轻侮傲慢之心，切要谦和谨慎，年尊者恭敬之，有学者师事之，骄傲者逊让之，不及者荐拔之。如此自无谤怨，信和为贵也。”明代沈之问说：“先生于我者，知而必师之；后生于我者，知而亦师之。”医生之间能够互相尊重，虚心好学，不仅是高尚医德的表现，而且通过互相学习，取长补短，有利于医生个人医术的提高，也有利于整个医学事业的发展。所以刻苦钻研，尊重同道，不仅是祖国传统医德的要求，也是我们今天所应该提倡的。

五、谨慎小心、认真负责的从业态度

医生负有救命活人的责任，一身系着病人的安危。在中国医学发展史上，众多严肃的医家都非常严格地要求自己，在诊疗疾病时谨慎小心，一丝不苟，认真对病人负责。我国古代医家都非常重视这个问题，提出了许多论述，认为是否谨慎小心、认真负责是衡量医德好坏的重要标志。孙思邈指出，一个好的医生应该“省病诊疾，至意深心；详察形候，纤毫勿失；处判针药，无得参差。虽曰病宜速救，要须临事不惑，唯当审谛覃思，不得于性命之上，率尔自逞俊快，邀射名誉，甚不仁矣”。《本草类方》一书中也谈到：“夫用药如用刑，误即便隔死生……盖人命一死不可复生，故须如此详谨，用药亦然……庸下之流，孟浪乱施汤剂……此杀人，何太容易？”这些都强调医生诊病施治，必须严肃认真，一丝不苟，切忌粗心大意，敷衍塞责。张仲景严厉地批评了那种对病人不负责任、草率医疗的行为，指出：“观今之医……各承家技，终始顺旧，省病问疾，务在口给，相对斯须，便处汤药。按寸不及尺，握手不及足；人迎趺阳，三部不参；动数发息，不满五十……明堂阙庭，尽不见察，所谓窥管而已。夫欲视死别生，实为难矣。”这些充分展示出他们认真对病人负责的高尚医德。

六、精勤不倦、博极医源的进取精神

历代医家都把精通医理、掌握高超的医术作为济世救人的一个基本条件。认为医

笔记

家是“至精至微之事”，“学者必须博极医源，精勤不倦”，“医非精不能通，非通不能精，非精不能专”，“医学贵精，不精则害人匪细”。《素问·著至教论》中提出，一个好的医生还必须“上知天文，下知地理，中知人事”。孙思邈18岁立志学医，深研医理，涉猎群书，吸取各家之长，“白首之年未尝释卷”。李时珍为了编写《本草纲目》，参考书籍达800余种，并且不畏艰苦，四处拜访名医请教。因此，每一个立志在医药学领域中取得成就的医者，都必须做到“精勤不倦、博极医源”。

第三节　国外医学伦理学的历史发展

一、国外古代医学伦理思想

（一）古印度医学道德

古代印度医学十分注重医学道德。最早关于医德的论述是公元前5世纪外科鼻祖妙闻所著的《妙闻集》。《妙闻集》中的医德思想可归纳为：①医生应有四德：正确的知识，广博的经验，敏锐的知觉及对患者的同情；②医生要以一切力量为患者服务，甚至不惜牺牲自己的生命；③医生要洁身自持，有好的仪表、习惯和作风；④在外科治疗中，医生要和助手密切配合，挑选助手时要选那些聪明能干、乐于助人、和蔼忍让的人等。公元前1世纪的内科医圣科拉加在其所著的《科拉加集》中进一步突出了一系列医德准则，要求医生应该“不分昼夜，全心全意为病人”，医生“即使医术高明，也不能自我吹嘘”，要“为病人隐讳”，医生“生命的知识无涯，因此必须努力”等等，这些论述都体现了医学人道主义精神。印度的古代医德受宗教的影响很大，在医学活动中往往要加上祈祷文、咒文等。

（二）古希腊医学道德

古希腊是最早进入文明社会的国家，是西方医学的发源地。大约在公元前6—前4世纪，古希腊医学形成。名医希波克拉底（前460—前377）是西方医学史上最著名的古代医学家，被西方医学界尊为“医学之父”。希波克拉底也是西方医学伦理学的奠基人，其在西方医德发展史上的贡献就是著名的《希波克拉底誓言》。此外，还有《操行论》《原则》等医学伦理学文献。《希波克拉底誓言》主要包括5项道德标准：①尊师重道，分享学识：“凡授我艺者敬之如父母，作为终身同业伴侣，彼有急需我接济之，视彼儿女，犹如兄弟，如欲受业，当免费并无条件传授之。”②提出了行医的品质和作风：“我愿尽余之能力及判断力所及，遵守为病家谋利益之信条，并检束一切堕落及害人行为，我不得将危害药品给予他人，并不作该项之指导，虽有人请求亦必不与之。”③阐明了行医的宗旨：“遵守为病家谋利益之信条。”④强调医生的品德修养，不利用职业赋予的权力做不道德的事情：“无论至于何处，遇男遇女，贵人及奴婢，我之唯一的目的，为病家谋幸福，并检点吾身，不作各种害人及恶劣行为，尤不作诱奸之事。”⑤严守职业秘密，提出了为病家保密的道德要求：“凡我所见所闻，无论有无业务关系，我认为应守秘密者，我愿保守秘密。”《希波克拉底誓言》唤起医者内心神圣的良知及对社会公众的责任感，奠定医者道德和伦理的底线，树立起对人的生命、权利和尊严的尊崇感。《希波克拉底誓言》中涉及的医学伦理思想极大地影响了后世医学和医德的发展，为医学伦理学的形成和发展奠定了基础。

笔记

（三）古罗马医学道德

公元前 2 世纪，罗马医学全面继承并发展了古希腊的医学道德思想和理论。著名医生盖伦（约 130—200）不仅在解剖学、生理学上对医学作出了贡献，在医德思想领域也颇多建树。在《最好的医生也是哲学家》一文中，提出医生要有为医学事业献身的精神，他说“我抛弃了快乐，不求身外之物”，“我将把全部时间用在行医上”；他还主张医生应该热爱人类，不应追逐金钱、地位、荣誉，指出“作为医生，不可能一方面赚钱，一方面从事伟大的艺术——医学”。古罗马时期，医学受宗教神学的影响，盖伦的医学思想和医德观念也带有浓厚的宗教色彩，因而被基督教神学所利用，致使在中世纪长达一千多年的时间里，医学和医德的发展处于停滞状态。

（四）阿拉伯医学道德

在中世纪的欧洲，医学领域被宗教神学所控制。在此期间，阿拉伯医学有了很大的发展，构成了世界医学史上的重要阶段，也随之形成了具有阿拉伯文化特征的医学道德体系。犹太名医迈蒙尼提斯（1135—1208）的《迈蒙尼提斯祷文》最具代表性。祷文充满了对生命的敬畏和对健康的敬仰。如《祷文》中提出：要有“爱护医道之心”、“毋令贪欲、吝念、虚荣、名利侵扰于怀”，要集中精力“俾得学业日进、见闻日广”；要诚心为病人服务，“善视世人之生死”，“以此身许职”，“无分爱与憎，不问富与贫。凡诸疾病者，一视如同仁”。《迈蒙尼提斯祷文》与《希波克拉底誓言》一样，是国外古代医德史上具有重要学术价值和广泛社会影响的文献，是西方医德的经典文献之一。

二、国外近代医学伦理学

14—16 世纪，欧洲文艺复兴运动中，先进思想家提出了人道主义的口号，宣传以人为中心的世界观，提倡关怀人、尊重人，使以神为中心的宗教神学思想开始受到冲击。文艺复兴之后，西方医德逐渐摆脱了宗教神学的束缚，以医学科学和人道主义为两大支柱，进入了新的发展阶段。

近代医学科学的发展，推动了医疗卫生事业的社会化，医学中的道德问题日益为人们所关注，医德的内容逐步扩展和深化，不仅充实了关于医生职业的个人行为准则，还扩展到医生和医院对于社会的道德责任，许多国家陆续出现了成文的医德守则。

18 世纪，德国著名医学家、柏林大学教授胡佛兰德（1762—1836）提出了救死扶伤、治病救人的《医德十二箴言》。其中指出：医之处世，唯以救人，非为利己；对于病者，只以病者视之，不以贵贱贫富而有异也；为病人诊疗切勿敷衍以从事，莫偏于固执，不好为漫试，必谨慎以思之，细密以详察之；精研学术之外，尚须注意言行，以求得病者之信仰；病者虽无可挽救，仍须宽解其苦患，以冀保全其性命，虽无可救而有慰之，亦为仁术；病者之费用，务令其少；对同业，则敬之爱之，切勿毁议，说人之短等内容。《医德十二箴言》在西方医学界广为流传，被称为《希波克拉底誓言》的发展。

医学伦理学作为一门独立的学科，首先产生于 18 世纪的英国。1791 年，英国医学家、医学伦理学家托马斯·帕茨瓦尔（1740—1804）专门为曼彻斯特医院起草了《医院及医务人员行动守则》。1803 年，托马斯·帕茨瓦尔出版了世界上第一部《医学伦理学》；书中突破了传统医德阶段仅有医患关系的内容，引进了医际关系，即医务人员之间的关系、医务人员与医院的资助者之间的关系等；此书淡化了医德的宗教色彩，为医学伦理学的科学化奠定了基础。1847 年，美国医学会成立，并以帕茨瓦尔的《医院

笔记

及医务人员行动守则》为基础，制定了《美国医学会医德准则》，提出了医德教育标准和医德守则。内容包括：医生对病人的责任和病人对医生的义务；医生对医生及同行的责任；医务界对公众的责任，公众对医务界的义务等。1864 年 8 月，为解决战争中伤病员的救护和战俘问题，由瑞士发起在日内瓦召开会议，签订了《日内瓦国际红十字会公约》，规定了医务人员在敌对双方要保持中立性原则，以人道主义精神对待已经放下武器的战俘等。

文艺复兴之后，医学道德的新发展，一方面突出表现在医学人道主义影响的扩大，从尊重人的生命权利出发，以人道反对神道，冲破了封建神学的束缚。另一方面，还表现在医学道德的规范化。传统医德只是反映在医家的言行及著述中，近代医德则在医疗实践和对古代医德总结提高的基础上，以医德法典、规范的形式固定下来。

三、国外当代医学伦理学

20 世纪以来，医学科学的社会化使医学对社会担负起越来越多的道德责任。特别是第二次世界大战之后，人类反思法西斯分子违反医学人道主义的罪行，迫切需要制定世界医务人员共同遵守的国际性医德规范，以在国际范围内规范医生的行为。

1946 年，纽伦堡国际军事法庭通过了著名的《纽伦堡法典》，制定了关于人体实验的基本原则。1948 年，世界医学会颁布了在《希波克拉底誓言》基础上形成的《医学伦理学日内瓦协议法》。1949 年 8 月，61 个国家在日内瓦举行会议，订立了《关于保护战争受难者的日内瓦公约》。之后，医学伦理学逐步走向成熟，日益向着系统化、规范化、理论化方向发展。

1949 年，世界医学会在伦敦通过了《世界医学会国际医德守则》，进一步明确了医生的一般守则、医生对病人的职责和医生对医生的职责共 3 个方面的内容。1953 年 7 月，国际护士协会颁布了《护士伦理学国际法》。1964 年，在第 18 届世界医学大会上，通过了《赫尔辛基宣言》，制定了关于人体实验研究的道德准则。1968 年 6 月，在第 22 次世界医学大会上，通过了《悉尼宣言》，确定了死亡和器官移植的道德责任与道德原则。1975 年 10 月，在第 29 届世界医学大会上，通过了关于对待囚犯的《东京宣言》。1977 年，在第 6 届世界精神病学大会上，通过了《夏威夷宣言》，规定了精神科医生的道德原则。1981 年世界医学大会通过了《病人权利宣言》。2000 年世界生命伦理学大会通过了《生命伦理学宣言》等。

现代医学伦理学主要有以下几方面表现：

（一）医德领域不断扩大

“生物-心理-社会医学模式”的形成，使医生的作用不仅主要表现在技术方面，直接通过各种医疗手段对病人的疾病进行诊断和治疗，而且还表现在社会和道德方面；医疗卫生事业的发展，医学道德也突破了单个医生与单个病人的道德关系，医学对社会担负起越来越多的道德责任，医德的社会意义和价值日益提高。

（二）医德理论不断完善

现代医学的发展，人们对于人的自身、人与环境的关系以及对医学与社会的关系都有了比较深刻的认识，使人们能够在更广泛的领域来探讨医学道德问题，从而使医学伦理学的范畴和理论体系不断得到丰富和完善。有些研究内容已经突破了医学范围的道德问题，如有关人口道德、环境道德、生命道德以及卫生事业管理中的道德等。

笔记

（三）医德教育系统化

随着医学道德问题在社会各方面受到关注，世界各国对医德教育越来越重视。“医学伦理学”、“生命伦理学”课程在很多国家已成为医学高等学校的标准课程。

（四）更加重视病人利益

“医生不应做任何伤害病人健康的事情，必须尽一切努力来促进健康，医生应无限忠诚于病人的利益”等，已成为医生的共识。

（五）医务行为规范化

随着医学伦理学的不断发展，以及在《日内瓦宣言》等一系列国际性医学伦理道德条例、规范的影响下，医生行为进一步规范化。

（六）医德科研活动的社会化

医学伦理学来自于医疗实践，而医学伦理学的不断发展和完善，又能够为医疗实践的发展形成一个良好的社会道德环境。医学伦理学在促进医学科技发展和保障人类健康中的作用越来越重要，医学的人文价值属性也越来越受到社会各发面的重视。

现代医学伦理学在其发展趋势上看，往往同现代医学科学的新技术紧密相连，重视对医学科技发展中遇到的各种伦理问题的研究，并试图通过理性的伦理思考为新技术的应用创造前提。随着医疗事业和医学科学技术的发展，现代医学伦理学遇到了许多传统的医学道德无法回答的新问题，在医学与社会、技术与人文、医生与患者等诸方面面临许多新的问题和挑战。在对这些问题的探究过程中，现代医学伦理学突破了传统医学伦理学的束缚，发展到了一个新阶段，即生命伦理学阶段。

第四节　生命伦理学的兴起与发展

一、生命伦理学兴起的背景

20 世纪 50～60 年代，生命伦理学于美国兴起。生物学家波特在《生命伦理学——通往未来的桥梁》一书中首次使用了生命伦理学概念。此后，生命伦理学作为一门新兴的交叉科学被广泛关注，并在 20～30 年里迅速发展。

推动生命伦理学发展的主要背景包括：

（一）医学模式的转变扩大了医学伦理学的研究视野

传统的医学模式是“生物医学模式”，即医学只是对病人的机体的疾病加以研究诊治，在这种医学模式下的医学道德，主要反映了医生与病人诊治过程的道德关系。而当代医学模式正由传统的生物医学模式转变为“生物-心理-社会医学模式”。20 世纪 70 年代神经科医生恩格尔提出了“生物-心理-社会医学模式”，新的医学模式从全方位的视野概括了医学活动，重新定义了人的健康不仅是机体的无病状态，更是身体、心理、道德及社会适应的良好状态。医学的关注对象已从以往对身体疾病的关注转向对人的关注，现代医学已成为人文哲学的研究范畴，强调了医学的人文性与人文精神。

（二）生命科学及先进的医学技术的发展为医学提出了尖锐的前所未有的伦理问题

科学技术成果给人类、社会、生态带来的后果，以及科学研究本身的行为，它促使了科学技术伦理学特别是生命伦理学的问世。生物技术的进步使人们不但能有效地

笔记

诊治和预防疾病，而且有可能操纵基因、精子或卵子、受精卵、胚胎，甚至人脑、人的行为。这种增大了的力量可以被正确使用，也可以被滥用。对此如何进行有效控制？而且这种力量的影响可能涉及这一代或下一代甚至未来世代。如果目前这一代或下一代的利益发生冲突怎么办？

医学技术的创新发现及广泛应用，人类有能力打破传统的生老病死的自然安排，甚至有可能为人类的安排代替。1954 年第一例肾移植在美国成功完成；1978 年南非巴纳德教授完成第一例心脏移植；1978 年人类第一个试管婴儿路易斯·布朗诞生；人工呼吸机临床应用、脑死亡的人类死亡新概念被更多的医生及患者所接受。一系列的医学技术突破产生积极的或消极的两方面后果，引发价值的冲突和对人类命运的担忧。这些医学研究与技术的发展并应用是生命伦理学产生与发展的现实背景。

（三）经济社会的发展奠基了卫生事业的经济属性

当代经济的发展人类正普遍摆脱贫困，但卫生事业的市场化，导致医疗费用大幅攀升，医院购买了大型昂贵的医疗设备，卫生资源分配的公平、公正性面临前所未有的挑战，成为现代医学伦理学回避不开的新领域。

二、生命伦理学的定义与研究内容

（一）生命伦理学的定义

生命伦理学是应用规范伦理学的一个分支学科。生命伦理学是对传统医学伦理学的超越，是现代医学进步背景下的医学伦理学的发展结果。它既包括了传统医学伦理学的内容，也包括生命科学领域伦理学的相关内容。生物学家波特在《生命伦理学——通往未来的桥梁》中首先定义了生命伦理学的概念："生命伦理学是利用生物科学以改善人们生命质量的事业，同时有助于我们确定目标，更好地理解人和世界的本质，因此它是生存的科学，有助于人类对幸福与创造性的生命开具处方。"

生命伦理学是运用伦理学的理论和研究方法，在跨学科跨文化的情境中，对生命科学研究与实践中的伦理问题，包括决定、行动、政策、法律进行的系统研究。现代所说的生命伦理学主要研究环境与人口中的道德问题；生物医学和行为研究中的道德问题；遗传、人类生殖、生育控制、优生、死亡、器官移植、安乐死中的道德问题以及动物实验和植物保护等方面的道德问题。因此，生命伦理学是一门应用规范伦理学。

（二）生命伦理学的研究内容

生命伦理学的研究内容主要有 5 个方面：

1. 理论生命伦理学　探究生命伦理学的思想、学术基础。例如，德性论、关怀论的伦理、法律地位问题；后果论与道义论在解决生命科学研究与实践中的伦理问题时的优势与不足，等等。

2. 临床生命伦理学　探究在医治、护理病人时应采取的合乎道德的决策。临床医务人员每天都可能面对诸如避孕流产、人体器官移植、遗传咨询、辅助生殖、临终关怀、产前诊断等问题。这些生与死的选择需要伦理精神支撑。

3. 研究生命伦理学　探究如何在人体研究中保护受试者、保护病人的决策。医学离不开人体实验，在人体实验中面临如何尊重和保护受试者及其亲属和相关群体的问题，这也涉及如何适当保护实验动物的问题。

4. 政策和法制生命伦理学　探究在生命医学研究中应当制订的政策、法规；医疗

笔记

卫生改革、高技术在生物医学中的政策、法律问题。

5. 文化生命伦理学　探究生命伦理学与历史、思想、文化和社会情境的联系。生命伦理学是否存在普遍性？任何个人、群体和社会都有一定的文化归属，在某一文化环境中提出的伦理原则或规则不一定适用于其他文化。

推荐阅读书目

1. 张大庆.医学史十五讲[M].北京:北京大学出版社,2007.
2. 孙立群,王立群,郝万山,等.千古中医故事[M].重庆:重庆出版社,2008.

学习小结

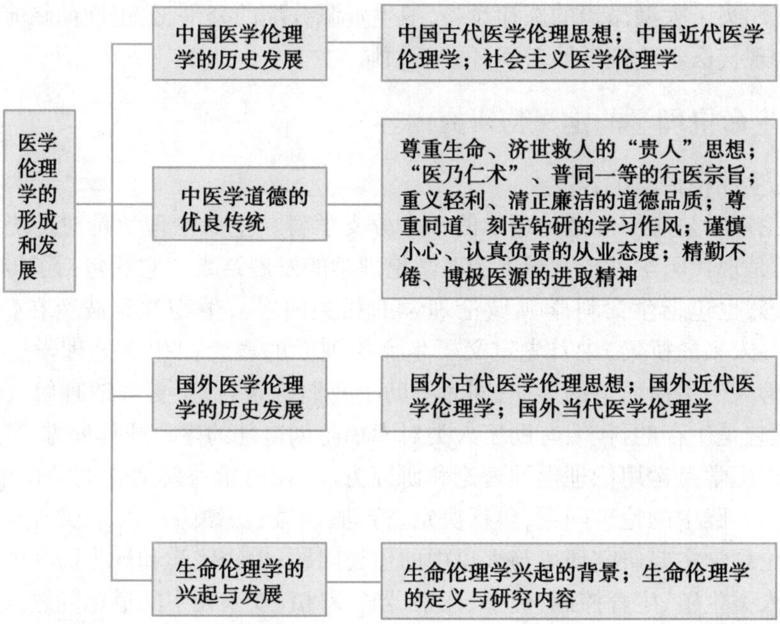

（才　岩）

复习思考题

1. 中医学道德优良传统的主要内容是什么？
2. 国外医学伦理学的形成与发展主要经历了哪些阶段？

第三章

医学伦理学的理论基础

学习目的

通过本章内容的学习，学生应能够了解、掌握和运用医学伦理学的4个基本理论即道义论、后果论、美德论、生命论的基本知识，并运用它们分析、评价医疗活动中的伦理问题，指导自己的行为。

学习要点

阐述道义论、功利论、美德论、道德品质、医学道德品质的含义；评价道义论、后果论的意义和局限性；阐述生命神圣论、生命价值论、生命质量论的基本含义，评价三者的意义和局限性；分析道德品质与道德行为、原则、规范的关系；运用医学伦理学的基本理论分析、判断、评价医疗活动中的伦理问题。

导入案例

1998年10月13日，北京某医院的一名大夫为了救治绝境中的急症患者，在备用眼角膜失效的情况下，未经死者家属同意，从医院太平间摘取一名死者的眼球。他用“盗取”的角膜为两名面临失明的患者进行了角膜移植手术，患者重见光明，而他的行为却受到质疑，并被死者家属告上法庭。

讨论与思考：如何评价医生“盗取”死者眼角膜的行为？假如你面临这种境地，你会如何选择？选择的依据是什么？

医学伦理学的理论基础是构建医学伦理学理论体系的基石，它与医学伦理学的基本原则、规范和范畴共同构成了医学伦理学的规范体系。深刻理解医学伦理学理论基础并能够在临床工作中践行，对于全面提高医务人员的道德境界、加强其道德修养，进而推动整个社会医德医风建设具有重要的意义。

第一节　道　义　论

在医疗工作中，医务人员的责任不断被强化，医生该做什么、不该做什么，以及如何做才是道德的之类的问题经常用于讨论和评价医疗行为和医生人格。这些问题的讨论反映了人们对医生责任的关注。当然，在医疗关系中，不仅医生，其他医务人员以

笔记

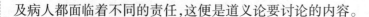

及病人都面临着不同的责任，这便是道义论要讨论的内容。

一、道义论的含义及特点

（一）道义论的含义

道义论（deontology）又称义务论，源自于希腊语 deon 和 logos，是关于责任与应当的理论。道德义务即是人们在道德上应承担的责任。它的表达形式是该做什么、不该做什么以及如何做才是道德的。

道义论认为，评价一个行为的正确与否不在于行为的后果，而应依据行为本身所具有的特性或行为所依据的原则，主张道德个体要遵照某种既定原则、规则或事物本身固有的正当性去行动。其代表人物为德国古典哲学家康德。康德在先验唯心论的基础上，利用理性自律的方法，以普遍立法、人是目的、意志自由三大绝对命令作为义务论的表现形式，强调动机的纯洁性和至善性。认为一个人的行为如果符合某一种道德规则，就可以被认为是正确的行为，而且有些原则和规则无论后果如何都必须遵守，如“信守诺言”、“不许说谎”等。

在我国古代，道义论的观点主要出现在儒家学说中。孔子曰：“君子喻于义，小人喻于利。”（《论语・里仁》）反映了他重义轻利的观点。《孟子》中记载孟子见梁惠王，王曰：“叟不远千里而来，亦将有以利吾国乎？”孟子对曰：“王何必曰利，亦有仁义而已矣。”（《孟子・梁惠王上》）荀子说：“义与利者，人之所两有也……义胜利者为治世，利克义者为乱世。”（《荀子・大略》）西汉董仲舒在《春秋繁露・对胶西王越大夫不得为仁》中写到：“仁人者，正其道而不谋其利，修其理而不急其功。”这些都说明了儒家的道义论观点。

（二）道义论的分类

道义论可以分为行为道义论（act deontology）和规则道义论（rule deontology）。

行为道义论是指依据个人的直觉、良心和信念来判定行为是否符合道德。行为义务论者认为没有任何的普遍道德规则或理论，只有我们不能加以普遍化的行为、情况和人，人们在某一特殊情况下所做的决定基于自己所相信或感觉应当采取的正确行为。行为义务论强调直觉的重要性，因此又被称为义务直觉主义。但是一个人的良心、直觉和信念的正确性难以判定，并会在相当大程度上受文化和环境的影响，因此不同境遇下作出的决定就很可能存在偏差。

规则义务论是指个体道德行为必须根据道德原则来确定其是否合乎道德性。规则义务论者认为，道德原则具有普遍适用性，只有符合具有普遍性的道德原则的行为，才具有道德意义。原则与规范的指引作用远比过去的经验重要。

（三）道义论的特点

1. 无条件性　义务论所确立的普遍原则是绝对的，对道德原则应无条件遵守。个人所遵循的道德原则必须能成为一个普遍原则，具有普遍有效性。这个普遍原则不包含任何外在的功利性的内容，每个人不应当从自己的功利追求出发去行动，而必须从纯粹的普遍性原则出发。只有这样，个体的行为才是符合道德的。由于在具体实践活动中，不一定每个人都服从这个普遍原则，所以，康德将道德原则称为“绝对命令”，以“命令”的形式保证这个原则能够为每个人所遵循。

2. 自律性　人在对普遍道德原则充分认识的基础上，自觉遵守，不受外在势力强

笔记

迫，自己规范自己的行为，实现意志自律。

3. 以人为目的　始终把人当作目的，而不是手段，使人自身获得具有绝对价值的最高尊严。这里的人不仅是对自己而言，更把他人看作是目的，换言之，只要是具有理性的生命都具有绝对价值，是最高目的。

4. 为义务而义务　在义务论中，义务、责任和应当三者的意义是相同的。道德不是出于个人的爱好、情感、功利和欲望，而是纯粹按照善良意志所要求的应当，忠实地履行为了义务而义务的职责，无论其行为后果如何，都是正当的，合乎道德的。

二、道义论的意义和局限性

（一）道义论的意义

道义论在中西方伦理思想发展史上占有重要地位，具有重要意义。

1. 明确义务，指导行为　义务论的表达形式是应该做什么、不应该做什么，非常容易被人们所理解和接受。所以，义务论对人们的道德活动具有重要的指导作用。

2. 促进道德主体的自我提升和完善　在人们的道德活动中，一旦道德义务升华为道德责任感，道德主体即具有了积极向善的推动力，便会自觉履行道德义务，促进自我的完善和提升。

3. 调节人际关系和社会关系　义务论所包含的道德义务产生于人们的社会实践活动，并经过历史检验证明是对调节人际关系和社会关系非常有用的道德原则和规范。

（二）道义论的局限性

尽管义务论在伦理学理论中占有非常重要的地位，并发挥着重要作用，但随着社会发展，新的问题不断出现，义务论的局限性也日益明显。

1. 忽视了动机与效果的统一　义务论只强调行为的动机，否认行为的结果在道德判断中的作用，忽视了动机与效果的辩证统一。动机在人们的行为中起着重要的指导作用，一般来说，好的动机常常对应好的结果，坏的动机对应坏的结果。但社会生活是十分复杂的，并非总是呈现出动机与效果的一致。有时好的动机并不能带来好的结果，坏的动机也并非真如人们预计的那样出现不良后果。况且，动机存在于人们的思想意识之中，难以被观察，不易作判断，因此，仅仅根据动机判断一个人行为的道德与否是非常困难的。

2. 无法调节不同层次义务之间的矛盾　义务论强调道德原则的普遍性，道德义务的绝对性，否认道德义务的层次性。在社会生活中，不同层次的义务之间有时存在矛盾，道德主体无法同时满足不同层次的义务要求，例如当对个人的义务与对社会的义务相矛盾时，义务论常常难以应对。

传统义务论中的义务是单向的，只讲医生对患者的义务，而不讲患者的义务，并且它所讲的义务也是从个体关系上展开的，只要你是一名医生，就要无条件地为患者服务。而现代医学已经突破了传统伦理中医生与患者之间的线性义务关系，发展成为医生与患者、医生与社会等多重性质的契约关系。医疗工作已成为一种广泛的社会性事业，它不仅涉及医生与患者，而且涉及医生与他人、与社会的关系。这就要求医生在医学活动中不仅要考虑患者的当前利益，还必须考虑人类整体和后代的

笔记

利益。

三、道义论在医疗实践中的应用

由于医学的目的是为病人服务，这种利他性决定了义务论在医疗实践中的统治地位。康德曾明确地把“我应该做什么”作为义务论要回答的问题。把这个问题引入医疗工作中，就是要回答医生应该做什么，或者如何做才是道义的。因此，义务论首先明确了医生应该做什么，履行什么义务；其次，义务论强化了医生的道德自律意识。在医疗活动中，要求医生对医学道德原则和规范有基本的认识，并将其内化为自己的自觉意识，自觉地履行责任；再次，培养了具有优良道德品质的医生。

医生的道德义务源于医疗实践，经过长期的医疗实践活动证明是必要和有益的，义务论强调医务人员对患者的责任，注重的是良好动机的培养和行为的严谨，在此过程中提高了医生的道德品质，培养了一代代具有优良品质的医生。

第二节　后　果　论

后果论又称效果论，认为判断人的行动在伦理上对错的标准是该行动的后果。道德行为的目的是要带来好的结果。后果论中最具代表性的理论是功利主义，但由于它存在着将人的思想引向极端个人主义的可能，后来又出现了强调行为的长远、整体利益的公益思想。

一、功利论

（一）功利论的含义和分类

1. 功利论的含义　功利论（或称功利主义 utilitarianism）是主张以人们行为的功利效果作为道德价值的基础或基本评价标准的伦理学理论。其主要代表是19世纪英国杰里米·边沁（Jeremy Bentham，1748—1832）和约翰·穆勒（John Stuart Mill，1806—1873）。功利主义认为，一个行动在伦理上是否道德，要看它的后果是什么，后果的好坏如何，只要一个行动的后果是好的，那么这个行动就是道德的。判断后果好坏的标准是快乐和幸福，也就是一个行动是带来快乐和幸福，还是带来痛苦和不幸，道德行为就是能够给最大多数人带来最大的幸福或者快乐的行为。因此，功利主义的最基本原则是最大多数人的最大幸福。

2. 功利论的分类　功利主义可分为行为功利主义和规则功利主义。行为功利主义认为人的行为应该是理性而自主的，只要行为的结果可以产生最大的效益就应该是好的、正确的，而不应该用规范加以约束。例如医生为了给病人以希望而故意隐瞒病情。规则功利主义认为，规则在伦理上尤其重要性，因此，人类行为的道德价值应以与其相关的共同准则的一致性来判断，或以相关准则的功利效果为标准。

（二）对功利论的评析

1. 关于功利论中的快乐标准　功利论所说的行为的效用是以该行为能不能带来快乐为标准。其决策程序是：首先列举一切可供选择的办法，然后计算每一种办法可能的后果，对自己和别人产生了多少幸福（快乐）和不幸（痛苦），最后比较这些后果，找出导致最大量幸福（快乐）和最小不幸（痛苦）的办法。按照功利主义的观点，例如

笔记

杀人那样的行为本身在伦理上不一定是错的，错在后果，如果杀某个人给社会带来的不幸少于不杀这个人，那么杀这个人就是对的。再例如，若医生可以给临终病人实施安乐死，只要它使临终病人感到舒服，不那么痛苦，就是对的、好的。

2. 行为功利论在实践中的难题　单纯依据行为的后果进行道德评判是有困难的。例如如果我们杀掉一个身体健康、智商只有20的青年，将他的器官移植给5个分别因心、肺、肝、右肾、左肾衰竭的对国家已经作出巨大贡献的院士，按照功利论的算法，其效用肯定大，但直觉告诉我们不能这样做，这违反了社会的基本道德认同，破坏了“不能杀死无辜的人”这一规则，破坏这一规则会带来严重的、具有深远意义的负效用。正如本章案例中的眼科博士，尽管他盗取死者的角膜是为了救治两个即将失明的患者，并且救治成功，从两个病人的效果来看，明显是可接受的、道德的行为。但却是在未经死者家属同意的情况下采取的行动，对家属的伤害而产生的负效用如何计算呢？同时，违反了知情同意原则。如果我们因为救治两个患者的好的结果而支持这种行为，就意味着破坏了社会公认的知情同意原则，对知情同意原则的破坏有可能带来更大的负效用。因此，后果或效用难以定量和计算，也难以预测。不能单纯依据效用采取行动，也不能单纯据此作出道德判断。

3. 规则功利论在实践中的难题　关于规则功利论，规则有没有例外？即某一行为破坏了正确的伦理学规则，但它却是合乎伦理的。这里有两种情况：①当两条规则发生冲突时，就必须使一条规则成为例外。例如日本侵略军来搜查抗日志士藏在何处，“防止伤害无辜的人”与“讲真话”这两条规则发生矛盾，但遵循第一条规则更为重要。②在特定情况下，例外的后果比遵循规则好。例如一家快要饿死的穷人捡到一个百万富翁的大钱包，难道饿死一家人的不幸比你捡了钱包不还而使百万富翁感到的不幸更大？按照①，需要有某种更具体的伦理学规则，即二级伦理学规则来处理这两条规则的冲突。按照二级规则，“不伤害”规则比“讲真话”规则更重要。而检验二级规则的正确性也是它的效用。按照②，规则功利论认为，需要参照某种原则来决定，按规则行为的后果带来的坏处是否超过了破坏规则带来的坏处来检验它带来的效用有多大。

事实上，在实践中我们广泛应用后果论或功利论来评价我们的行为，成本/效益分析、风险/效益评估等的发展和应用都体现了这一点。例如医生抢救一个重病的孕妇的生命，在要救孕妇的命就不得不牺牲胎儿的生命时，通常是要大人而舍弃小孩，“留得青山在，不愁没柴烧”。在这一难题中作出选择是困难的，人们又称这种选择为“悲剧性选择”，因为，任何一种选择都会有一定消极后果，于是人们只能“两害相权取其轻”。

总之，对效用主义或后果论的批评主要集中在两个方面：一是后果或效用难以定量和计算，也难以预测。种种不同的后果和效用如何能还原为一个单位进行计算呢？也几乎是不可能的。二是有可能导致社会不公正。如果我们选择一个我们认为能导致“最大多数最大幸福”的行为，那么对没有从这种行为中得益的处于弱势地位的少数人就是不公正的了。因此，我们必须考虑公正原则，对这些少数人给予必要的补偿。这说明，虽然后果论是我们广泛应用的理论，但也要看到和避免其中的不足之处。

笔记

二、公益论

（一）公益论概述

1. 含义　即关于公共利益的理论。根据行为是否以社会公共利益为直接目的而确定道德规范的后果论。公益论认为确定的道德规范必须直接有利于人类的共同利益。

从医学的角度看，公益论是强调以社会公众利益为原则，是社会公益与个人健康利益相统一的医学伦理理论。

2. 公益论的基本原则　在处理个人利益与群体利益、局部利益与整体利益、当前利益与长远利益时，首先兼顾三种利益关系，当三者发生冲突时，个人利益要服从群体利益、局部利益服从整体利益、当前利益服从长远利益。

3. 公益论产生的历史背景　公益论是20世纪以来，现代医学及医患关系发生的深刻变化在医学伦理理论上表现出的必然结果，其产生的历史原因为：

（1）是医学社会化趋势的必然结果：20世纪以来，社会形成了庞大的医疗体系，医学的服务对象也由个体扩展到社会及人群，医学越来越社会化。医德关系也从单纯的医患关系、医际关系扩展到包括医务人员在内的医疗部门与社会的关系。而对这些变化，单纯的道义论已显得无能为力。特别是在调整与社会整体利益和长远利益的关系时，如何选择正确的行为，这是传统医学伦理理论回答不好的。此时，新的医学伦理理论就产生了。

（2）是解决现代医疗的道德冲突的必然结果：生命质量与价值论的产生并与道义论互补，为解决现代医疗道德冲突提供了理论武器，但它仍然不是万能的。在医学日趋社会化、医学社会价值越来越大、涉及群体及社会利益越来越大和越来越深刻时，公益及公正问题就突出来了，而这类矛盾单靠生命质量与价值论是解决不好的。而且，就是在医学活动中，生命质量及价值的精神的贯彻和实施，也需要解决社会公益与个人利益，以及两者与社会公正的关系问题；卫生决策、卫生资源的宏观及微观分配、临床价值与预防价值的平衡、人类当前利益与长远利益的平衡都凸现出来。这些问题都需要新的理论来加以解决，公益及公正论的出现就是必然的。

（二）公益论的主要内容

1. 社会效益　任何医疗行为都应当兼顾到社会、集体、个人的利益。当三者发生冲突时，如果冲突不是以“非此即彼”的形式导致排斥性利益冲突，那么社会、集体无权作出否定个人正当利益的抉择，应尽量满足和实现个人利益。当冲突是以排斥方式产生时，应当从整体利益出发，贯彻社会优先的原则。个人无权损害社会、集体利益。

我国医疗卫生工作的根本目的有两个：一是满足广大人民群众的日益增长的健康和保健的需要；二是提高全社会，即中华民族的整体健康水平。而这两种目标没有根本的矛盾冲突。公益论着眼于群体的利益，绝大多数人的利益，包括病人和医务人员的利益在内。

2. 后代公益　保护环境和资源，提倡可持续发展，不仅对当代人的健康负责，而且为后代创造一个良好的生存和生活环境。

3. 群体公益　医疗卫生服务的效果好坏、大小，是通过医疗服务的经济效益和社会效益体现出来的。经济效益与社会效益是辩证统一的关系。公益论强调在医疗服

笔记

务中,坚持经济效益与社会效益并重、社会效益优先的原则。

（三）后果论在医疗领域中的应用

在市场经济环境下,医疗活动中依据功利主义进行判断和行为选择时,应以病人和社会多数人的利益为重,同时兼顾医生个人正当利益和医院利益,并注意将有限的社会资源按照符合社会整体利益的原则进行分配,以避免不必要的浪费。在进行道德评价时,后果论的理论和观点具有客观性、有形性和明显可见的实际利益性,容易被人接受和利用,有助于医生客观实际地作出判断。

第三节 美 德 论

美德论的历史源远流长,古希腊哲学家苏格拉底提出“美德即知识”,最早构建了较为完整的美德论体系。此后,诸多伦理学家在此基础上构建了自己美德论的伦理学体系。

一、美德论的含义

在伦理学中,美德是一种道德意识概念,是对个人或社会集团良好的、稳定的道德品质所作的概括说明。美德与德性密切相关,德性（virtue）意为良好的性格和美德。所以美德论也被称为德性论或品德论。

所谓美德论就是研究一个完善的道德个体应当具备的基本德性,以及如何成为完善道德个体的理论。具体而言,即探讨什么是道德上的完人以及如何成为道德上的完人。美德论不把伦理学理解为一套指导行动的规则,而将其理解为一种角色义务或职责特征。它重视道德主体的内心,强调个人品德在道德决策中的作用。

美德论的内容非常丰富,不同时代、不同国家和民族都形成了众多传统美德,如仁慈、诚实、勇敢、勤劳等。在长期的医疗实践工作中,人们对医生、护士的道德品质提出了特殊要求,由于医生的行为具有更多的奉献成分和牺牲精神,所以美德论成为医学领域中很重要的伦理学理论。

二、美德论对医疗实践的影响

在医学实践中,一系列的道德原则、规范对医生的行为予以指导和约束,以期使医生的行为更符合道德要求,但这并不能保证所有医生的行为都是道德的,因为道德与否还与医生的品质有关。美德论强调个体的道德品质和良好的道德修为,以及通过何种方式使人成为有德性的善良的人,并认为良好的品德有利于主体的道德实践。一个具有良好道德品质的人会主动严格要求自己,不仅使自己的行为符合基本的道德要求,而且有可能实现升华,达到较高的道德境界。相反,一个人的道德品质有问题,即使设计了非常完备的制度、规范,他也有可能为了一己私利想办法钻规范制度的空子,做出违反道德的事。

因此,美德论对医学实践的影响大致可归结为:①强调道德品质在医学实践中的重要性,促使医生注重自身品格的提升,加强自身道德的完善。②以医生良好的道德品质做基础,促进其对医学道德原则、规范的遵守,使其行为符合基本的道德要求。③激励医生对道德的更高层次的追求,使医学行为超越基本的道德要求,达到更高

笔记

境界。

三、道德品质和医学道德品质

（一）道德品质

1. 道德品质的含义　道德品质是一定社会和一定领域的道德原则和规范在个人思想和行为中的体现，也是一个人在一系列道德行为中表现出来的比较稳定的特征和倾向。道德品质包含了道德认识、道德情感、道德意志、道德信念和道德行为。

2. 道德品质的特点

（1）普遍性与特殊性的统一：道德品质是个体在理解和接受一定的道德原则、规范和要求的基础上，将其转化为道德行为和道德习惯的结果。因此，道德品质体现了一定时代、一定社会集团对道德个体的普遍性道德要求。但是，由于个体在性格、气质等方面的差异，道德主体在接受和反映社会的道德要求时，具有一定的差异。所以，道德品质又因人而异，具有极强的个性。任何一个人的道德品质既是社会普遍准则的反映，又体现着主体的个性，是普遍性与特殊性的统一。

（2）稳定性与可变性的统一：道德品质根植于人们的思想意识中，并转化为人们自觉的行为方式，使个体在不同场合、不同情境中常常表露出对事物或人的一贯态度和倾向。因此，它具有稳定性。但是，它的稳定性也不是绝对的、一成不变的，随着社会环境及时代的变化，人们对美德的认识会发生变化，促使个体倾向于形成社会公认的良好品德。同时，个体在道德品质形成后如果不注意保持和完善，也有可能失去已有的好品质，甚至导致个人品质的下滑。所以，道德品质既具有稳定性也具有可变性，是二者的统一。

（3）相关性与连贯性的统一：人的道德品质是一个由诸多要素构成的复杂的系统，每一要素构成道德品质的某一方面，这些要素不是孤立存在的，而是相互联系、相互贯通、相互渗透、相互制约的。某一道德品质的存在和完善有赖于其他品质的存在和完善的程度，这反映了道德品质关联性的特点。同时，道德品质又具有连贯性，某一道德品质的缺失或变化会影响到其他品质，甚至使已经具备的道德品质发生动摇。因此，道德品质是相关性与连贯性的统一。

3. 道德品质与道德行为、道德原则和规范的关系　道德品质和道德行为是反映个体道德水平的关键要素。道德品质从静态上反映个体道德水平的高低，道德行为从动态上反映在具体情境下个体的行为和活动的道德性质，两者关系密切，不可分割。一方面，道德品质是在道德行为的基础上形成的，并通过道德行为来体现和印证。在社会生活实践中，个体在对道德原则、规范认识和理解的基础上付诸行动，并逐渐培养形成相对稳定的道德习惯和行为方式，使其成为自身的内在需要，道德品质才有可能形成。同时，一个人的道德品质如何需要通过观察其道德行为来加以判断；另一方面，已经形成的道德品质对人们的道德行为有指导和支配作用。因此，道德品质与道德行为交互作用，互相影响。在一定意义上，两者又是同一的，道德品质是一系列道德行为的总和，而每一个道德行为都反映了道德品质的特质。

道德品质与道德原则、规范的关系也十分密切。道德原则、规范反映了社会对人们行为的基本要求和准则，个体的道德品质在公认的道德原则和规范的指导下培养和形成，是个体将社会的道德要求变为自觉行动的过程。因此，道德原则、规范在道德品

笔记

质的培养过程中起到了定向和调节的作用。道德品质促使人们自觉选择和履行符合道德原则和规范的行为，将具有外在约束力的道德原则和规范转化为自身的内在要求，即由道德他律转化为自律。因此，道德品质起到了强化和巩固道德原则、规范的作用。道德品质和道德原则、规范共处于道德体系中，相互依存、互为补充。

（二）医学道德品质

1. 医学道德品质的含义　医学道德品质是指医生对道德原则和规范的认识，以及基于这种认识所产生的具有稳定性特征的行为习惯，即主观上的医学道德认识与客观上的医学道德行为的统一。

2. 医学道德品质的内容　在长期的医学实践中，形成了一系列社会公认的医生应该具备的高尚的医学道德品质，主要有以下内容：

（1）仁慈：是指仁爱慈善，具体说来就是有同情心，关心患者，坚持以患者为本。历代医家皆以“医乃仁术”为行医宗旨及医德原则。唐代名医孙思邈强调医生必须“先发大慈恻隐之心，誓愿普救含灵之苦”。明代龚廷贤在《万病回春》中的“医家十要”篇中说：“一存仁心……二通儒道……三通脉理……四识病原……十勿重利。”

（2）诚实：是指坚持真理、忠诚医学科学，诚心诚意对待患者。诚实守信是医生对待患者的一条重要的伦理要求。唐代名医孙思邈在《大医精诚》中用一个“诚”字来概括和诠释“大医风范”。作为一名合格医生，必须要忠诚于患者和医学事业，对人诚、做实事、守信用。在医学实践中，倡导和践行诚实守信准则，自觉抵制弄虚作假、背信弃义、欺诈取巧的不良风气。

（3）审慎：是指周密谨慎，即在行为之前有周密的思考和方案，在行动过程中细心操作。审慎既包括思想上的小心论证、周密规划，也包括言语和行动上的谨言慎行。审慎在医疗和医学工作中非常重要，我国古代大医药家李时珍把“用药”比作“用刑”，“误即便隔死生”。医护人员稍有不慎就有可能危害患者生命，现实中的一些医疗事故往往与个别医生不够审慎有关。无论对待技术，还是对待患者、同事，无论事大事小，无论何时何地，审慎都是不可或缺的美德。

（4）公正：是指医生公平合理地协调医学道德关系。主要指公平对待服务对象、人己关系、公私关系等。唐代名医孙思邈提出，作为一个医生要做到“若有疾厄来求救者，不得问其贵贱贫富，长幼妍媸，怨亲善友，华夷愚智，普同一等，皆如至亲之想”。《希波克拉底誓言》提出“无论至于何处，遇男遇女，贵人及奴婢，我之唯一的目的，为病家谋幸福”，表达了对“公正”的珍视。

（5）廉洁：是指医务人员品行端正、作风正派、不谋私利。在工作中，医生应将患者利益置于个人利益之上，并充分考虑弱势患者的利益，为患者提供应得的服务。合理获取收入，不接受患者或家属送与的钱物，更不向患者索要或暗示性索要财物。我国明代医家陈实功在所著的《医家五戒十要》中提出：“贫穷之家及游食僧道衙门差役人等，凡来看病，不可要他药钱，只当奉药。再遇贫难者，当量力微赠，方为仁术。”

（6）进取：即不断学习和钻研医学技术，熟练掌握科学的技术操作，积累丰富经验。医生道德品质最终要通过医学技术和医学活动来实现。随着医学技术的科技含量越来越高，医生应当更加自觉地掌握新技术，养成严谨的思维方式和负责的工作态度，不断提高医学质量。

3. 医学道德品质的养成　人的道德品质的培养和形成是一个长期的、逐步发展

笔记

的过程，是主客观因素共同作用的结果。从客观方面看，道德品质的形成受社会环境和物质生活条件的影响。生活在一定的社会环境、物质生活条件下的个体，其思想观念、行为举止会受到社会生活的影响。同时，社会通过各种宣传教育活动把一定道德要求渗透到每个个体的思想意识中，以此实现客体对主体道德的影响。从主观上，道德主体又具有一定的能动性，有选择和发展道德品质发展方向的能力。道德主体的认知能力、道德情感和意志力对道德品质的形成产生直接的影响。总之，客观环境在道德品质形成中的作用要通过主体内在的自觉、能动性来实现。一定的社会物质条件和社会环境是道德品质形成的外因，主体的自我锻炼和修养是内因，是更为重要的因素。

既然道德品质的形成是主客观条件共同影响和作用的结果，那么，道德品质的培养就需要从主客观两方面入手。一方面，要创造良好的道德环境，提高道德主体对道德理论、原则、规范的认识，培养其道德判断和选择的能力，把社会的道德要求变为主体的自觉意识。另一方面，要提高道德主体的自觉修养能力，通过自我教育和社会实践活动，把外在的道德要求转化为主体的内在要求。

第四节 生 命 论

生命论是关于生命存在、目的和意义的基本态度和观点，包括生命神圣论、生命质量论和生命价值论 3 种基本理论。

一、生命神圣论

（一）生命神圣论的含义及其产生的历史基础

生命神圣论（life sacrednessism） 强调人的生命具有至高无上、神圣不可侵犯的道德价值，主张在任何情况下都要保护和延长生命。例如我国古代《黄帝内经》认为："天复地载，万物悉备，莫贵于人。"唐代名医孙思邈提出："人命至重，有贵千金，一方济之，德逾于此。"《吕氏春秋·重己》认为："圣人虑天下，莫贵于生。"这些都反映了珍惜爱护生命的生命神圣观念。

生命神圣论的形成及发展是一个历史过程，其产生的基础是：

（1）医学活动本身的内在要求：医学的产生源于人类对生命健康的追求，救人生命、活人性命，也就是古人所概括的"使人生"也即成为医学的社会目标，它向医者提出了珍惜、热爱和尊重生命的基本要求。

（2）自然科学和医学科学及欧洲文艺复兴运动的推动：近代医学科学的发展和欧洲文艺复兴运动对生命神圣观的发展有直接的推动作用。实验医学的发展使生命的奥妙逐渐得到揭示，为维护和尊重生命奠定了科学基础。同时，中世纪欧洲文艺复兴运动唤起了人们对人身价值的重视和对自由、平等、人权和人格尊严的渴望，压抑人性、摧残生命等不珍视人的生命的行为及制度受到广泛批评。在客观上为生命神圣的观念提供了政治及理论依据，使其进一步系统化、理论化。

（二）生命神圣论的历史意义和局限性

1. 生命神圣论的历史意义

（1）从道德角度强化了医学的宗旨：生命神圣论强调尊重、珍惜生命，一方面强化了医者治病救人、将病人的生命健康利益放在首位的使命感；另一方面，生命神圣的信

笔记

念也成为鼓舞医者探索生命奥秘，探寻救治良方，推动医学科学进步的重要力量。

（2）为医学人道主义理论的形成及发展奠定了思想基础：生命神圣的观念要求人们热爱和珍惜生命、尊重病人人格、平等待人、济世救人，奠定了医学人道主义理论形成和发展的重要思想基础。

2. 生命神圣论的局限性

（1）生命神圣论面临高速发展的现代科学技术的挑战：现代高科技的发展为人类把控生命提供了更多可能，也使生命的存在和延续变得多元而复杂，医学面临众多伦理难题：能否对人口进行数量和质量控制？能否对晚期绝症患者停止治疗？能否对生命进行研究？在医疗卫生资源供不应求的情况下，医疗机构或医务人员，依据什么标准和原则来分配贵重、稀有卫生资源？谁有权优先享受？其伦理学的根据又是什么？等等。依据生命神圣论难以完成对这些问题的理论分析、道德评判和现实决策，生命神圣论在强大的高科技面前显出了局限性。

（2）生命神圣论是一种抽象化的生命观：生命神圣论强调生命存在的意义，强调生命存在的至上性和无条件性，将生命的神圣性至于绝对的、无条件的地位，进而忽视了生命的质量和价值，因而表现出了缺乏辩证性和客观性的缺陷和不足。事实上并非一切状态的生命都是神圣的，生命神圣与否应当取决于生命价值与生命质量的统一。其次，单纯的生命神圣的观念有可能导致只强调重视个体生命而忽视人类整体利益的情况发生。

二、生命质量论

（一）生命质量论的含义

生命质量论（life qualitisism）是主张以人的体能和智能等自然素质的高低、优劣为依据，来衡量生命对自身、他人和社会存在的价值的一种伦理观。

生命质量，主要是指人的生命的自然质量，是指某一种生命就生物学生命的意义上讲是否具备作为人的基本要素。从医学角度上讲，对生命的质量可从体能和智能两方面来加以判断和评价。生命质量的标准可分为 3 个基本层次，即主要质量、根本质量和操作质量。主要质量是指个体身体和智力状态，这种质量有时可能低到不应继续维持生存的程度，如严重的先天性畸形和无脑儿等。根本质量是指生命的意义与目的，体现了与他人在社会、道德层面的相互作用。一般认为，严重脊柱裂的婴儿、不可逆昏迷的病人等，生命都丧失了根本质量。操作质量，是指利用智商、诊断学的标准来测定智能、生理方面的人性质量，如国外用智力测定法衡量人的智力状况。

（二）生命质量论产生的历史背景

生命质量观是 20 世纪 50 年代，随着生物医学工程技术的发展而逐渐产生的，为改善人类生命及生存条件提供伦理依据。它的提出标志着人类生命观迈向成熟，更加理智。其产生的历史条件是：①现代生物医学技术的进步：20 世纪 50 年代随着人类遗传学、分子生物学等新学科的兴起以及对遗传基因的认识，为人类关于生命质量的思考奠定了科学技术基础，使得生命神圣论走向成熟，并为人类生命质量的改善提供了技术保障。②强烈的社会需求：随着社会的现代化乃至进入后现代化社会，制约人类发展的不利因素如人口问题、资源及环境问题等，时刻威胁着人类的生存质量，成为人们关心的迫切问题。对生命的态度逐渐由传统的生命神圣转变为对生命质量的

笔记

关注。

（三）生命质量论的意义和局限性

1. 生命质量论的意义

(1)生命质量论反映了人类对生命认识的不断完善和提高:由传统的生命神圣论到对生命质量的理性选择,人类已经认识到生命质量、人口素质不仅关系到人类自身的命运,而且关系到国家的前途、民族的兴衰,这种认识的提高势必促进人类的发展与进步。

(2)生命质量论促使医务人员追求高质量的生命:生命质量论的出现,使医务人员认识到,医疗卫生工作不仅是为了解除患者的病痛,维护和延长患者的生命,而且还要尽最大努力促进患者的康复和提高生命的质量,争取使其处于最佳的生命状态。

(3)生命质量论为人们面对不同生命质量的病人采取医疗决策提供了理论依据。例如,对于严重缺陷新生儿、不可逆危重病人是否放弃治疗等。

2. 生命质量论的局限性　生命质量论依据人的自然素质评判生命的价值,就一般意义而言,两者是一致的。但也有特殊情况,有的人生命质量很高,但存在价值很小,甚至是负价值;也有的人生命质量很低,但价值很高,甚至超过常人。不能依据生命质量论进行完全的判断,必须与生命价值论结合起来。

三、生命价值论

（一）生命价值论的含义

生命价值论是以人的内在价值和外在价值的统一来衡量生命意义的一种伦理观。生命的内在价值是指生命所具有的潜在的创造能力和劳动能力,这在一定程度上反映了生命本身的质量;生命的外在价值是指把生命的内在价值发挥出来,为社会创造物质财富和精神财富的社会价值,即个人对他人和社会的价值。人的生命价值即是生命的内在价值和外在价值的共同体现。

（二）评价生命价值的标准

人与人的不同源于生命的外在价值。因此,衡量人的生命价值主要看其外在价值,即他对人类进步的作用。正如爱因斯坦所说:“一个人的价值应当看他贡献什么,而不应当看他取得什么。”一个人对社会的贡献越多,价值就越高,生命也就更崇高。

当然,生命是复杂的,人的认识也是复杂的,会受到各种主客观因素的影响。对于生命价值,尤其是面临生命取舍时,不同的人会产生不同的观点。因此,在评价一个人的生命价值,特别是在决定生命取舍时,必须保持全面、冷静和审慎的态度。例如对于患有“不治之症”的晚期病人是否可以终止或撤销治疗,应作出理性、全面的价值判断。

（三）生命价值论的意义

1. 有利于全面认识人的生命存在意义　生命价值论的提出,弥补了生命质量论的不足。将生命质量和生命价值统一起来去衡量生命的意义,有助于更加全面和客观地认识生命。

2. 有利于作出科学的医疗决策　对于临床工作中的一些难题,如稀有卫生资源的分配、严重缺陷新生儿的处置、安乐死等问题,提供了新的思路和方向。

3. 有利于推动医学进步和社会发展　生命价值论突破了生命神圣论单纯关注生

笔记

命存在的局限性，实现对生命质量和价值的共同关注，使医学道德的目标从关注人的生理价值和医学价值进一步扩展到关注人的社会价值，为现代医学科学的发展提供了导向作用。

生命神圣论、生命质量论和生命价值论3种观点表明了人类对自身认识的深入发展，由孤立的、个人生命至上发展到在社会存在中认识生命的意义，无疑是人类认识的飞跃。但是，这三种观点并非绝对孤立、可相互替代的，应将三者有机统一起来，汲取其中合理成分，指导理论和实践。

推荐阅读书目

1. 张羽.只有医生知道[M].南京:江苏人民出版社,2013.
2. (美)Richard L. Cruess, Sylvia R. Cruess, Yvonne Steinert. 医学职业精神培育[M].刘惠军,唐健,陆于宏,译.北京:北京大学医学出版社,2013.

学习小结

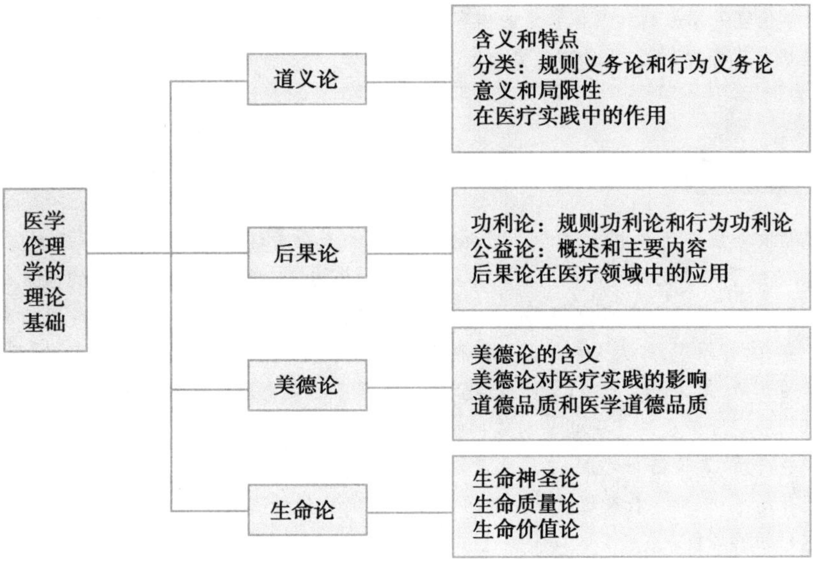

（梁　莉）

复习思考题

1. 什么是道义论？其意义和局限性是什么？
2. 后果论的主要观点和意义是什么？
3. 什么是美德论？医学道德品质的内容有哪些？
4. 什么是生命神圣论？简述其意义和局限性

第四章

医学伦理学原则、规范与范畴

学习目的

通过本章的学习，有助于医务人员正确理解和践行医学伦理的基本原则、规范与范畴，为本教材后续内容的学习奠定良好的理论基础，同时对于加强医德教育和提高医务人员的医德修养具有极其重要的意义。

学习要点

医学伦理基本原则和具体原则的内容；医学伦理规范的含义、形式、作用和主要内容；医学伦理基本范畴的含义、意义和主要内容。

导入案例

北京协和医院妇产科主任、中国工程院院士郎景和教授曾经为一位子宫肌瘤患者先后做了3次手术，送给了一个女人完美的人生。第一刀，当时患者24岁，是广州文工团的演员，患子宫肌瘤找到郎景和，考虑到患者没结婚，没生孩子，虽然肌瘤很大，郎景和采取的是肌瘤剔除术。术后两三年，她怀孕了，郎大夫给她做了剖腹产手术，因为肌瘤剔除后，子宫上有瘢痕，最好是剖腹产。产后5年，她又长了肌瘤，比较多、比较大，子宫已经完成了生育的任务，与患者磋商，又做了全子宫切除。郎教授说："一切从病人的利益出发，考虑病情，是科学原则；又考虑人情，是人文原则。将病情、人情结合起来，才是最好的治疗，这就是医生的责任。"

讨论与思考：郎景和教授曾讲医生对病人开出的第一张处方应是关爱，请结合上述案例，谈谈你对这句话的理解。

医学伦理的原则、规范与范畴共同构成了医学伦理准则体系。它是对医学领域中道德关系的反映和概括，是医学伦理学的核心内容。正确理解和践行医学伦理的原则、规范与范畴是全面培养医务人员医学伦理素质的根本课题，对于加强医德教育，提高医务人员的医德修养具有极其重要的意义。

第一节 医学伦理学的基本原则

一、医学伦理学基本原则概述

医学伦理的基本原则是指反映某一医学发展阶段及特定社会背景之下的医学道

笔记

德的基本精神，调节各种医学道德关系都应遵循的根本准则和最高要求。它贯穿于医学实践发展的始终，是衡量医务人员的个人行为和职业道德水平的标准。不同的社会体制和社会发展阶段有不同的医学伦理原则，我国医学伦理的基本原则，是医学发展和社会进步推进到一定历史阶段的产物，它是中外医德优良传统的继承与发扬，是我国医药卫生事业长期实践经验的概括与总结。1981 年，在上海举行的“全国第一届医德学术讨论会”，首次明确提出了我国的社会主义医德基本原则，其内容是“防病治病、救死扶伤，实行革命的人道主义，全心全意为人民服务”。20 世纪 80 年代中期，经修改将上述提法改为“防病治病、救死扶伤，实行社会主义的人道主义，全心全意为人民的身心健康服务”，简称为社会主义医学人道主义。

二、医学伦理学基本原则的内容

医学伦理基本原则的主要内容是：“防病治病、救死扶伤，实行社会主义的人道主义，全心全意为人民的身心健康服务。”

（一）防病治病、救死扶伤

“防病治病、救死扶伤”是所有医务人员的天职，这一医学道德思想是古今中外医家的共识。医学是维护人的生命和增进人类健康的科学，它服务的对象是人的疾病、健康和生命，“防病治病、救死扶伤”体现了医学的职业特点：“防病治病”从宏观层面指明了医学服务必须承担完整的医学道德责任，即无论医务人员身在哪一个工作岗位，无论医疗卫生单位属于何种性质，都必须肩负起防病与治病的使命；“救死扶伤”是临床医学服务的首要道德职责，即所有临床医务人员都应把患者的生命与健康放在第一位，为患者谋利益。

“防病治病、救死扶伤”是社会主义医疗卫生工作的根本任务，同时也是“全心全意为人民的身心健康服务”的有效手段。“防病治病、救死扶伤”要求医务人员以同情和仁爱之心，高度负责的态度以及严谨科学的作风对待每一位患者；要求医务人员加强医德修养，刻苦钻研医学技术，不断提高医疗服务的质量和水平。只有将高尚的医德和精湛的医术结合起来，才能使“防病治病、救死扶伤”成为现实。

（二）实行社会主义的人道主义

“实行社会主义的人道主义”是处理好医学人际关系所应遵循的基本准则。“社会主义的医学人道主义”汲取了医德传统中人道主义的精华，并注入了符合无产阶级和劳动人民根本利益的崭新内容，具有鲜明的社会主义时代特征，既不同于以往的医学人道主义，也和资本主义的医学人道主义有本质的区别。它体现了在社会主义制度下，对人的生命价值的尊重。它不仅从一般意义上对处于痛苦之中的一切患者给予同情、关心和爱护，而且升华到全心全意为人民服务，解放全人类的高度。因此，在性质上有别于历史上的人道主义。“社会主义的医学人道主义”在以关心人、尊重人的价值和尊严为前提的同时，还具有其特殊的内涵：①以关心、同情患者的身体健康和为患者消除疾病的痛苦为宗旨；②尊重患者的人格，维护患者的合法利益，为患者保守医密；③在医疗权面前人人平等。医务人员要树立一切为患者的思想，全心全意为患者服务，为患者诊治时一视同仁，认真负责。

（三）全心全意为人民的身心健康服务

“全心全意为人民服务”是社会主义道德的核心内容。在社会主义社会里，

笔记

各行各业都是全心全意为人民服务的,但为人民服务的方式和内容各不相同,有其自身的特殊性。医务人员主要是通过“防病治病、救死扶伤”的具体工作来体现“全心全意为人民服务”的。“全心全意为人民的身心健康服务”是医学伦理基本原则中的最高要求。它是社会主义道德在医务人员职业道德中的根本要求,也是社会主义医德的根本宗旨和核心内容,集中概括了社会主义医德的崇高境界与进步性质。

“全心全意为人民的身心健康服务”要求医务人员将其作为追求的理想目标,热爱人民,关心人民,把人民的健康利益放在一切工作的首位,不仅满足患者的生理健康需求,还要照护患者的心理健康。医务人员应正确处理个人利益与患者利益、集体利益与社会利益之间的关系。当这些关系发生矛盾时,要顾全大局,识大体,勇于奉献和牺牲,把维护患者、集体、社会的利益放在首位。在某些特殊情况下,医务人员甚至需要献出自己宝贵的生命来维护和保卫人民的身心健康。

综上所述,“防病治病、救死扶伤,实行社会主义的人道主义,全心全意为人民的身心健康服务”是构成社会主义医德基本原则有机整体的3个部分,是互相联系、不可分割的。其中“防病治病、救死扶伤”是医务人员实现“全心全意为人民的身心健康服务”的途径和手段;“实行社会主义的人道主义”是医务人员实现“全心全意为人民的身心健康服务”的内在精神;“全心全意为人民的身心健康服务”是“防病治病、救死扶伤”和“实行社会主义的人道主义”的落脚点,体现了医学道德对医务人员的最高层次要求和我国医学道德的先进性。在医疗卫生工作中,医务人员只有认真学习,全面深刻领会社会主义医德的基本原则,并在医疗实践中自觉地贯彻执行,才能坚持社会主义医德建设的正确方向,不断提高自身的医德境界。

三、医学伦理学的具体原则

医学伦理的具体原则是其基本原则的具体体现,主要由4条原则构成,即尊重原则、不伤害原则、最优化原则和公正原则。

(一)尊重原则

尊重原则是指在医疗活动中医患双方应真诚地尊重对方的人格,并强调医务人员要尊重患者及其家属的独立而平等的人格和尊严。患者享有人格权,是尊重原则具有道德合理性并能够成立的前提和基础。所谓人格权,是一个人与生俱来的权利,也是法律赋予每个公民的基本权利。尊重患者的人格权包括物质性人格权和精神性人格权两个方面。在医疗实践中,物质性人格权有自然人的生命权、健康权、身体权及其死后的遗体权等;精神性人格权包括姓名权、肖像权、名誉权、荣誉权、隐私权、尊严权、人身自由权及其具有人格象征意义的财产利益权等。尊重患者的人格权利,也包括对患者家属人格权的尊重。尊重原则是现代生物-心理-社会医学模式和医学人道主义基本原则的必然要求和具体体现。同时,实现尊重原则也是建立和谐医患关系以及保障患者根本权益的必要条件和可靠基础。

医方对患方的尊重是尊重原则实现的关键,但同时也要有患方对医方的尊重。如果患方缺少对医方应有的尊重,良好的医患关系和医疗秩序就难以建立,并可能给医疗过程及其效果带来严重影响。

笔记

（二）不伤害原则

不伤害原则是指在诊治过程中不使患者的身心受到损伤。不伤害原则不是绝对的，医疗伤害在临床实践工作中是客观存在的，带有一定的必然性，即绝大多数医疗行为在客观上都会给患者带来生理上或心理上的损伤。不伤害原则的真正意义不在于消除所有医疗伤害，而在于强调培养对患者高度负责，保护患者健康和生命的医学伦理理念和作风，正确对待医疗伤害，在临床工作中努力使患者免受不应有的医疗伤害。

依据伤害情况与医务人员主观意志的关系，现实中的医疗伤害现象可分为故意伤害和无意伤害、可知伤害和不可知伤害、可控伤害和不可控伤害、责任伤害和非责任伤害等类型。那些医疗上必需的，属于适应证范围的医疗行为是符合不伤害原则的。

不伤害原则是针对那些怀有主观恶意或不负责任、应该预见而未预见、能够控制却放任伤害发生的行为而提出的，强调的是医务人员的主观过失应当努力加以避免，且最大限度降低对患者的伤害。要求医务人员要树立以患者为中心的观念，以高度的责任意识把维护患者健康利益放在第一位，刻苦学习，钻研技术，审慎工作，胆大心细，恪尽职守。坚决杜绝有意伤害和责任伤害，加强防范无意但可知伤害及意外伤害的发生。

当不伤害原则与其他原则发生冲突时，在利害并存情况下权衡大小，尽力减小伤害程度，以确保患者的安全。

（三）最优化原则

最优化原则是尊重原则和不伤害原则在临床工作中的具体应用，它是指在诊疗方案的选择和实施时，追求以最小的代价获取最大效果的决策，也叫有利原则或最佳方案原则。最优化原则的主要内容由疗效最佳、损伤最小、痛苦最轻和耗费最少构成。疗效最佳是指诊疗效果在当时医学发展水平上、或在当地医院的技术条件下，是最好的和最显著的。损伤最小是指在疗效相当的情况下，应以安全度最高、副作用最小、风险最低和伤害性最少作为选择诊疗方案的标准。痛苦最轻是指在确保治疗效果的前提下精心选择给病人带来痛苦最小的治疗手段。耗费最少则要求医务人员在保证诊疗效果的前提下，选择耗费卫生资源最少的诊疗方案，尽最大可能减轻社会、集体、患者及家属的经济负担。

最优化原则既包含医务人员的主观动机，也包含客观结果；既应考虑患者的身体和心理健康利益，也应注重患者的经济利益。最优化原则是建立在不伤害原则基础之上、使患者利益最大化的原则。其出发点和归宿点都是患者，要最大限度地关爱患者，维护患者的医疗保健权益，尽可能使每一位患者得到最佳的诊疗效果。最优化原则把追求疗效和避免伤害、减少痛苦和避免过度医疗有机地结合为一个整体，指导和调控着治疗全过程，体现了对每一位患者高度重视、高度负责和高度关爱的人道主义精神。

此外，最优化是一个动态发展的概念。不同的医学发展水平、不同的社会历史背景和不同文化、价值取向的人，对医疗最优化的判断往往大相径庭。目前的一些医疗纠纷往往因忽视这一点而引起。这是医务人员在评判诊疗最优化时必须考虑到的一个重要因素。

笔记

（四）公正原则

公正原则是指在医学服务中公平地对待每一位患者。公正原则体现在两个方面，即医患交往公正和资源分配公正。医患交往公正要求在医患交往中医务人员应平等待患，一视同仁。医务人员对每一位患者的人格、权利和正当健康需求给予同样的普遍的尊重和关心。对家境贫困的患者、老年患者等弱势患者群体，应给予更多的、真诚的医学关怀。资源分配公正要求以公平优先和兼顾效率为基本原则，以此原则进行优化配置，合理利用医疗卫生资源。医疗卫生资源是指满足人们健康需要的、现实可用的人力、物力与财力的总和。其分配包括宏观分配和微观分配。我国是发展中的人口大国，在医疗卫生资源的宏观分配中应努力做到统筹兼顾、优化配置，以充分保证人人享有基本医疗保健，并在此基础上满足人们多层次的医疗保健需求；微观卫生资源分配，尤其是贵重、稀缺医疗资源的分配，要求医务人员按医学标准、社会价值标准、余年寿命、家庭角色和科研价值等标准综合权衡，在比较中进行优化筛选，以确定稀缺医疗卫生资源优先享用者的资格。

第二节 医学伦理学的基本规范

一、医学伦理学规范概述

（一）医学伦理规范的含义

医学伦理规范是依据一定的医学伦理学理论和原则制定的，用以调整医疗卫生工作中各种人际关系、评价医务工作者行为是非与善恶的准则。医学伦理规范作为医德意识和医德行为的具体标准，是社会对医务人员的基本道德要求，是医务人员在医学活动中道德行为和道德关系普遍规律的反映，是医学伦理原则的具体体现和补充。医学伦理规范不仅包括医疗、护理、药剂和检验等临床方面的规范，而且包括科研和预防等领域的规范。

（二）医学伦理规范的形式

医学伦理规范将医学伦理学的理论和原则以“哪些应该做、哪些不应该做”的表述，转化为医务人员在医疗活动中所应遵循的具体标准。它的主要内容在于强调医务人员的义务，多采用简明扼要、易于理解、记忆和接受的“戒律”、“宣言”、“誓言”、“誓词”、“法典”、“守则”等形式，由国家和医疗行政管理部门加以颁行。

（三）医学伦理规范的作用

医学伦理规范是医学伦理准则体系的重要组成部分，在整个医学伦理学理论体系中具有重要的作用，主要体现在以下4个方面：

1. 医学伦理规范是医学伦理学准则体系中的主体　医学伦理准则体系由医学伦理原则、医学伦理规范和医学伦理范畴共同组成。其中医学伦理规范对医务人员在医疗活动中如何选择自己的行为作出了明确而具体的回答和指导，是医学伦理原则的主要体现者和医学伦理学范畴的直接指导者，规定了医学伦理范畴的实质内容和价值取向。所以它是医学伦理准则体系中的构成主体。

2. 医学伦理规范是进行医德评价的直接尺度　医学伦理规范是评价医德行为和医德生活的基本准则。进行医德评价无论是外在褒贬，还是内在自省，都必须以医学

笔记

伦理规范作为直接尺度。医务人员在医疗活动中道德行为的是与非、善与恶都要用医学伦理规范来衡量。

3. 医学伦理规范是医院实施科学管理的重要机制　医院实施科学的管理不仅需要建立健全各项规章制度，不断提高医疗技术，加强医疗设备，还需制定相应的医学伦理规范，加强对医务人员的医德教育，这是搞好医院管理的必备条件和重要保障。

4. 医学伦理规范是医德修养的主要内容　提高医务人员的医德修养，是医学道德的调节功能能否实现的关键。在医疗活动中，医务人员只有用医学伦理规范来指导和检验自身的言行，才能实现医学伦理规范的自我内化和从不知到知、从知到行、从他律到自律的转化，进而提高医德修养和完善医德人格。

二、医学伦理学规范的主要内容

为进一步规范医疗机构从业人员行为，原卫生部、国家食品药品监督管理局和国家中医药管理局组织制定了《医疗机构从业人员行为规范》，并于2012年6月26日正式颁布。本规范适用于各级各类医疗机构内所有从业人员，其内容包括基本行为规范和与职业相对应的分类行为规范。其中第二章《医疗机构从业人员基本行为规范》要求所有医疗机构从业人员都必须严格遵守。以下主要讲述如何正确理解基本行为规范。

（一）以人为本，践行宗旨。坚持救死扶伤、防病治病的宗旨，发扬大医精诚理念和人道主义精神，以患者为中心，全心全意为人民健康服务。

“天复地载，万物悉备，莫贵于人。”以人为本是中国传统文化的核心，是党的卫生事业根本宗旨的体现。祖国传统医学“大医精诚”的文化精髓和道德内涵，西方医学“尊重生命”的人文思想和道德理念，革命战争年代锤炼而成的白求恩精神，新时期医学发展的创新理念和医务人员展现的特有精神内涵和良好风尚，都是以人为本理念的生动诠释。以人为本既是目的，也是医德践行的途径，只有以人为本、以患者为中心，才能为人民服务、满足人民健康的需求，成为人民健康的忠诚守护者。同时，以人为本也要求社会各方面要尊重医护人员的辛勤付出，给予医护人员更多的理解、尊重、支持和关怀。

救死扶伤、防病治病是医务人员的最高宗旨，是医务人员对患者生命和人类健康竭尽全力、认真负责、精心诊治和正确对待医学事业的基本准则。这一规范要求医务人员明确自己所从事的医务职业在社会主义事业中的重要地位，把维护患者的生命、增进人民健康看作最崇高的职责。

救死扶伤、防病治病是医疗卫生事业和人民健康利益的根本要求。医疗工作的好坏，直接关系到人民的身心健康和生命安危，这就要求医务人员热爱本职工作，具有强烈的职业责任心和敬业勤业精神，做到医心赤诚。白求恩大夫说得好：“一个医生，一个护士，一个护理员的责任是什么？只有一个责任，那责任就是使你的病人快乐，帮助他们恢复健康，恢复力量。”医务人员在工作中要把患者利益放在首位，急患者之所急，想患者之所想，时刻为减轻患者病痛，挽救患者生命而努力工作。

（二）遵纪守法，依法执业。自觉遵守国家法律法规，遵守医疗卫生行业规章和纪律，严格执行所在医疗机构各项制度规定。

遵纪守法、依法执业是医务人员不可突破的医德底线。这既是对医疗工作秩序的

笔记

规范,也是对医疗职业严肃性的维护;既是对医务人员工作的要求,更是对其权益的保护。

遵纪守法、依法执业要求广大医务人员要认真学习和领会医疗卫生相关法律、法规、制度,不断提升法纪意识,培养法制意识,牢固树立社会主义法治观念,大力弘扬社会主义法治精神。

近年来,卫生行业法规颁布了不少,对规范卫生行业行为起到了有法可依的作用,如《医疗事故处理条例》《中华人民共和国执业医师法》《加强医疗卫生行风建设"九不准"》等是医务人员必须遵循的法律法规。

用法律规范医务人员的医疗行为,每一位医务人员应知道什么是违法、什么是合法,确保在法律规定的范围内开展医疗活动。不做资质不足的事情,不做违反规定的事情,要有道德良知,要遵纪守法,要对患者的健康负责,这是一个医务人员行医立本的根基。

针对当前社会上对医疗行业的专业性认识不足,对医学科学技术期望值感情色彩化,从而导致医患纠纷增多的现象,医务人员只有增强法律意识,养成学法、知法、守法、依法行医的良好素质,才能做到对工作负责、对患者生命健康负责,才能维护医疗机构和从业人员的正当权益和良好声誉。

(三)尊重患者,关爱生命。遵守医学伦理道德,尊重患者的知情同意权和隐私权,为患者保守医疗秘密和健康隐私,维护患者合法权益;尊重患者被救治的权利,不因种族、宗教、地域、贫富、地位、残疾、疾病等歧视患者。

尊重患者、关爱生命是医德最重要的思想基础和最突出的人文特征。这一规范要求医务人员应敬畏生命、尊重生命、关爱生命,充分保障患者合法权益;应对所有的人予以同样的关爱和尊重。"普同一等,同仁博爱",不论患者地位高低、权力大小、容貌美丑、关系亲疏、经济状况好坏,都须一视同仁、平等对待。医务人员对任何患者的正当愿望和合理要求,包括住院、会诊、转诊、转院等,都应予以尊重,在力所能及和条件许可的情况下,都应尽力给予满足。医务人员对待患者应体贴、和气、谦逊,不得侮辱患者的人格,忽视患者的权利。

尊重患者、关爱生命是医务人员处理医患关系时必须遵守的准则之一。然而在医患关系中还存在一些不平等待人、不一视同仁的现象。有些医务人员用"恩赐观点"来对待患者,有些医务人员无视患者的人格和权利,利用职权谋取私利,这些行为都是违背这一规范的,应当受到社会舆论和良心的谴责。

健康所系,性命相托。尊重患者、关爱生命是古今中外医家始终坚守的光荣而崇高的职业道德标准,它不会因时代不同而发生改变,且随着社会的进步与医学的发展,必将愈加发扬光大。

(四)优质服务,医患和谐。言语文明,举止端庄,认真践行医疗服务承诺,加强与患者的交流和沟通,积极带头控烟,自觉维护行业形象。

"医以活人为心,视人之病,犹己之病。"医务人员既需要精湛的专业技术,更需要良好的服务意识和技巧。

医学就是文明,医学时刻离不开举止端庄、言语文明的支撑。我国古代医家认为,只有稳重、宽和、温雅的医家,才能赢得患者的信赖与合作,给患者战胜疾病的力量。在医疗过程中,医务人员的神态、表情、动作,都会直接影响患者的情绪及求医行为。

笔记

举止端庄要求医务人员态度和蔼可亲，举止稳重大方，遇到紧急情况沉着冷静、临危不乱。在装束上也要与职业相适应，衣着应整洁、规范、朴素、大方。语言是人们交流思想和情感的工具，是体现文化修养的要素。语言对患者的心理有重要的影响作用，既可以治病也可以致病。希波克拉底指出：世界上有两种东西能够治病，一是对症的药物，二是良好的语言。医务人员应当模范地运用礼貌语言来表达其良好的愿望、热情的态度和诚挚的关心，并突出其医学特点。同时还要讲究语言的艺术性，既要简洁明了，又要灵活委婉，应因人而异，使用灵活适度的语言，以稳定患者的情绪，增强患者的信心，通过心态的改善，促进疾病的痊愈。

医疗从业人员应把以患者为中心的理念贯穿于医疗工作的每一环节、每一细节，以优质医疗服务促进医患关系和谐，树立个人、单位和行业的良好形象。

（五）廉洁自律，恪守医德。弘扬高尚医德，严格自律，不索取和非法收受患者财物，不利用执业之便谋取不正当利益；不收受医疗器械、药品、试剂等生产、经营企业或人员以各种名义、形式给予的回扣、提成，不参加其安排、组织或支付费用的营业性娱乐活动；不骗取、套取基本医疗保障资金或为他人骗取、套取提供便利；不违规参与医疗广告宣传和药品医疗器械促销，不倒卖号源。

"德不近佛者不可为医！"德业双修、德术并重始终是中外历代医家在长期医学实践中遵循的行医准则，也是医家为社会所尊崇的重要原因。

廉洁自律，恪守医德既是医务人员全心全意为人民的身心健康服务的重要体现，又是社会主义医德的主要规范。为患者诊治疾病是医务人员的义务和天职，医务人员应廉洁自律，把患者利益放在首位，一切从医疗的需要出发，坚决抵御不正之风，树立良好的形象。社会主义医务人员是为人民的身心健康服务的。医务人员手中的医药分配权、处方权、住院权是人民给的，理应为人民服务；医务人员的医疗技术，只能是为人民服务的手段，而不能是谋取私利的筹码。当前我国医疗卫生系统的医德医风主流是好的，绝大多数医务人员能够廉洁行医，尽职尽责地为患者服务。但在医疗实践中，确有个别医务人员利用手中的处方权和诊治权等以权谋私、以医谋私，这不仅有损患者利益，而且有损医务人员的形象，是医学界的耻辱，对于这些有悖医德的行为，应给予必要的处罚。

"一身正气，两袖清风，三餐温饱，四大皆空"是"中国外科之父"裘法祖教授一生的座右铭，他一生的医学生涯从没拿过一分钱回扣，且一辈子与世无争，值得所有医务人员学习。身为医务人员只有廉洁自律、恪守医德，始终以德行医，以诚处事，时时处处严格要求自己，心术正、行为正、作风正，堂堂正正做人，清清白白行医，不以权谋私，不以职谋私，全心全意为患者服务，才能实现自身价值，赢得社会各方的尊重。

（六）严谨求实，精益求精。热爱学习，钻研业务，努力提高专业素养，诚实守信，抵制学术不端行为。

"医乃至精至微之事。"严谨求实、精益求精是指医务人员具有强烈的求知欲望，不断学习，努力掌握最先进的专业知识和技能，以精湛的医术为人民身心健康服务。严谨求实、精益求精是医务人员在学风方面必须遵循的伦理准则。现代医学的发展日新月异，医学知识和技术以惊人的速度推陈出新，医学的社会责任更加全面，医务人员如果没有广博的知识、精湛的技术，是无法提高医疗质量，取得良好疗效的。

笔记

严谨求实、精益求精是一个问题的两个方面。医务人员要结合本职工作，不断汲取新理论和新技术，把握医学发展动态，在整个医疗过程中，要以十分严格的科学态度和高度负责的精神，做到细致周密，一丝不苟，精心操作。要纠正那些胸无大志，得过且过、因循守旧、不学无术的风气，杜绝粗心大意、敷衍塞责和学术不端行为。

（七）爱岗敬业，团结协作。忠诚职业，尽职尽责，正确处理同行同事间关系，互相尊重，互相配合，和谐共事。

医疗行业的每一个岗位都与人的生命健康息息相关，使命神圣而崇高。视职业为生命，爱岗敬业、忠诚职业是每一位医务人员应具备的一种品质，更是应遵守的基本职业操守。

团结协作是正确处理同行同事间关系的行为准则。它要求医务人员要互相尊重，互相信任，互相学习，密切配合，共同致力于医学的发展。医学是最能充分体现人类互助精神的领域。团结协作不仅是医学科学迅猛发展的需要，而且充分体现了社会主义集体主义的要求。随着医学的现代化和社会化，各种诊治手段不断问世和在临床上的广泛应用，现代医学，特别是临床诊治工作已成为多学科融合与应用的整体。这使得医疗工作已超出了个体劳动的范围，几乎每项医疗成果都是集体智慧和劳动的结晶。它要求医生之间、医护之间、各科室之间、医院管理者和一般医护人员之间、各兄弟医院之间都要互相尊重，同心协力、取长补短，相互配合，共同提高和发挥优势，这样才有利于医学事业的发展，从而为患者提供更优良的服务，实现以人为本的服务理念。

（八）乐于奉献，热心公益。积极参加上级安排的指令性医疗任务和社会公益性的扶贫、义诊、助残、支农、援外等活动，主动开展公众健康教育。

"人命至重，有贵千金，一方济之，德逾于此。"乐于奉献对医务人员而言，就是把本职当成事业的理想来热爱和完成，努力做好每件事、认真善待每个人，将医术和医德紧密完善地结合起来。乐于奉献是当代医务人员高尚精神情操的具体展现，是白衣天使这一特殊职业的优秀特质之一，也是对传统的"医乃仁术"这一光辉理念的继承和发扬光大。

随着医学技术的日益发展，许多医学问题已经成为关系人类自身命运的社会问题，医务人员行为的社会效果更加突出，因而其社会责任也更为明显。人们期望医学不仅仅能治疗疾病，更能成为社会文明和人类幸福的重要支柱。这就要求医务人员在做好常规医疗工作的同时，还应积极参加社会公益活动，积极参加政府安排的抗灾救灾、应对突发性卫生事件等医疗任务和扶贫、义诊、助残、支农、援外等社会公益性医疗活动，主动开展公众健康教育及社区保健服务，促进及改善公众的健康状况，承担起更多的基本社会责任，以医者的仁爱之心助推社会文明的健康发展。

第三节　医学伦理学的基本范畴

一、医学伦理学基本范畴概述

（一）医学伦理基本范畴的含义

医学伦理的基本范畴，又称医学道德范畴。它是对医学道德实践普遍本质的概括和反映，是医学道德现象及其特征和关系等普遍本质的基本概念。在理论上，医学道

笔记

德范畴是医学伦理准则体系中的一个不可缺少的组成部分。医学道德范畴可以分为广义和狭义两种。广义的医学道德范畴，是指医学伦理学这个学科所使用的所有基本概念。狭义的医学道德范畴，是指构成整个医学伦理准则体系的第三个层次的基本概念，主要包括：医德权利与义务，医德良心与荣誉，医德情感与理智，医德胆识与审慎等。本节所讲的特指狭义的医学道德范畴。

（二）医学伦理基本范畴的意义

1. 医学伦理范畴在整个医学伦理准则体系中起着承上启下，沟通前后的作用　医学伦理范畴是以医学伦理原则、规范为基础，在原则、规范指导下形成的。没有一定的医学伦理原则和规范，就无法确定医学伦理范畴的内容。反之，医学伦理范畴又是对医学伦理原则、规范的补充和具体化。没有确定的医学伦理范畴，医学伦理的原则和规范就无法明确表达和发挥作用。

2. 医学伦理范畴对于指导医务人员的医德实践和医德修养具有重要作用　医学伦理的原则和规范体现的是社会对医务人员的外在的道德要求，体现了道德的他律性，而医学伦理范畴体现的则是医务人员内在的自我要求，体现了道德的自律性。因此医学伦理范畴是把医学伦理原则、规范要求从外在的他律约束转化为内在的自觉行为的直接环节，有助于医务人员在实践中把握医德要求，不断提高医德修养。

二、医学伦理学基本范畴的主要内容

（一）医德权利与义务

1. 医德权利　指医患双方在医学道德生活中所拥有的正当权利和利益，包括两方面内容：一是医务人员在医疗过程中所享有的权利，以及如何运用此权利；二是患者享有的医疗权利，以及医务人员应该如何看待这种权利。

（1）患者的权利：是指患者在患病期间所拥有的而且能够行使的权利和应享受的利益。患者的权利主要包括：①平等的医疗权。公民人人享有平等的生命健康权。《中华人民共和国民法通则》中规定：公民享有生命与健康的权利。任何患者都享有必要的、合理的诊断、治疗和护理的权利。医务人员无权以任何理由拒绝患者求医的要求。当人们发生疾病、生命受到威胁时，就有要求得到治疗、获取继续生存的权利。医务人员要尊重患者的人格和尊严，对待患者，不分民族、性别、职业、地位、财产状况，都应一视同仁，要在当时、当地条件允许的范围内，尽力积极救治，保证患者权利的实现。②知情权。在医疗过程中，患者有获得关于自己疾病情况的权利。如病因、严重程度、治疗手段、转归及预后等情况。③同意权。在临床诊断、治疗及人体实验等过程中，患者既有同意的权利，也有拒绝的权利。如特殊的检查措施、手术、用药等治疗措施，必须向患者解释清楚，在患者知情的基础上得到患者同意和认可方能实行。④保护隐私权。在医疗过程中，为了治疗的需要，患者把本来不愿暴露的个人秘密，甚至平时对父母、妻子、儿女都保密的隐私告诉了医务人员。患者有权利要求医务人员为之保密。医务人员应按照患者的要求严格予以保密。⑤免除一定的社会责任权。患者在患病过程中，由于致病因素损伤了患者机体的组织器官，影响患者的正常生理功能，使患者在某种程度上失去了承担社会责任和义务的能力。疾病的治疗和体力的恢复也需要得到适当的休息。因此，患者有权利要求免除或部分免除他在健康时所承担的社会责任和义务。医务人员应根据患者病情的严重程度，出具一定的诊断证明、病假

笔记

条或住院证明，免除患者无力承担的那部分社会责任和义务，使患者早日康复，重新承担起社会角色应承担的责任和义务。⑥监督权。患者对医疗卫生部门和医务人员的工作有监督权。当患者发现自己的健康和生命受到损害而得不到合理救治时，或发现医疗卫生部门和医务人员的错误措施和错误方法妨碍了患者医疗权利的实现时，有权通过各种方式向有关部门、有关个人提出批评，并要求解决。有关部门应认真调查事实真相，作出合理的处理决定，维护患者的利益。⑦赔偿权。因医护人员违反规章制度、诊疗护理操作常规等构成失职行为或技术过失，直接造成患者死亡、残废或组织器官损伤导致功能障碍等严重不良后果，认定为医疗事故的，患者及其家属有权提出一定的经济补偿的要求，并追究有关人员或部门的道义责任。

（2）医务人员的权利：主要是指医务人员为维护患者的健康，保证患者医疗权利的实现，独立行使医疗行为的权利。这是医生这一职业的特殊权利，是受国家法律和法规保护的权利。①诊疗权。医务人员有保证患者医疗权的实现和维护患者身心健康的权利。治病救人既是医务人员的天职，也是医务人员的权利。诊疗权主要包含处置权、诊断权、调查权和处方权等。②特殊干涉权。是指医生在特定的情况下，出于治疗的需要，限制患者的自由，以达到对患者应尽责任的目的。适用范围主要有：自杀未遂者、精神病患者及不明事理的婴幼儿等拒绝治疗时，医生可以强迫其接受治疗；一些高难度、高风险的实验，即使患者知情同意，医生也可运用干涉权，不予进行；当患者了解诊治情况及预后有可能影响治疗过程或效果，形成不良影响时，医生可以行使干涉权暂时对患者隐瞒。③医疗自主权。在医疗活动中，医生有权根据患者的病情，独立自主地作出科学的诊疗决策，不受任何人的干涉、指使和控制。患者、患者家属、部门领导和整个社会都应尊重医务人员根据科学作出的诊疗决策。④保密的权利。为了维护患者和社会的利益，医务人员有权对某些病情和医情保密。诊疗保密包括两个方面：一是对患者为了治疗而提供的个人隐私和诊疗中已了解的有关患者疾病性质、诊治、愈后等方面的信息不得泄露；二是在特定情况下，出于治疗的需求，对不利于稳定患者情绪或有可能产生不良后果的事，要对患者进行保密。⑤医务人员的工作、学习权。医务人员的工作、学习和生活有受保护的权利，有获得正当经济报酬的权利，有获得进修、考察和深造的权利。

2. 医德义务　是指在医疗过程中，医务人员对患者、他人、社会所负的道德责任以及患者所负的道德责任，它是道德义务在医疗实践中的具体体现。

（1）医务人员的义务：①维护健康，减轻痛苦。这是医务人员最基本的道德义务。无论是谁，只要选择了医生这门职业，就要把减轻患者痛苦，维护患者健康作为自己的天职。医务人员的一切行为都要有利于患者的利益和健康的恢复，用所学知识和技术，尽最大努力减轻或解除患者躯体或精神上的痛苦。②帮助患者知情的义务。医务人员有义务向患者说明病情、诊治、预后等有关医疗情况。在解释说明时，既要让患者了解有关情况，又要避免对患者造成心理上的伤害。③为患者保密的义务。隐私权是公民的一项法律和道德权利，必须受到保护。医务人员在工作中不得将患者的特殊病情及身体隐私传播给与其治疗无关的人员。④医务人员的社会责任和义务。医务人员不仅要为患者个体尽义务，还要对他人、社会尽义务。当两者发生矛盾时，要以社会利益为重，并努力使患者的个人要求服从社会利益。⑤宣传、普及医学科学知识、承担医疗咨询的义务。医务人员在治病救人的同时，还要承担对社会群体进行预防和保健的责任。随着社会的发展以及自然环境的不断恶化，人们对卫生保健知识的需求越来越大。大多数人没有接受过系统全面的医学知识教育，身为医务人员有责任成为医学基础知识的义务教育者，并为群众提供力所能及的医学咨询和卫生保健服务。⑥发展医学科学技术的义务。医学科学的研究和发展，关系到整个人类的命运，是一项非常艰苦的事业，需要医学工作者具有献身和求实的精神。古今中外，无数医务人员为此献出了毕生精力甚至自己的生命。医务人员应积极投身于医学科学事业，为维护人类健康，发展医学科学贡献自己的力量。

(2)患者的义务：①保持和恢复健康的义务。病痛会减弱一个人对社会所承担的责任和义务，同时也会给个人、家庭和社会带来沉重的负担。选择合理的生活方式，养成良好的生活习惯，保持健康，减少疾病的发生，是每个社会成员不可推卸的责任。作为患者应积极治疗，使机体尽快恢复健康。②积极配合治疗的义务。患者应当尊重医务人员，珍惜他们的劳动，积极、主动地配合，认真参与治疗。消极对待自己的疾病，不配合甚至拒绝治疗的患者，是对自己、对他人和社会不负责任的表现，特别是当患者患有传染病、性病、遗传性疾病时，如不积极接受、配合诊治就会给社会带来严重的不良影响。③支持医学科学发展的义务。为了提高医学科学水平，医务人员常需对一些罕见病、疑难病进行专门研究，以寻找预防、治疗的有效途径；为探寻疑难杂症的死因，需要在患者死后进行尸体解剖；此外新药新技术的使用和推广，医学生的临床实习等，都需要得到患者的理解和支持。发展医学科学是造福于子孙后代的公益事业，患者在知情同意的前提下有义务参与这项事业。④遵守医院各种规章制度的义务。医院的各种规章制度包括探视制度、卫生制度、陪护制度、按时交纳医药费用的规定等。医院属于公共场所，与许多人利益相关，自觉遵守医院规章制度，维护他人利益，保证医院正常的医疗秩序，是每个患者的义务。

（二）医德良心与荣誉

1. 医德良心　良心是一种自我道德意识，是人们在履行对他人和对社会的义务过程中所形成的对自身行为是否符合社会道德准则的自我认识和评价。医德良心是医务人员在履行医德义务过程中，对所负道德责任的主观认识和对道德行为的自我评价能力。医德良心是道德观念、情感、意志和信念在个人意识中的有机统一，其实质就是自律。良心是医务人员内心的道德活动机制，是医务人员发自内心的道德良知，即在任何情况下，都忠诚于医疗事业，忠实于患者，绝不做违反医德义务、有损患者利益的事。

医德良心在医疗过程中起着选择、监督和评价的作用。当医务人员准备从事某项活动时，良心支配自己的动机选择。它会根据医德义务的要求，对行为动机进行检查，对符合道德要求的动机给予肯定，对不符合的加以否定。一个医德高尚的医务人员，不论有无社会监督，都会自觉履行医德义务，作出正确的动机选择。在医疗活动中，良心发挥着监督调整作用。当医务人员产生不符合医德要求的情感、欲念时，行为主体会通过“良心发现”及时地给予批评、制止并加以纠正，从而避免不良行为的发生。一个医务人员具备比较完善的良心机制，才能正确地评价自己。当自己的行为给患者带来了健康和幸福时，就会有一种满足和欣慰感；当自己的行为给患者造成了痛苦和不幸时，就会感到内疚和惭愧。医务人员正是在良心的作用下自觉反省、校正自己的行为，从而不断提高自己的道德境界。

笔记

2. 医德荣誉　荣誉是人们在履行了社会义务后所得到的道德上的褒奖和赞扬。医德荣誉是指社会舆论对医务人员道德行为及其社会价值的肯定和褒奖。医德荣誉包括两个方面：一是人们和社会对医务人员高尚的行为予以肯定；二是医务人员个人对自己的肯定性评价以及对社会肯定性评价的自我认同。这两个方面密切相关、相互影响。

医德荣誉中存在三对矛盾：

(1)荣誉感与虚荣心的矛盾：荣誉感是以集体主义为基础的，由知耻心、自尊心与进取意识和竞争意识等整合而形成，表现为对自我追求的价值肯定和对自我行为的正确认识，具有浓厚的科学理性；虚荣心则是以个人主义为基础，纯粹为了荣誉而求荣誉，常以弄虚作假、阿谀奉承等恶劣手段满足个人追求，具有强烈的情绪色彩。医务人员应追求荣誉感，克服虚荣心。

(2)职业荣誉与个人荣誉的矛盾：这是行为主体中群体与个人的矛盾。一般来说，职业荣誉与个人荣誉总是相辅相成，但两者并非完全统一。

(3)社会毁誉与自我褒贬的矛盾：社会评价是构成荣誉的客观基础。自我评价有时表现为对社会褒奖的认同，有时只是纯粹的自我品评。真实的荣誉应是这两种评价的统一。社会评价与自我评价在现实中会出现种种不协调。当两种评价不一致时，看哪一种符合实际和人民健康利益，符合者接受，不符合者拒绝，要防止单纯以医者或患者的是非来判断是非的片面做法。

医务人员应树立正确的荣誉观。从集体主义出发来重视荣誉，克服虚荣心。通过正当手段来获得荣誉，而不能离开医学事业单纯去追求荣誉，否则荣誉就会变得虚假而毫无价值。

（三）医德情感与理智

1. 情感　情感是人们对周围的人和事物以及自身活动态度的内心体验和自然流露。医德情感是指医务人员在医疗活动中，对自己和他人行为之间关系的内心体验和自然流露。在医德实践中，医务人员的医德情感主要表现为同情感、责任感和事业感。同情感作为最基本的道德情感，表现为对患者痛苦和不幸的理解，并在感情上产生共鸣，是促使医务人员为患者服务的原始动力；责任感是同情感的升华，使医务人员的行为具有稳定性，能够真正履行对患者的道德责任；事业感又是责任感的升华，是最高层次的医德情感。强烈的事业感能够激励医务人员为医学事业的发展发愤图强，把医学事业看得高于一切，并成为执著的终身追求。

医德情感是建立在对患者健康高度负责和医学科学基础之上的，它促使医务人员关怀体贴患者，可以使患者产生良好的心理效应，改善患者的不良心境和消极情绪，有利于患者早日康复。医德情感还激励医务人员为医学科学和事业的发展刻苦学习，勤奋工作，不断提高自身的业务水平。同时，促使其不计较个人得失，并能为患者的利益承担风险，真正实现全心全意为人民健康服务的道德原则。

2. 理智　理智是医务人员必备的医德理性修养，包括医德认知素质和智慧素质，以及医德自制能力和决疑能力。理智对情感起着把握、调控、驾驭、优化的作用。其中认知素质和自制能力起着感知辨识情感优劣，控制、平衡自我情绪的作用；决疑能力和智慧素质的作用是通过优化情感并整合医学服务中的多元素质，为患者提供更好的服务。

笔记

理智要求把医德情感建立在医学科学的基础上，以道德理性全面整合自我情感世界；要求正确认识和对待患者的情感，既能做到急患者之所急，痛患者之所痛，不以个人利益和需要的满足为前提，又不盲目冲动，而是在医学科学允许的范围内去满足患者及其家属的要求。

理智和情感都是医务人员必备的道德修养，二者之间是辩证统一的关系，既相互影响，又相互渗透，并非完全对立。一个合格的医务人员应该集两者于一身，做到“同情不用情”，从而为患者提供最佳的医学服务。

（四）医德胆识与审慎

1. 胆识　是指人们在事物处理过程中敢于承担风险和善于化解风险的勇气和能力。医德胆识是指医务人员在自己能够有所作为的时候，能为患者预见到风险，并敢于承担和化解风险。胆识的深层本质是关心患者和尊重科学。不能准确预见到患者是否面临风险，就盲目进行紧急救治，则是不负责任的蛮干。

胆识是胆量和见识。在临床实践中，尤其是面对某些特殊患者时，胆识具有突出的价值。胆量应以见识为基础，见识则因胆量而突显价值。胆识可以帮助医务人员把握住有效抢救危、重、急、险患者的时机；可以帮助医务人员在患者损伤不可避免时，作出争取最大善果和最小恶果的合理选择；可以帮助医务人员尽快对疑难病症及时作出正确诊断和处理。

为防止医务人员由于缺乏胆识与责任心，以各种借口推托危、重、急、险等患者，造成严重后果的发生，医疗机构在管理上要实行首诊负责制。首诊负责制要求首诊医院和医生必须做到：急诊急救患者优先，即刻对其进行检查和诊断，实施抢救，使其得到最妥善的处理；除本院确无该专科或病情允许时可以转院外，必须就地诊治和抢救，不得以任何理由将患者拒之门外；凡遇急救患者依病情需要，可先行抢救，再补办有关手续和交款事宜，不得延误治疗；借故推诿或者不想方设法创造急救条件者，要追究当事人及相关领导的责任。

2. 审慎　是指人们在行为之前的周密思考与行为过程中的谨慎认真。医德审慎是指医务人员在为患者服务的过程中，高度负责，谨言慎行。医德审慎既是医务人员内心信念和良心的具体表现，又是医务人员对患者和社会的义务感、责任感和同情心的综合表现。它是医务人员各种医德品质中最重要的，体现在医疗作风上就是严谨、周密、准确、无误。古往今来许多名医都为审慎及其价值作出了诠释。如“用药如用兵”、“用药如用刑”、“戒、慎、恐、慎”等，并将之作为自己行医的座右铭。

审慎作为医学道德范畴，有助于培养医务人员慎重扎实的工作作风，严谨务实的医疗工作态度。它能保证医务人员及时作出正确的诊断，选择最优化的治疗方案，从而保障患者的身心健康和生命安全，有利于建立良好的医患关系。因此，审慎可以避免由于疏忽、马虎而酿成的医疗差错、失误和重大事故，使医疗服务质量得到保证和提高。

《旧唐书》记载孙思邈曾说过“胆欲大而心欲小”。其中“胆欲大”相当于胆识，“心欲小”相当于审慎。这句话表述了一个行医的真理：胆识与审慎是辩证统一的关系，二者相辅相成，在医疗活动中缺一不可。胆识是不怕面临最有风险的选择，审慎是怕失掉最佳选择，二者表面上似乎相反，而在深层上二者相成，胆识决定是否敢于救死扶伤，审慎决定救死扶伤能否实现。胆识与审慎都是医务人员所必备的医学伦理素

笔记

质，只有把二者统一起来，医学服务才能发挥最佳效应。胆识和审慎统一的基础就是医务人员的高度责任感和科学精神。

推荐阅读书目

1.（美）罗纳德·蒙森.干预与反思：医学伦理学基本问题[M].林侠，译.北京：首都师范大学出版社，2010.

2. 曹志平.中医学伦理思想史[M].北京：人民卫生出版社，2012.

3.《医疗机构从业人员行为规范手册》编委会.医疗机构从业人员行为规范手册[M].北京：人民卫生出版社，2012.

4.（法）阿尔贝特·史怀泽.敬畏生命[M].陈泽环，译.上海：上海社会科学院出版社，1995.

5.（美）格雷戈里 E·彭斯.医学伦理学经典案例[M].聂精保，胡林英，译.长沙：湖南科学技术出版社，2010.

学习小结

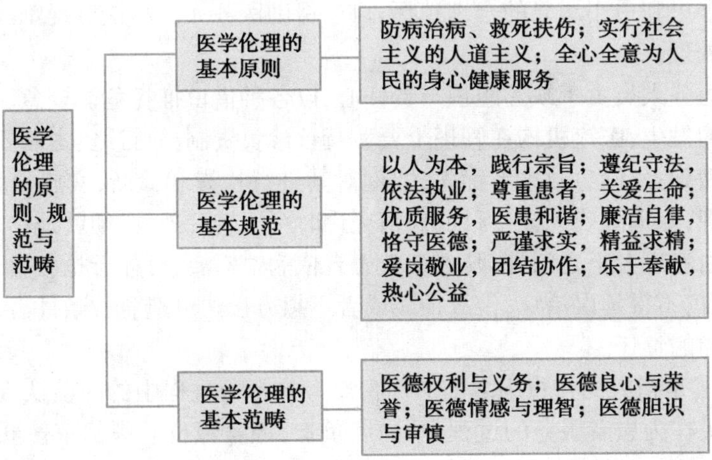

（尹红新）

复习思考题

1. 我国医学伦理的基本原则包括哪些内容？
2. 简述医学伦理的四条具体原则。
3. 医学伦理的基本规范有哪些主要内容？
4. 医学伦理的基本范畴有哪些？
5. 如何分配卫生资源才是公正的？

笔记

第五章

医疗人际关系的伦理审视

学习目的

通过学习医疗人际关系的伦理道德的基本知识，了解如何调节医疗人际关系，并能够在今后的工作岗位中灵活运用所学的知识处理好医际关系和医患关系，把自己培养成为一名能与同事和谐相处并受患者欢迎的好医生。

学习要点

医疗人际关系的5种类型；医患关系的伦理道德；医际关系的主要特点。

导入案例

2013年10月25日，浙江省某医院3名医生被患者砍伤，其中1人死亡。据报道，犯罪嫌疑人连某，男，33岁，此前为该院患者，对他之前在该院的鼻内镜下鼻腔微创手术结果持有异议。当日下午，连某来到医院耳鼻咽喉科门诊，寻找之前的主治医生。但主治医生不在，他就用凶器砍伤主任医师王某，现场的另一名医生上前阻止，也被砍伤。后连某又跑到CT室再将医生姜某砍伤，最终被该院保安制服。

讨论与思考：你觉得医患应该是一种什么样的关系？当下我国和谐医患关系的构建中存在哪些问题？

医疗人际关系主要由医患关系和医际关系两个方面构成，医疗人际关系的伦理审视是医学伦理学研究的重要内容。掌握医疗人际关系的道德调节，对于优化医疗人际关系，构建和谐社会具有重要意义。

第一节　医疗人际关系概述

一、医疗人际关系的构成

医疗人际关系是指医疗互动中产生的一种特殊社会关系。它是医疗活动的基本条件。在生物、心理、社会因素相统一的现代医学模式下，和谐的医疗人际关系本身就具有积极的医疗意义。

医疗人际关系主要有五种类型：

笔记

（一）医患关系（包括护患关系），是医疗人际关系的核心

医患关系分为医患关系的技术方面和非技术方面两个既有区别又有联系的部分。医患关系的技术方面，主要指在医疗措施的决定和执行过程中，医生和病人产生的相互关系。譬如说，与病人讨论治疗方案，诊疗实施前征求病人意见并取得同意，就是医患关系的技术性方面，即与医疗手段实施本身有关。医患关系的技术方面最基本的问题表现在医疗实施过程中医者与患者的彼此地位。从医学发展的过程看，医患关系有两种典型化的类型：家长式的和民主式的。传统的医患关系中医生具有绝对权威，在医疗过程中，医生始终占据主动地位，充当病人的保护人。现代医患关系中病人的民主意识增强，病人不是完全被动地接受治疗，也参与一定的医疗意见和决策。医患关系的非技术方面是建立在医患关系的技术方面基础上的，也是非常重要的方面。大多数病人对医生、医院是否满意，往往在于医务人员是否耐心，是否认真，是否抱着深切的同情，是否尽了最大努力去做好诊治工作，而不在于医生给予的诊断和治疗处置的优劣、医务人员的操作正确与否。因为对绝大多数病人来说医疗技术本身的评价是超出其能力的，在现代社会中，心理和社会因素对疾病的发生、发展的影响越来越大，医生在这些方面给病人以帮助显得更为重要。

（二）医际关系，指医生之间的共事关系

从医疗实践的现代规模来说，医生在本质上是一种要与其他医生密切合作，才能实现其自身功能的职业，不同科室医生的相互配合、会诊是疾病诊治的重要组成部分。医生之间的关系还有另一个重要方面，即互相交流学术经验，提高诊疗和学术水平。

（三）医护关系，指医生和护士在医疗过程中的相互关系

医生的诊疗过程和护士的护理过程是有联系、有区别、有分工的共事过程。这种共事关系体现在对患者的治疗和护理上。良好的医护关系是患者治疗中的重要保障。

（四）护际关系，指护士与护士之间的共事关系

通常分为3类：上下级护际关系、同级护际关系、教学护际关系。护际关系也是患者治疗中的重要保障。

（五）患际关系，指患者与患者的关系

它分为医院内的患际关系和社会上的患际关系两种。在有些国家中，患者成立了正式的组织，并发起某些社会性的患者运动，对医疗过程和社会产生一定的影响。

二、良好医疗人际关系的意义

人际关系是指人们在各种交往活动中体现出来的人与人之间比较稳定的方式，受距离的远近、交往的频率、态度的相似性及需要的互补性等4个方面因素的影响。

良好的医疗人际关系在医疗活动中能产生积极有效的结果，而相互对立、不信任的人际关系会影响甚至导致医疗活动不和谐。

医患关系的融洽能使病人不仅仅在医疗技术上相信医务人员，而且在情感上认同医务人员，从而产生积极影响，使病人能够在医疗过程中配合医疗措施，为取得良好的治疗结果打下良好的基础。

医际关系的融洽更能使医院的每一个成员都有归属感，为了医院的工作成绩，科室的工作目标，大家上下一心，努力工作，每个团队成员心情愉快，创造良好的工作环境。最终实现医院的经济效益和社会效益，为和谐社会的建立作出应有的贡献。

笔记

第二节　医患关系的伦理道德

医患关系在医疗实践中具有最重要的关系，历史发展过程中的医疗是这样，以病人为中心的现代生物医学更是如此。

一、医患关系的概念与模式

（一）医患关系的概念

医患关系是医疗人际关系的重要组成部分，因为医学的最终目的和指向都是更好地为患者服务。从理论上说医患关系有狭义与广义之分。狭义的医患关系，是特指医生与患者的关系。医学社会学、医学心理学或医学行为科学一般是在这层意义上使用这一术语。广义的医患关系中，“医”不仅仅是指医生，还包括护士、医技人员以至管理人员；“患”不仅仅是指病人，还包括与病人有关联的亲属、监护人、单位组织等群体，尤其当病人失去或没有行为的判断能力时（如昏迷的病人、儿童），与病人有关的人群往往代表患者，充当其监护人。由此可见，广义的医患关系是指以医生为主体的人群与以病人为中心的人群的关系。

医患关系是医学社会学、医学伦理学中最重要的课题之一，也是医学心理学研究的内容。医学社会学的主要课题是医疗过程中的人际关系，而医患关系是医疗人际关系中的关键问题。医学社会学着重点在于全面描述医患关系的建立，医患间的相互作用、彼此地位等。医学心理学则着重研究医患交往过程中的心理特征和心理活动。医患关系也是医学伦理学研究的重要方面，但侧重点在于研究医患间的道德准则。

（二）医患关系的模式

医患关系的上述两方面常常用医患关系模式来描述。对医患关系的技术方面作概括描述的首推萨斯-荷伦德模式。此模式是1956年萨斯（Szass）和荷伦德（Hollender）在《内科学成就》一书中发表的《医患关系的基本模式》一文中首次提出的，现已被医学界广泛接受。此模式根据医生和病人的地位，在医疗措施中决定的主动性强弱将医患关系分为3种类型：主动被动型、指导合作型和共同参与型。

1. 主动被动型　这是一种具有悠久历史的医患关系类型，是指完全主动的医生为完全被动接受的病人做什么。这种模式在现代医学实践中普遍存在，例如外科、麻醉、抗菌的治疗，特别适用于急诊治疗，如病人严重创伤、大出血或休克昏迷等。这一模式类似于生活中父母与婴儿的关系。

2. 指导合作性　这是一种构成现代医疗实践中医患关系基础的模式。医患间存在着相互作用。病人因某些症状而痛苦，如急性感染，于是主动地寻求医生的帮助，医生告诉病人做什么，并期望病人对指令性的治疗服从、合作。医生不喜欢病人提问题或表示异议，或不履行应该接受的医嘱。在这种关系中虽然病人有了一定的地位和主动性，但总体上医患的权利是不平等的。这一模式类似于生活中父母与少年或青年的关系。

3. 共同参与型　这种医患相互关系中医生和病人有近似相等的权利和地位，医生帮助病人自疗。几乎所有的心理治疗均属于这种模式。大多数慢性病也适用这种模式，因为慢性病治疗措施主要是由病人完成的。这种模式就参与者双方而言，比上述两种模式需要更为复杂的心理要求，因而此模式类似成人与成人之间的关系。

笔记

除了萨斯-荷伦德模式对医患关系的技术性方面作了概括之外，还有一些模式对技术与非技术方面也作了概括。例如，布朗斯坦教授提出了医患关系的传统模式和人道模式。传统模式中医生是权威，作出决定，病人则听命服从，执行决定；人道模式体现尊重病人的意志，让病人主动地参与医疗过程，在作出医疗处置决定中有发言权，并承担责任，医生在很大程度上起教育者、引导者和顾问的作用。人道的医患关系模式比传统的医患关系模式更有效，具体表现在医患关系更融洽，以及有更高的疗效。因此，这种模式也有其优越性。

我国医患关系的选择，强调要根据不同的患者，选择对应模式。要尊重患者，尊重患者的权利，鼓励患者参与治疗。同时医生又不能放弃责任，要给予患者及时和有效的指导，坚持治疗原则。充分发挥医生和患者两方面的积极性，以达到诊治过程的最优化、高效化。在现实医疗实践中，要建立良好的医患关系，就必须依据病人的具体情况，来决定选用何种模式进行处理。不同的病人、不同的病情选用不同的医患模式，决不能千篇一律地追求某一种模式。除了针对病人的具体病情，对医学有不同了解的病人也要区别对待。如对于医学文化知识缺乏的病人，不宜选择共同参与型。相反，对于医学文化知识掌握较多的病人，最好不要选用主动-被动型，尤其是病人本身就是从事医疗卫生工作的人员，更不能简单选用主动-被动型。依据服务对象不同选用不同的模型，是建立良好的医患关系的一个关键，医务人员必须给予高度的重视。

二、医患关系的道德要求

医患关系的道德要求主要围绕建立符合道德的、合理的关系而言。符合道德的、合理的医患关系应该是真诚负责，平等合作，客观公正的关系。

（一）真诚负责

真诚负责是建立协调和睦医患关系的基础。医生只有抱着真诚为病人服务，负责为病人看病的态度，才会赢得病人的信任。而医患之间要真诚相对，就必须解决好医疗实践中的讲真话、医疗保密及知情同意等伦理道德问题。

1. 知情同意　恪守知情同意的医德原则是医患之间真诚相待的首要道德要求。要尊重病人对自身治疗自主权的具体体现。但是在具体应用知情同意原则时，会遇到一些具体问题。首先是提供信息的限度问题，其次是病人丧失同意能力时谁代理的问题。关于提供多少信息才算合理（既不给病人带来心理上的负担，又达到知情同意的目的），医学伦理学界较为一致的看法是：

（1）因人而宜的原则：根据病人的性格、病情、文化、年龄等具体情况而决定提供信息的限度。

（2）保护性原则：既要讲清病情及治疗措施的利弊，又不要使病人受到巨大的精神刺激，造成心理恐惧。

（3）少而精的原则：力求语言精练，通俗易懂。关于代理人同意的问题是指病人处于昏迷状态或情绪紧张不能表示同意，或是病人年龄小于18岁的由谁代理同意的问题。在我国选择代理人同意的一般应是病人的监护人，病人亲属，患者的医疗费用支付者。

2. 医疗保密　医疗保密是医患之间真诚相处的可靠保障。医疗保密的具体内容有：

（1）为病人保密：即保守病人不愿意让其他人知道的隐私和秘密。

笔记

(2)对病人保密:即对一些患预后不良的疾病的病人采取隐瞒其病情的做法。

(3)保守医务人员秘密:对医务人员在医疗过程中的失误及医疗差错等情况守密,不公布于病人之中。

值得指出的是后两种保密,并不是对病人的不真诚,相反是对病人的高度负责。

3. 讲真话　讲真话是人与人之间形成真诚关系的基础。病人对医务人员要讲真话,医务人员对病人也要讲真话。但是对有些病人,如患晚期癌症等不治之症的病人能否讲真话,应该按病人的具体情况,按照动机和效果统一的原则,具体分析,具体对待。按有利于病人的病情和具体情况进行有区别的对待。应该依据病人自己的意愿,所患疾病的种类和程度,病人的文化水平和社会地位及病人心理特征来决定该不该讲真话,讲什么内容,什么时候讲,在什么场合讲,这是讲真话时应该注意的一些基本准则。

(二)平等合作

医患之间平等合作的关系是处理医患关系应该遵循的一条基本道德原则。在现实生活中医患关系平等是相对的,不平等是绝对的。这是因为受到社会经济状况、医学科学发展水平及医疗卫生资源多寡的制约和影响而决定的。所以,要建立真正平等合作的医患关系是很不容易的。但作为占主动地位的医生应积极努力与病人平等合作。

1. 平等对待每一位病人　病人的社会地位、文化素养、经济状况和生理特征存在着很大差别,病情也有各异。但他们的要求是一样的,即把自己的病治好。所以对医生来说应该平等地对待所有病人,病人的经济、地位、职业等尽管不同,但他们治病的权利是相同的,医生对他们治疗义务是相同的,对待病人要遵循"普同一等"、"一视同仁"的道德要求。

2. 尽量克服医患的不平衡　医疗工作是技术性要求很高的工作。它必须由经过专业训练的专门技术人员来担任,这决定了医生有独立的诊断权、处方权、治疗权,并且非医务人员不能对医生的独立权力进行干预和介入。这就从客观上造成了医患之间在医疗面前存在着不平衡性。医务人员是医疗技术的拥有者,对此病人是没有办法的,这容易助长医务人员独断的倾向,从某种程度上妨碍医患关系的平等合作。要克服这种不平衡带来的危害,就必须加强医务人员的道德修养,恪守为病人服务的道德原则,不断地加重为病人服务的砝码,树立病人第一的服务思想。

3. 克服医患地位的不平等性　由于医患关系之间是一种对医疗卫生保健服务的供求关系,因而,医务人员与病人之间客观上存在着地位的不平等性。医务人员处于主动地位,病人处于被动地位。这种不平等性,容易造成医务人员产生忽视病人的权利和尊严,淡忘自己的义务和职责,从而影响到医患关系的正常化,带来一系列的道德缺失。要解决不平等带来的一系列道德问题,医务人员就应该遵循人道主义的道德原则,以人道的精神平等对待病人。

(三)建立客观公正的医患关系

在医患之间建立客观公正关系是达到治疗疾病,保障健康的重要环节。公正的医患关系是指医患之间非简单的服务与被服务的关系,不允许医生运用医疗手段和手中掌握的医药分配权营私舞弊。公正的医患关系的道德要求是,医生不能收受病人的"红包"。有的病人为了治好病,让医生能为自己加倍注意,治疗前送治好了病后"红包",有的病人出自感谢之情,以礼相送,也有人为了达到个人目的,去行贿医生,医生要掌握原则,拒绝接受病人礼品,这是医学道德的基本要求,也是法律的要求。

笔记

医患双方根本利益是一致的，患者就医是为诊治疾病，恢复健康。医生看病人是为了治病救人，都是为了一个共同的目的，没有根本利害冲突。双方结成良好的关系是共同的愿望。但是，由于种种原因，医患之间经常存在着矛盾。医患关系中还存在着许多紧张因素。因此，加强医患双方的道德修养，做好消除医患关系紧张因素和防范医患之间冲突是建立文明、和谐、融洽的新型医患关系的重要保证。

引起医患冲突和关系紧张的因素主要来自三个方面，病人方面、医务人员方面和医院管理方面。

1. 病人方面　从患者方面来看，医患冲突和关系紧张的因素往往围绕着是否满足各自的要求展开的。第一，患者的要求是合理的，但由于条件的限制，得不到解决，尽管医方多次说明解释，但患者仍然不能谅解。例如，床位紧张，不能立即住院，因设备、人力有限，住院后不能马上做某项检查或手术。患者往往从自己利益出发责怪医院。第二，患者的要求既不合理也无法满足，如小病大养，占病床不出院，无病开假疾病诊断证明书，要求得不到满足则无理取闹，甚至借机报复，辱骂殴打医生。

除此之外，患者医学常识欠缺也是造成医患关系紧张的一个原因。如怀疑医生处置的正确性等，他们常常凭着自己的感觉或道听途说怀疑医生的处置。

2. 医务人员方面　医患冲突和关系紧张的因素最普遍问题是医务工作者的服务态度。在整个医疗过程中，不少问题都是由于医务人员不能严格遵守医德原则，对工作不负责，没有尽最大努力帮助患者解决疾病的痛苦而引起的。如出现了误诊、医疗差错和医疗事故，给患者造成了肌体损伤和痛苦，造成经济上的负担和精神上的压力与创伤，甚至死亡。由此，激起病人及家属的不满，遭到群众舆论的谴责。

由于医学科学的发展，分科越来越细，有些疾病分科界限不清，医方人员互相推诿，病人跑来跑去，得不到及时治疗，病人有意见。从医务工作者的心理因素方面分析，影响医患冲突和关系紧张的因素在医务人员方面还有施恩心理、权威心理、研究探索心理等。

有施恩心理的医务工作者，认为自己掌握了病人的命运，患者应绝对服从，不尊重病人的权利。研究、探索心理多把患者当成研究、探索的对象，当作提高技术、积累经验的“标本”。只想搜集需要的材料，强迫病人做某些不必要的检查，表现在爱病不爱人，较少考虑病人痛苦和经济负担。

3. 管理方面　医院管理方面的某些缺陷，是造成医患冲突和关系紧张因素的又一因素，如强调经济效益，乱收费，见利忘义，造成病人的不满。管理方面的另一因素是医院环境和条件不理想，如病房条件较差，伙食不好，服务态度差，不能接受病人意见等都是造成医患冲突和关系紧张因素的原因。

第三节　医际关系的伦理道德

一、医际关系的含义与基本类型

医际关系是医疗实践活动中的重要人际关系，由于现代医院医务人员在医学活动中的主导地位与作用显得日益重要，医际之间关系如何，直接影响到医疗质量和效果。

（一）医际关系的含义

医际关系是指在医疗卫生保健活动中，医务人员之间建立起来的相互关系。医务

笔记

人员主要是指直接从事医疗卫生保健工作的医生、护士和医技人员等这一特殊群体。也就是说，医际关系主要是指医生与医生、医生与护士、护士与护士、医护人员与医技人员、医技人员与医技人员以及上述人员与行政管理和后勤服务人员之间的关系。

（二）医际关系的基本类型

在人类的医疗实践活动中，医际关系作为一个历史范畴而客观存在，其存在的类型决定于社会生产力的发展水平。现代医院分科分工较细，医疗辅助科室日益增多，管理人员介入，医际关系呈现出日益复杂、相互交错、联系广泛频繁和立体多维的趋势，其医际关系类型各异，归纳起来目前现代医院主要存在下列几种基本的医际关系类型。

1. 互补-合作型　互补-合作型医际关系是指医务人员之间思想上互补，技术上互补，知识、能力上互补及工作上的合作。在医务人员的群体中，个体的知识能力，价值观念，临床工作经验都各有差异，都需要互相学习与合作，从而使互补-合作型关系得以形成。互补-合作型医际关系多产生和存在于不同年龄层次医务人员之间，他们的思想、知识、技能等各有所长，各有所短。老年医务人员深思稳定，考虑全面，经验丰富，但易有经验主义、排斥新生事物的思想倾向；中年医务人员思维严密，勇于开拓，知识面广，技能熟练，但缺乏老年医务人员的经验和青年医务人员的思维活跃；青年医务人员思维敏捷，富于想象力和创造力，知识结构合理，但缺乏临床经验，临床技能不完善。这样老中青年医务人员之间取长补短，优势互补。这种类型的医际关系还常出现在跨科室的医务人员之间。这是受个人的实践经验、知识技能、工作环境的限制，当遇到病情复杂的疑难病例和危重病例抢救治疗时，由于超出自身能力范围，从而要借助其他学科医务人员的支持，进行会诊和抢救。互补-合作型医际关系有利于现代医院的建设和医疗质量的提高。

2. 指导-服从型　指导-服从型医际关系是指上级医务人员指导下级医务人员，下级医务人员服从上级医务人员的指导。上级医务人员的临床经验和技能一般都优于下级医务人员，他们之间有一种能力和水平上的差距。下级医务人员对才华出众、知名度高、德高望重的上级产生敬仰之情，思想感情上敬重，工作上自觉服从，甚至产生晕轮效应，在名师下聚集着一批业务尖子，接受上级的指导，从而形成了指导-服从型医际关系。

3. 对手-竞争型　竞争是一种普遍的社会现象。良好的竞争会促进社会的发展，医疗技术的发展。对手-竞争型医际关系是指医务人员之间开展竞争，互为对手，这种类型医际关系的形成条件是在同级医务人员之间医疗技术、科学研究能力和水平的竞争。双方往往有危机感、紧迫感，都想在竞争中取胜，超过对手，通过竞争，互相促进。如果这种医际关系处理得当，就会催人奋进，共同提高。

4. 拆台-破裂型　拆台-破裂型医际关系是指医务人员之间互补-合作型、指导-服从型、对手-竞争型医际关系破裂，形成了互不服气、互相“拆台”。产生的原因是互不尊重、互相攻击、造谣中伤当面顶撞。也可能是由于竞争，彼此之间有利益上的矛盾，或在竞争中医际关系处理不当，或者由于思想意识、思想方法上的不当造成医务人员之间不能合作。拆台-破裂型医际关系虽不多见，但是偶尔存在，这种类型医际关系严重影响医疗质量，应避免发生和存在。一旦发生和存在要通过积极的思想教育工作和加强管理予以清除。

5. 不思进取-与世无争型　不思进取-与世无争型医际关系是指医务人员当中个

笔记

别人缺乏进取精神，不愿参与竞争，同志之间交往和交流少，关系淡漠。不思进取-与世无争型医际关系主要表现为满足现状，缺乏竞争意识，不求上进，缺乏进取向上的精神和工作热情。

不思进取-与世无争型医际关系产生的原因可能是因在竞争中受到挫折，丧失信心、心灰意冷、自暴自弃和甘拜下风，产生了消极态度。也有的是因年龄大，快到退休年龄，安于现状不愿付出更多努力，也可能是由于缺乏高度的事业心和责任感，混日子思想作怪。对不思进取-与世无争型医际关系要加强引导，用激励机制调动积极性，向对手-竞争型和互补-合作型医际关系引导，变消极因素为积极因素。

二、医际关系的主要特点

随着生命科学和现代医学的飞速发展，生物技术、计算机技术、遗传工程进入医学领域，医学科学的研究既高度分化又高度综合，既向宏观发展又向微观深入，分化与综合同在，宏观与微观并存。医学科学研究打破国界，医学模式由生物医学模式向生物-心理-社会医学模式转变，医学分科愈来愈细、医务人员分工愈来愈专一。医务人员之间关系立体多维，纷繁复杂。归纳起来主要有以下特点。

（一）医务人员的全方位联系

由于医学科学技术的发展，分科分工精细，医生所从事的工作相对单一和专一，为了治疗患者，为了开展医学科学研究，需要开展广泛的协作。因此医务人员之间联系增加，交流广泛，交往的需要增大，除与本院医务人员之间交往增加之外，与国内其他医院的医务人员之间，甚至于国外的医院也有广泛的联系和交往。

（二）多学科合作支持

随着医学科学技术的进步，医疗活动相对复杂，过去传统的医疗形式被现代的医疗方式所取代，单一科室单独治疗的医疗方式在现代医院已不多见，随之而来的是针对一种病而由不同学科、不同专业医生、护士的广泛协作和相互支持。没有双向合作和广泛的协作是难以完成医疗保健工作的。

（三）相互之间的竞争合作

现在是社会主义市场经济，医院建立起竞争机制，并实行竞聘制，医务人员之间的关系成了竞争的关系，为了竞聘同一岗位，彼此视为竞争对手。这种竞争性的医际关系有利于相互促进。这种关系处理得好，就会建立你追我赶、催人奋进、共同进步的良好关系。

三、影响医际关系的主要因素

医务人员的工作目标和服务宗旨是一致的，建立和谐的医际关系是医务人员的共同愿望。

在医疗卫生保健活动中，医际关系的性质应该是稳定的。但随着社会因素、医学科学技术因素及医务人员的自身因素的变化，医际关系也在不断地发生着变化。

（一）社会因素对医际关系的影响

医际关系是医学道德的一部分，属于意识形态范畴，因此，医际关系始终受到政治、经济、社会意识形态和社会整体道德水平的影响与制约。在古代，医疗技术水平较低，医生没有合作，多为独立行医，因此古代医际关系是个别交往、联系松散的关系。到了近代由于医院的建立，医务人员相对集中，医务人员之间联系增多、关系紧密，所

笔记

以在近代医际关系是团结合作的关系。

在如今的社会主义市场经济条件下，充满了竞争，医务人员之间既有协作又有竞争，因此，现代的医际关系是一种团结协作与平等竞争并存的关系。

（二）医学科学发展对医际关系的影响

传统医学以医生个体行医为主，一位医生对每位患者全面负责，医生之间相互交流和合作机会很少，因此传统医学的医际关系是松散的。近代医学是实验医学，出现了现代医院，而且医院规模不断在变大，医务人员集中行医，医务人员虽有分科分工，但联系很紧密，近代医际关系是联系紧密和团结合作的关系。现代医学快速发展，生命科学、遗传工程、电子技术、生物技术以及计算机技术广泛应用于医学，使得医学分科愈来愈细，医生的医学知识愈来愈专一。因此，现代的医际关系是既具有各自独立性又有相互协作性的关系。

（三）医务人员自身因素的影响

医务人员的思想素质、道德水平和精神境界对医际关系有着重要的影响。医务人员尊重同行的人格、尊重同行的意见和感情及尊重他人的成就有利于改善医际关系；为了治病救人的共同目标，求同存异，放弃个人不同意见、不同观点有利于医际关系的和谐发展。相反，医务人员思想道德素质差、精神境界低、自私自利就难以建立良好和谐的医际关系。

医务人员的业务素质和医疗技术水平对医际关系同样存在着重要影响。如果一名医生医术精湛，技术高明，就会有吸引力、凝聚力、影响力，就会吸引一部分医务人员聚集在他的周围向他学习，医际关系就容易稳定与和谐。

四、医际关系的道德要求

改善和正确处理医际关系已经受到了人们的普遍重视。医际关系的道德要求就是医务人员在医疗、预防、卫生保健工作中，协调好人与人之间、个人与社会之间的道德关系，严格遵守医学道德的基本原则和医学道德规范。由于医务人员所从事专业不同，都有各自不同的道德要求，既有共性，又有个性。下面着重阐述医务人员应共同遵守的道德要求。

（一）平等相处，互相尊重

尊重同行、平等相处，增强彼此之间的理解是处理好医际关系的重要思想基础和道德原则。

医务人员虽然有高级、中级、初级职务之分，同一科室医生有上级和下级之别，有领导与被领导的关系，但工作性质、政治地位、民主权利及人格上没有高低贵贱之分，彼此是平等的。

在平等的基础上，医务人员之间要互相尊重。只有尊重人、理解人，才能与同行平等相处，互相信任，互相支持。为了促进感情融洽和相互交流，营造良好、和谐的人文环境和氛围，应彼此信赖，坦诚相交，充分合作。对不同年龄的人都要尊重。医务人员大都接受过高等教育，社会需要层次比较高，特别是被尊重的需要占有重要位置，都希望别人从各方面承认自己，尊重自己。要尊重他人的感情，只有尊重他人的感情才能与他人进行感情上的沟通，语言上的交流，在心灵深处发生共鸣。尊重他人的意见，发扬学术民主，科学上的不同学派对问题产生不同学术见解是经常发生的，我们要鼓励

笔记

医生发表不同的学术见解，以严肃认真的态度开展学术讨论。在诊治疾病时，医务人员之间会存在着各自不同看法和见解，在对病人有利的情况下，应尊重他人意见。如果反唇相讥，针锋相对，必然引起对方反感，甚至会使医务人员之间产生矛盾。尊重他人人格，医务人员有着不同的个性特征，不同的性格、气质、能力和爱好，不同的信仰及风俗习惯，都应该尊重。尊重他人的成就，成就的需要是医务人员最高层次的精神需要，对于别人取得的科研成果和工作成绩应更多地加以赞许。

医务人员之间是平等的，但这种平等是相对的，不平等是绝对的，应力求不平等中求平等。

要彼此之间互相理解。要“诚于嘉许，宽余称道”，真诚地赞许别人，宽以待人。要有宽广的胸怀，做到刺耳的话冷静听，奉承的话警惕听，反对的话分析听，批评的话虚心听。

（二）确立目标，求同存异

在处理医生与医生之间关系时，应确立共同目标、求同存异。医生的历史使命是治病救人，维护病人的健康利益和生命利益，这是医生奋斗的共同目标，共同的目标促使医生们追求共同的事业、共同的理想，产生共同的思想和共同的语言，是促进医生之间关系持久稳定向前发展的主要保证，是促使医生之间相互合作、相互支持的基础。

根据趋同离异规律，人与人之间总是思想、观点、情趣和爱好相同或相似的容易关系融洽，而思想、观点、情趣和爱好不同的甚至相反的往往疏远，这种别同异，分亲疏的现象是普遍存在的。由于医生们个人经历不同，思想性格不同，很容易造成差异，要按自己的尺度去要求别人，是根本办不到的。只能求大同存小异，求同就是基本方面要求得一致，存异就是在非原则问题上不追究，采取宽容态度。只有这样，才能处理好医际关系。

（三）相互信任，协作监督

医务人员彼此信任是相互协作的基础和前提。医务人员之间要达到相互信任，首先要立足于本职，从自我做起，即在自己的岗位上发挥积极性、主动性和创造性，以自己工作的可靠性和优异成绩去赢得其他医生们的信任。同时，自己也要对其他医生的品格、能力等有一个正确的认识。若与同事间发生了意见分歧，应努力设法达到谅解，不要恶意中伤、诽谤或传播有损于同事执行业务的言论。否则，将会产生或加剧不信任程度。

在相互信任的基础上，医务人员之间才能产生协作的愿望和富有成效的协作。协作是提高医疗质量，多出快出科研成果的客观需要。在协作中要明确协作是相互的、互利的，不能以个人为中心，要采取积极主动的态度，才能达到实质的、持久的协作，而不是表面形式上的协作。在现代医学技术高度发达的今天，没有多专业、多科室医务人员之间的广泛协作，就难以提高医疗质量和取得科研成果。

在相互协作的同时，为了病人的利益，为了防止出现失误和差错，还得加强彼此监督。当发现其他医生出现医疗事故、医疗差错时，要及时给予忠告和提醒，不能事不关己，袖手旁观，更不能看别人的笑话，放任事故差错的发生。对医疗事故、医疗差错或有失医生尊严的行为等要勇于批评。同时，医务人员对别人的忠告、批评和揭发也应抱着虚心的态度认真对待，不能置若罔闻。

任何一种医疗差错和医疗事故都可能给病人带来痛苦和灾难。为此，医务人员之间应该相互监督对方的医疗行为，以便及时发现，早加预防和处理，减少医疗事故差错的发生发展。一旦发现医疗事故和医疗差错，决不能明哲保身、不闻不问，而应不护短、不隐

笔记

瞒、不包庇，要及时纠正，使之不酿成大错。决不能幸灾乐祸、乘人之危、打击别人提高自己，或借题发挥、落井下石。对医疗事故、医疗缺陷和医疗差错，医务人员之间应善意批评、真诚帮助，既要相互督促，又要正视错误，这是医务人员之间共同遵守的道德准则。

（四）互相学习，共同提高

互相学习是医务人员的美德。在医务人员中，每个人的年龄、资历、专业经验等都不尽相同，相互学习可以取长补短，促进各自的博学多知，有利于综合性研究和疑难危重病的攻关。

还可以互相激励，以达到共同提高的目的。对同行的优点、特长要虚心学习，取他人之长补己之短，对自己的医术专长不保守、不垄断，无私地传授于人，彼此间毫无保留，真诚磋商，把自己的经验和专长无私地、热情地传授给同行，努力通过自己获得的学识帮助同行进步和提高，这是每一个成功者不容推卸的责任和义务。自私、保守、以奇货可居，将一技之长看成追逐名利，与同事争高低的资本，这是每一个正直的医务人员所不容的。同行之间相互学习、取长补短，这既是相互间友善关系的表现，也是他们品质高尚的标志。自古以来，品德高尚的医家，总是积极倡导同道之间相互学习，相互支持，成为一种美德流传后世。

推荐阅读书目

1. 孙红，王晓燕. 医学人文案例精粹[M]. 北京：人民卫生出版社，2011.
2. 王一方. 医学是科学吗[M]. 南宁：广西师范大学出版社，2008.

学习小结

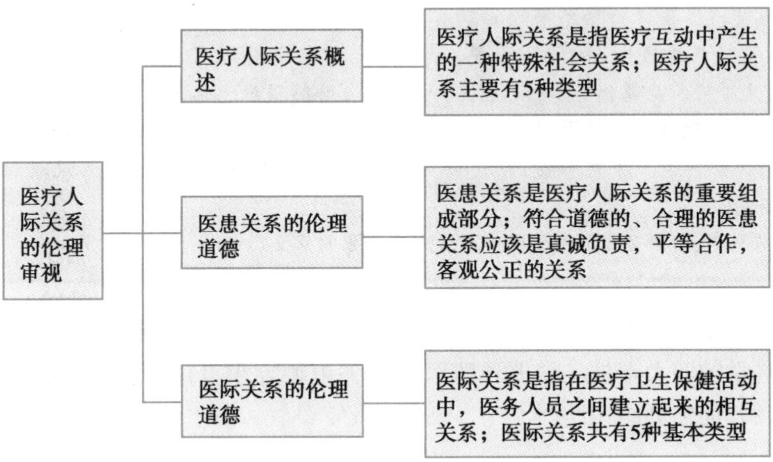

（胡　曲）

复习思考题

1. 构建良好医疗人际关系有什么意义？
2. 简述医患关系中的萨斯-荷伦德模式。
3. 谈谈医际关系的道德要求。

笔记

第六章

预防医学的道德要求

学习目的

通过本章的学习，了解预防医学、中医治未病、健康医学教育、康复医学工作的含义，掌握预防医学、健康医学教育、康复医学工作中的道德特点，从而提高预防医学工作中的道德责任。

学习要点

预防医学的道德原则和道德责任；健康医学教育的内涵和道德责任；康复医学的特点和道德要求。

导入案例

扁鹊见蔡桓公，立有间，扁鹊曰："君有疾在腠理，不治将恐深。"桓侯曰："寡人无疾。"扁鹊出，桓侯曰："医之好治不病以为功。"居十日，扁鹊复见曰："君之病在肌肤，不治将益深。"桓侯不应。扁鹊出，桓侯又不悦。居十日，扁鹊复见曰："君之病在肠胃，不治将益深。"桓侯又不应。扁鹊出，桓侯又不悦。居十日，扁鹊望桓侯而还走，桓侯故使人问之，扁鹊曰："疾在腠理，汤熨之所及也；在肌肤，针石之所及也；在肠胃，火齐之所及也；在骨髓，司命之所属，无奈何也。今在骨髓，臣是以无请矣。"居五日，桓公体痛，使人索扁鹊，已逃秦矣，桓侯遂死。

讨论与思考：请根据此案例谈谈中医治未病思想的意义。

预防医学是卫生事业的重要组成部分。它与临床医学、基础医学和康复医学构成现代医学科学的四大支柱。掌握预防医学相关道德要求有助于提高预防医学工作质量，预防疾病，促进健康。

第一节　预防医学的道德要求

随着社会的发展和医学模式的转变，人们的健康观念也发生了相应的改变，由消极地治疗疾病保持健康到积极地预防疾病促进健康。健康的范围由个体健康扩大到群体的健康。健康的要求由生理健康发展到心理健康。健康的内涵由生物健康领域发展到社会健康领域，人人享有卫生保健，全民族健康素质不断提高，是社会主义现代

笔记

化建设的重要目标，是人民生活质量改善的重要标志，是社会主义精神文明建设的重要内容，是经济和社会可持续发展的重要保障。因此，疾病预防将成为人类发展不可缺少的重要部分和终极目标。

一、预防医学的含义和特点

预防医学（preventive medicine）是以人群为主要研究对象，采用现代科学技术和方法，以环境-人群-健康为模式，以预防为主的观念为主导思想，运用生物医学、环境医学和社会医学等理论和方法，探讨疾病在人群中发生、发展和转归的特点，以及自然因素和社会因素对人群疾病和健康的影响规律，从而制定群体防治策略和公共卫生措施，并在实践中不断完善，以达到预防疾病、促进健康和提高生活质量为目的的学科。与临床医学相比，它们的根本目的是一致的，都是为了增进人体健康。预防医学工作的伦理特点为：

1. 服务性质的公益性和福利性　这是预防医学的本质特点，一般来说，社会卫生事业是政府实行一定福利政策的社会公益事业，特别是发达国家基本上都对预防体系的建立作出这样的规定。而预防医学工作的开展正是实现这种公益事业、造福社会公众的有效途径。无论是1977年第30届世界卫生大会通过的“2000年人人享有卫生保健”的决议，还是进入新世纪后世界卫生组织又一次提出21世纪“人人享有卫生保健”的全球卫生总目标，都是世界性地面向人类社会提出的整体的健康方向和目标。这是针对社会中每个家庭、每个成员的健康利益的设计和规划，其实施过程贯穿了以预防为主的公益福利思想，并最终实现健康的社会效益的最大化——人人享有健康保健，社会进入基本健康状态。

2. 服务对象的群体性和社会性　预防工作的对象既包括个体又包括群体，既着眼于健康人群又着眼于亚健康人群、患病人群，但因疾病的群体预防效果评价优于个体预防，故其工作的主要内容和对象更多是群体。预防工作的有效开展需要社会人群的积极支持和参与，预防工作人员必须以社会利益为重，本着对社会公众高度负责的精神，预防疾病、增进健康。服务对象不像对临床医师那样关切和尊重，医患关系也不同医院那么直接和密切。预防疾病控制的工作与人群生活的环境密切相关，如法律法规对水源污染、粪便管理、居住条件、工业污染、劳动保护等的界定，都是以整个人群为卫生服务策略，因此具有群体性和社会性。

3. 服务工作的广泛性和前瞻性　预防工作不仅范围广泛，而且服务面宽，它涉及营养食品卫生、劳动卫生、环境卫生、少儿卫生、流行病学、毒理学、社会医学、老年医学、保健医学、职业病学等众多学科，承担着卫生监督、防疫、宣传教育、疾病普查以及开展自身学科研究等多项任务。其服务着眼点起始于疾病发生之前，防患于未然，并贯穿于疾病发生发展的全过程。以某种形式防止和延缓疾病所采取的措施，其功效应全面覆盖于疾病之前、疾病之中和疾病之末，即三级预防的每个阶段。此外，预防医学的广泛性和前瞻性还体现在以预防为主的卫生方针列入多部卫生法律法规，符合预防医学无病防病、有病治病、防治结合的要求。

4. 服务实践的复杂性和艰巨性　随着医学模式从生物医学模式转变为生物-心理-社会医学模式，预防工作要从整体角度出发，研究自然、社会和心理因素对人类的身心健康的影响，探讨人类与各种环境的相互依存关系。因此，预防工作要面临复杂多变的自然环境,纷繁异同的社会条件,千差万别的工作对象,服务实践凸显复杂性和艰巨性。不仅要研究与人体疾病关系密切的自然环境因素,还要研究社会环境中政治、经济、文化等因素对公众健康的影响;不仅需要具体分析心理因素对个体健康影响,还要关心人际交往、心态变化、家庭邻里关系等是否会影响疾病的发生发展。因此,预防工作的任务重、要求严格、难度大。

5. 服务效果的迟效性和长期性 预防医学工作不像临床工作那样常常有立竿见影、转危为安的效果,其服务效果一般是长远的,不是在短时间内能显示出来的。如计划免疫、推广碘盐防治地方性甲状腺肿、预防性卫生监督等,其效果的价值评估都具有迟效性和长期性,都是通过一个渐进过程,甚至需要几个世纪很多代人努力后才逐渐显现出来,但是见效后其意义和产生的社会价值往往是不可估量的。

二、预防医学的道德原则

(一)全社会参与原则

预防医学关系到人民群众的生命安危和千家万户的悲欢苦乐,影响到民族的健康素质和子孙后代的幸福,涉及国家的健康水平和经济建设。因此,以社会人群健康为主要研究对象的预防医学工作是一项面向社会的工作,在工作中既要求医疗机构和医务人员时刻明确自己的伦理责任,树立起对全社会负责的伦理观念和高度的社会责任感,又离不开政府、社会的共同参与努力。

对社会负责是预防医学道德的核心,人人享有卫生保健是国家、集体、个人都应承担的社会责任。新中国成立后,许多危害人类健康的烈性传染病已基本得到控制或消灭,人群死亡率逐年下降,人口平均寿命延长。这些成果的取得,一方面需要政府从物质上予以支持,另一方面需要国家制定政策、法规及措施予以保障,更需要人民群众广泛的支持、理解和配合。预防医学工作要达到预防疾病、促进健康和提高生活质量的预防医学目的,不能单靠预防医学工作人员的孤军奋战,必须依靠政府、社会、团体和公众的广泛参与才能实现。对那些危害全球人类健康的各类因素的预防和控制,单凭任何一个国家的力量是不可能取得良好效果的,这就要求国际社会的通力合作和人类的共同努力才能达到。因此,预防医学要坚持全社会参与的道德原则。

(二)社会公益原则

我国医疗卫生事业的性质是政府实行一定福利政策的社会公益事业。坚持为人民服务的宗旨,正确处理社会效益和经济效益的关系,防止片面追求经济效益而忽视社会效益的倾向,把社会效益放在首位,是卫生事业发展应遵循的基本道德原则之一。

预防医学工作是一项有利于人民身心健康的社会公益事业,它造福于全体人民,以全体人民的健康为己任,这是预防医学道德的最主要特点。预防工作的群体性决定了预防医学工作人员要对全社会的人群身心健康负责,所承担的责任不仅仅是病人个体,而是与某些人群或整个人类社会的利益息息相关。因此,在处理社会各种利益关系时,预防医学工作人员要坚持社会公益原则:即要坚持个人利益服从社会利益,把社会利益放在首位;坚持局部利益服从全局利益、眼前利益服从长远利益,把全局、长远利益放在首位。如预防医学工作人员在防治传染病、保护环境、根治“三废”、消灭地方病、防治职业病等工作中,必然涉及各行各业的各种利益与社会利益,这就要正确处

笔记

理各种利益关系，妥善处理好医疗卫生保健与企业经济利益之间的矛盾，始终坚持把社会利益放在首位。

（三）社会公正原则

医疗卫生事业的公益特征表明了医疗卫生工作要以提高人民健康水平为中心，优先发展和保证基本卫生服务，体现社会公平公正，逐步满足人民群众多样化的需求；发展卫生事业要从国情出发，合理配置卫生资源，注重提高质量和效率；要重点加强农村卫生、预防保健和中医药工作，逐步缩小地区间差距。

预防医学工作是为了全社会所有人群的利益，要求预防工作人员必须一切为了人群的切身利益，平等公平地对待每一个人。要从我国国情出发，预防医学卫生政策的制定、资源的筹措和配置、服务的质量和效率以及信息的公开等都要坚持社会的公正原则，这样才能体现人群的受益、对社会的负责。同时，预防医学的许多工作要通过实施卫生法规去实现，如《食品卫生法》《传染病防治法》和《突发公共卫生事件应急条例》等。因此，预防医学工作人员在卫生执法过程中，应该排除来自各方面的干扰，从人民群众和整个社会利益出发，秉承公正原则，执法必严、违法必究，不徇私情，保证卫生法规的贯彻执行和人民群众的健康利益。

三、预防医学某些领域中的道德要求

预防医学工作者应树立爱岗敬业，奉献实干，献身预防。严格监管，控制污染，保护生态环境，促进社会文明，清正廉洁，秉公执法，守护健康，甘于做幕后英雄的精神。

（一）疾病控制的道德要求

要深入调查研究查找疾病原因，寻求预防措施。在传染病防治中给防治人员提出以下道德要求：

1. 积极开展传染病的预防，对广大群众的健康负责。
2. 认真做好传染病的监测和报告，履行其道德和法律责任。
3. 尊重科学，具有奉献精神。
4. 尊重传染病患者的人格和权利。

慢性非传染性疾病防治的道德要求随着传染病得到有效的预防和控制，而慢性非传染性疾病的疾病谱和死亡谱发生了顺位前移。因此，防治慢性非传染性疾病而维护广大群众的健康与生命有重要意义。在防治慢性非传染性疾病中对防治人员提出以下道德要求：

1. 履行健康教育的义务，促进人们行为、生活方式的改变。
2. 加强监测、筛查和普查等，履行早发现、早诊断和早治疗的道德责任。

（二）食品卫生监督的道德要求

严把防疫与食品卫生关，控制人群疾病发生的社会责任。进行食品卫生知识的宣传和监督；在食品卫生事件中发挥专业鉴别的作用。因此，给食品卫生监督人员提出以下道德要求：

1. 加强食品卫生宣传，履行其社会道德责任。
2. 经常开展食品卫生检查，履行其职业义务和法律责任。
3. 妥善地处理食物中毒事件，防止继续危害群众。

笔记

（三）对职业性损害防治的道德要求

改善工作和学习环境，关怀劳动场所和学校卫生水平。在职业性损害防治中对医疗卫生保健人员提出以下道德要求：

1. 依法开展卫生管理和监督，对职工的健康和安全负责。

2. 积极开展职业健康教育、卫生监测和健康监护，维护职工的健康。

3. 职业病的诊断要慎重，维护职工、企业和国家的利益。

第二节　中医治未病的伦理

一、中医治未病的含义和发展历程

中国在公元前就有了预防医学的思想，如《易经》中提出"君子以思患而豫防之"，《黄帝内经》中提出"不治已病治未病"，这些都是预防医学的思想基础。"不治已病治未病"说的是治病的同时更要防病，把即将暴发的疾病扼杀在"摇篮"里，这也是中医界最为推崇的防病养生策略。治未病就是从事物运动变化的特点出发，关注未病先防和已病防变。中医认为人本身处在不断运动变化的过程中，周围的环境也是处于不断运动变化之中，疾病并不是对健康的突然袭击，而是对肌体潜移默化的影响，是一个不断发展变化的过程。

两千年以前的《黄帝内经》表明，中医以证候为研究对象，以阴阳五行学说为方法论，形成了人类医学史上最早的也是最成熟的医学。其中的《素问·六微旨大论》认为："成败倚伏生乎动，动而不已，则变作矣。"《素问·四气调神大论》认为："是故圣人不治已病治未病，不治已乱治未乱，此之谓也。夫病已成而后药之，乱已成而后治之，譬犹渴而穿井，斗而铸锥，不亦晚乎！"中医"治未病"的思想包括未病先防、防微杜渐和已病防变。《灵枢·九针十二原》认为："今夫五脏之有疾也，譬犹刺也，犹污也，犹结也，犹闭也。刺虽久，犹可拔也；污虽久，犹可雪也；结虽久，犹可解也；闭虽久，犹可决也。"

治未病理念在2005年左右开始被国家领导人以及民众所关注，到目前为止，治未病高峰论坛、讲坛以及中医中药中国行的普及得到广大民众的认可，治未病成为国内中医药界未来发展的一项重要战略。2007年全国中医药工作会议上，吴仪副总理曾专门要求开展中医治未病工作，以探索建立我国独特的中医健康保障体系。现在，全国共有110个"治未病"试点单位，遍布25个省、直辖市、自治区。随着国家医疗重心的前移，"治未病"健康工程的实施，"未病先防、既病防变、已病防传"的概念越来越为广大老百姓所认可，包括医疗行业从业者在内的广大中国人民越来越意识到疾病发生前的综合预防和干预。

二、中医治未病思想要与现代预防医学相结合

"治未病"思想与医学的三级预防理论是相通的，在世界预防医学史上占有重要地位。"未病先防"相当于三级预防中的一级预防，"既病防变"相当于二级预防和三级预防，"病后防复"相当于三级预防。一级预防（primary prevention）也称病因学预防，主要针对无病期，即无疾状态，目的是采取各种消除并控制危害健康的因素，防止

笔记

健康人群发病。"未病先防"提倡效法阴阳、顺应自然、节制生活、调和意志、适宜锻炼的摄生方法，其实就是现代预防医学所要求的积极的行为和生活方式，相当于一级预防。二级预防（secondary prevention）又称临床前期预防，目的是在疾病的临床前期作好早期发现、早期诊断、早期治疗的"三早"预防措施，以预防疾病的发展和恶化，防止复发和转变为慢性病等。三级预防（tediary prevention）又称临床预防，主要是对已患病者进行及时治疗、防止恶化，预防并发症和伤残。"一级预防"和"未病先防"分别是现代预防医学和"治未病"思想最重要的内容，在这个阶段疾病尚未形成，是预防疾病和维护健康水平效果最好、成本最低的阶段。

世界卫生组织（WHO）的一项全球性调查表明，健康的人仅占5%，患有疾病的人占20%，而75%的人处于亚健康状态。现代医学所界定的"亚健康"状态与中医学"未病"状态中的"潜病未病态"和"欲病未病态"的内涵很接近，可以说"亚健康"状态是"未病"状态的重要组成部分。由此看来，中医"治未病"理论可以在亚健康状态的防治工作中得到很好的应用。20世纪90年代中后期，我国卫生总费用年增长率达到12%～18%，而同期GDP增长的速度则为8%左右。在医疗费用增长的过程中，药费的增长特别突出，平均比重达到60%～80%。医疗机构数量过快增长，但是资源利用不足、效率不高，尤其农村普遍缺医少药，用于疾病预防的经费过少，医药费用日益成为国民经济的沉重负担。从社会角度而言，减少医疗费用支出与国家对疾病预防方面的投入，以及早期干预措施和相应政策、制度有很大关联；从个体角度而言，则与个体保健意识、生活方式等有关。启动中医"治未病"工程，建设以中医"治未病"为核心理念的中医预防保健服务体系，形成普及"治未病"理念、培养积极生活方式的长效机制，提高和维护人民群众健康水平，才是从根本上减少医疗费用的有效手段。

第三节　健康医学教育的道德要求

一、健康医学教育的内涵

健康教育是发展卫生事业的战略之一，对象是社会人群。其任务是动员全社会一切有关部门，运用大众传播媒介和教育手段，针对危害人民健康的各种因素，对不同人群进行预防危害和促进健康的教育和训练，使人们掌握保健知识和技能，提高自我保健的目的。第十四届世界健康教育大会对健康教育的概念有了新的认识，认为当今世界比以往任何时候都需要健康教育。健康教育理论是一种崭新的科学文化，它通过有计划的学习过程和有计划地社会行动，帮助人们获得控制与健康有关的疾病、行为和环境的能力。

健康教育是一个完整概念，包括身、心两部分。两者相互影响，以心为主导。对于外界环境的刺激，身心是作为一个整体来反映的。在考虑个体的健康和疾病时，要注意身心两个方面的反应。不能只注意一方面而忽视另一方面，否则就不是完整的健康教育。健康教育认为社会因素是影响健康或导致疾病的原因之一，但关键是取决于个体对外界刺激的适应能力。社会因素一般讲是通过心理的中介作用，才引起身心两方面不同程度的反应。社会因素必须成为心理刺激后，才能对疾病或健康发生影响。

健康教育必须纳入社会系统，充分发挥系统的功能作用。技术革命会引起的生产社

笔记

会化，也带来一系列的健康问题，如工业排放的有毒废水，有害气体、粉尘、农药。这些都需要国家和社会采取措施才能有效控制，而按传统的医患接触方式是不能解决的。

健康教育通过纵向指导，横向联启的社会功能开展健康检查，健康咨询，康复指导，家庭服务及社会服务等，这就是健康教育的重要的社会功能。

健康教育在我国是一门新兴的科学，过去不为人们所重视。通过实践，人们逐渐认识到现代医学的发展趋向，是从治疗扩展到预防；从生理研究扩展到心理研究；从个体研究扩展到群体研究，从单一的医学科普到全面的健康教育，这些趋向的基本模式是从生物医学模式转变为生物-心理-社会医学模式。

现代医学表明，健康教育源于预防医学，而又是预防医学的深入和发展。它包括社会学、心理学、人类学、教育学、行为学、传播学、卫生管理学、流行病学、统计学、营养学、环境卫生学、妇幼保健学等。现在医院为病人治病，并开展健康教育的心理咨询及康复指导、社会服务等，表明健康教育与预防医学有着密切的关系，它影响着疾病的治疗与控制，它影响着人们的健康与长寿。

二、健康医学教育的道德要求

在健康教育和健康促进中，医疗卫生保健人员应遵循以下道德要求：第一，要履行法律义务，充分利用一切机会和场所，积极主动地开展健康教育以及积极参与健康促进的公共政策的制定和创建支持性环境。第二，深入农村、社区，把健康教育和健康促进有针对性作为初级卫生保健工作的重要任务和内容，并积极参与建立有利于健康促进的卫生保健体系。第三，不断自我完善，以科学的态度和群众喜闻乐见的形式开展健康教育和健康促进的活动。

第四节　康复医学的道德要求

一、康复医学的含义和特点

康复医学是一门新兴的学科，是20世纪中期出现的一个新的概念。它是一门以消除和减轻人的功能障碍，弥补和重建人的功能缺失，设法改善和提高人的各方面功能的医学学科，也就是功能障碍的预防、诊断、评估、治疗、训练和处理的医学学科。体育疗法是现代康复医学的重要内容和手段。

康复治疗是康复医学的重要内容，其服务对象主要是各种残疾人。它通过物理疗法、言语矫治、心理治疗等功能恢复训练的方法和康复工程等代偿或重建的技术，使残疾人的功能复原到最大限度，提高其生活质量。

康复治疗具有3项基本原则：功能锻炼、全面康复、重返社会。美国心理学家Maslow在20世纪50年代提出了需要层次理论，这一理论认为人有5种需要，按这5种基本需要的重要性排列成不同层次，首先是生理需要，而后依次是安全、社会、尊敬、自我实现需要。残疾人也有同样需求有能停留在中间某个阶段、因此对残疾人需要进行全面的康复，不仅需要进行功能训练，而且要在生理上、心理上、职业上和社会生活上进行全面的整体的康复，最终重返社会。

笔记

二、康复医学的道德要求

在康复治疗中，医务人员应遵循以下道德要求：

（一）理解尊重，平等相待

不论是先天或后天、疾病或外伤等所致的各种残疾，都给其带来终生甚至难以挽回的损失。他们不仅有躯体上的创伤，而且有轻重不等的自卑、孤独、悲观失望等心理痛苦。因此，在康复治疗中，医务人员要理解与同情他们，绝不能讥笑和伤害他们的自尊，要注意鼓励他们主动参与治疗，逐渐培养和增强他们重返社会的信心与毅力。

（二）热情关怀，耐心帮助

治疗前要向患者说明可供选择的各种治疗方案，医生可以根据患者的具体情况为他们选择合适的治疗方案，但必须得到他们的理解和同意。确定治疗方案之后，要让患者充分了解其目的、具体操作方法及注意事项，使患者能够主动配合治疗，同时也有利于保证康复治疗中的安全。

（三）合作密切，加强协作

残疾人的康复需要多学科的知识和多学科的医务人员、工程技术人员、社会工作者、特种教育工作者等人员的共同参与和努力。

推荐阅读书目

1. （美）T·柯林·坎贝尔，托马斯·M·埃贝尔．救命饮食：中国健康调查报告[M]．吕奕欣，倪婉君，译．北京：中信出版社，2011.

2. 张泰山．民国时期的传染病与社会：以传染病防治与公共卫生建设为中心[M]．北京：社会科学文献出版社，2008.

学习小结

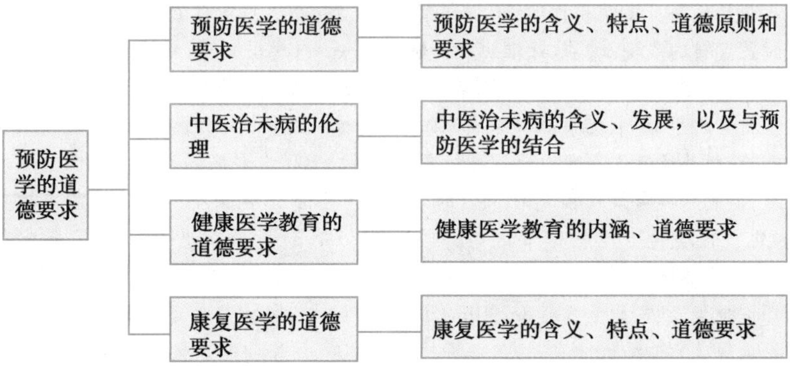

（沈永健）

复习思考题

1. 简述预防医学的道德要求。
2. 简述健康医学教育的道德要求。

笔记

第七章

公共卫生伦理

学习目的

通过学习公共卫生中的伦理道德问题，掌握突发性公共卫生事件处置的伦理原则，能够正确应对突发公共卫生事件。

学习要点

公共卫生伦理道德；食品卫生与食品安全的伦理道德；突发公共卫生事件中的伦理问题。

导入案例

2004年《新闻调查》曾报道——淮河最大支流河畔的癌症村。河南省沈丘县周营乡黄孟营村坐落于淮河最大的支流——沙颍河畔，大约从十几年前开始，这个美丽的村庄就逐渐开始被癌症的阴影所笼罩。

根据村委会对1990年到2004年全村死亡情况的统计，14年中，共死亡204人，年平均死亡率达到了8.2‰，而以往该村的自然死亡率在5‰左右，死亡率明显偏高。在死亡的人中，癌症105人、占死亡总人数的51.5%，正常死亡77人、占37.7%，不明死因的22人、占10.8%，癌症的患病率也明显偏高。癌症死亡年龄大多为50岁左右，最小的只有1岁。在调查走访过程中，记者发现黄孟营村的残疾及其他疑难病症也很多，据统计，村里失明、聋哑、四肢残疾的有41人。6岁的王某一出生就患有先天性心脏病，而医生分析她的病并不是来自遗传。

黄孟营村有大小16个坑塘，300多亩水域，占全村总面积的1/5，各个坑塘之间又由四通八达的沟渠相连，村外还有3条大的干渠环绕整个村庄。100多名癌症患者基本都居住在坑塘和沟渠的附近，而坑塘和沟渠周围几百米内的人家几乎都有消化道类的疾病。看来这些造成癌症、疾病和死亡的最大可能就是水污染。据村里人讲，流入黄孟营村的水就是来自于这条河——沙颍河，而沙颍河是淮河最大的支流，也是历年来污染最严重的一段水域。

水质评价报告表明，黄孟营村8m、10m、30m 3种压水井的水质都不同程度地超过了《国家饮用水水质卫生规范》的标准，水井越浅，超标的项目越多，污染物的含量也越高。3种压水井的超标项目主要包括硝酸盐氮、锰和总硬度。

潘小川（北京大学医学部公共卫生学院教授）认为，国际上有很多的研究报告发现，过量摄入高硝酸盐氮的水或者食物会诱发一些消化道癌症，比如食管癌、胃癌，甚至肝癌。

讨论与思考：人与自然应该建立什么样的关系？

笔记

公共卫生对于维护人类的生命健康，防治疾病，促进社会和经济发展，起着十分重要的作用。公共卫生的主要职能本身就蕴涵着丰富的伦理诉求。关注公共卫生领域的伦理问题，有助于帮助人们认识到人类不但要对自身负责、对后代负责，更要为整个生物圈负责，促进人与自然和谐发展。

第一节　公共卫生伦理概述

一、公共卫生工作的定义和特点

（一）公共卫生的定义

公共卫生（public Health）是社会公共服务的重要组成部分，其主要目的是在政府的领导下，组织社会各方面力量共同努力，保护和增进人民群众的健康。公共卫生与普通意义上的医疗服务是有一定差距的。为了能够公平、效率、合理地配置公共卫生资源，必须要明确什么是公共卫生。美国城乡卫生行政人员委员会把公共卫生定义为：通过评价、政策发展和保障措施来预防疾病、延长人寿命和促进人的身心健康的一门科学和艺术。我国一般定义为：由政府、社会或社区（主体）采取的旨在通过改善社会条件来促进人群健康（对象），预防和控制疾病在人群中流行的干预措施。

公共卫生是关系到一国或一个地区人民大众健康的公共事业。公共卫生的具体内容包括对重大疾病尤其是传染病（如结核、艾滋病、重症急性呼吸综合征等）的预防、监控和医治；对食品、药品、公共环境卫生的监督管制，以及相关的卫生宣传、健康教育、免疫接种等。例如对重症急性呼吸综合征（SARS）的控制预防治疗属于典型的公共卫生职能范畴。

（二）公共卫生工作的特点

公共卫生具有七大特点：社会公正、政治内涵、动态扩展的需求、与政府的密切关系、科学性、预防第一、多学科和学科交叉。

1. 社会公正　社会公正是公共卫生工作的基础和出发点，决定社会的每个成员如何分享其应得的社会利益，承担其应担负的社会负担。每个社会成员分享的社会利益可以包括幸福、收入、社会地位等。每个社会成员应该承担的社会负担可以包括对个人行为的限制和向政府纳税等。公正决定了在社会利益和社会负担分配时的公平性。社会公正认为，许多重要的社会因素影响社会利益和社会负担的分配。比如说，社会等级、遗传、种族等。要消除这些因素的影响需要集体行动。但集体行动通常又认为会增加社会负担。根据社会公正的原则，公共卫生工作应该为社会上所有的人提供潜在的生物医学和行为科学的利益，保护和促进所有人的健康。当疾病的负担在人群中分布不均匀时更应如此。

2. 具有政治内涵　公共卫生的社会公正理念决定了公共卫生与政治千丝万缕的关系。艾滋病的流行显示了个人自由和公众健康之间的冲突。政治决定了政府会采取什么行动来平衡这些传统。公共卫生并非仅靠科学就行，还取决于政治对价值和伦理道德的选择。政治决定了公共卫生如何应用科学既保障人民的健康，又保护人民的基本权利。

3. 动态扩展　例如，1950 年，我国公共卫生的主要问题是传染病。1980 年以后，

笔记

慢性病的防治成为公共卫生的重要议事日程。21 世纪初出现的“非典”危机和禽流感流行，又一次改变了公共卫生的重点。

4. 与政府关系密切　政府可以通过两种策略来影响公共卫生工作。第一种策略是通过制定与社会和环境有关的政策来影响公共卫生。抗“非典”期间，农民“非典”患者治病不要钱，国家药物管理局为“非典”治疗药物的审批开快速通道就是两个例子。第二种策略是直接为公众提供公共卫生服务。如进行艾滋病的流行病学调查，开设艾滋病热线电话服务，以及提供艾滋病研究经费等。

5. 科学性　科学性使公共卫生工作有别于其他各种社会活动。如艾滋病，公共卫生正是依靠流行病学阐明了艾滋病的基本特性，发现了艾滋病的传播规律。依靠基础医学学科，特别是病毒学和免疫学，确定了传染病原体，搞清楚了发病机制和病理变化，开发出筛选血液病毒感染的方法，找到了抑制病毒的药物。依靠生物统计学，公共卫生设计临床实验来检验新药和疫苗的效果。

6. 预防第一　“预防第一”是中国政府一贯坚持的公共卫生工作指导原则。预防的特点是在事件发生之前采取行动减少其发生的可能性，或减少事件发生带来的危害。如果目标明确的话，预防容易被理解和重视。如艾滋病目前还不能根治，要控制艾滋病，只有减少新艾滋病人的发生。预防的重要性和价值是能够被人们接受的。

7. 多学科交叉　连接公共卫生各学科的既不是相同的教育训练背景，也不是类似的工作经验。需要应用不同的学科知识、技术和方法来达到想要达到的目标才是连接公共卫生不同学科的原因。公共卫生专业人员包括来自医学、管理学、护理学、流行病学、社会学、心理学、人类学、营养学、统计学、卫生工程学、法学、政治学、新闻传播学、老年病学等其他许多专业的人员。为的是一个共同的目标：解决公共卫生问题。公共卫生的这个人力资源特点决定了公共卫生工作的战略战术十分倚重于合作和伙伴关系。

二、公共卫生问题分类

（一）按人群划分

儿童疾病与死亡；孕产妇疾病与死亡；老年人生活质量。

（二）按健康问题划分

传染病：SARS、禽流感、流行性感冒、疯牛症、艾滋病、登革热等。

意外伤害：车祸等。

不良健康行为：抽烟、饮酒、吸毒、不安全的性行为等。

精神及心理卫生：抑郁症等。

三、公共卫生工作的道德原则

（一）美国公共卫生学会提出了 12 条“公共卫生伦理实践的原则”

1. 公共卫生应当从原则上强调疾病的根本原因和健康要求，以预防对于健康的不良后果。

2. 公共卫生应以一种尊重社会中个人权利的方式来促进社会社区人群的健康。

3. 公共卫生政策、方案和优先性的提出和评价，应当通过一系列的步骤措施来确保社会社区成员都有参与的机会。

4. 公共卫生应当提倡和努力赋予每一个社会成员基本的健康资源和必要的健康

笔记

条件。

5. 公共卫生应当为有效地实施政策寻求相关信息，以保护和促进健康。

6. 公共卫生机构应当为社会社区提供其所拥有的信息。

7. 公共卫生机构应当基于其拥有的信息，在公众赋予的资源和授权的范围内及时采取行动。

8. 公共卫生方案和政策应当把各种取向整合起来，预先考虑到和尊重社会中价值观、信仰和文化的多元性。

9. 公共卫生的方案和政策应当以最能促进自然和社会环境的改善的方式来实施。

10. 公共卫生机构应当保护个人或者社区的信息，除非能证明不公开会给公众或者社会带来重大伤害，否则就不应该公开。

11. 公共卫生机构应当保证自己的从业人员是胜任本职工作的。

12. 公共卫生机构和其从业人员应当联合起来，为建立公众的信任和体制的有效运转而努力。

（二）从 SARS 教训中总结出来的伦理原则

国外学者从 SARS 的教训中总结出如下的 10 条伦理原则：个人自由原则、保护公众不受侵害原则、比例关系原则、互惠原则、透明原则、隐私原则、保护社区名誉不受损害原则、提供医护责任原则、平等原则和团结原则。

在预防医学和公共卫生实践中，预防医学工作者经常遇到的困惑是如何协调个人隐私的保护和公众的知情权的矛盾。比例关系原则认为，只有在不公布个人隐私就会对公众健康产生更大侵害的情况下，才公布个人信息；或只有在被隔离者违反隔离命令时，他的照片和姓名等信息才被公布。

第二节　食品卫生与食品安全的伦理道德

一、食品卫生与食品安全概述

（一）食品卫生的定义

食品卫生是为防止食品污染和有害因素危害人体健康而采取的综合措施。世界卫生组织对食品卫生的定义是：在食品的培育、生产、制造直至被人摄食为止的各个阶段中，为保证其安全性、有益性和完好性而采取的全部措施。

食品卫生是公共卫生的组成部分，也是食品科学的内容之一。因食品的营养素不足或过量以及因消化吸收关系而引起人体的健康障碍等，属于食品营养的问题，一般来说，不属于食品卫生研究的范畴。

（二）食品卫生的重要性

食品安全关系到广大人民群众的身体健康和生命安全，关系到经济的健康发展和社会稳定，关系到政府和国家的形象，食品安全已成为衡量人民生活质量、社会管理水平和国家法制建设的一个重要方面。

食品卫生的重要性可以体现在两大方面：

1. 防止疾病的传播　在自然界中，有许多疾病的病原体既能感染家畜、家禽，又能感染人类。而人类的感染往往是吃了被这些病原体污染的动物性食品或食入了正

笔记

患病的家畜、家禽。比如:炭疽杆菌、口蹄疫病毒、结核杆菌、旋毛虫、布氏杆菌等。

2. 防止食物中毒和有害有毒物质通过动物性食品对人体造成危害 各种肠道致病菌常常是造成食物中毒的主要来源,如大肠杆菌、沙门菌等。它们广泛地存在自然界中,防不胜防,危害极大。卫检人员应密切注意对食品的生产、加工、储存、运输、销售等环节的卫生检验与监督。

二、保障食品安全的伦理应对策略

(一)加强伦理道德教育

伦理道德是人类社会的行为规范,是维系食品安全的根本准则。要让人们吃得放心、用得安心,使公民从食品安全的困惑中解脱出来,不但要有健全的法律体系,严格的监管体制,更需要完美的道德教育体系。公共卫生伦理目标是实现一个健康的社区或社会,为了这个社会目标,必须培养人们的伦理道德精神、道德情感、道德信念,使生产者、经营者、执法监管人员和消费者充分认识自身在维护食品安全中肩负的社会责任和应履行道德规范,树立良好形象和声誉。只有所有社会人将公共卫生伦理道德作为自己的行为规范,才能有效遏止有毒、有害及不合格食品的泛滥,从而保障食品安全,维护社会健康。

(二)完善法制建设

健全的法律体系是食品安全的保障。以规范的法律形式来确保食品安全。从田头到餐桌对食品进行全程管理,采取标本兼治、预防为主的原则,减少各环节的食源性危害。建立健全食品质量市场准入法律制度、食品销售环节的追溯和承诺制度、食品质量安全承诺和召回制度,食品安全公共实验室和食品安全预警制度、食品安全信息发布制度等,安全信息发布可保障企业的可信度及合法权益,可树立诚信企业的形象,可起到奖优惩劣的作用,用法律及监督来保障食品安全。

(三)加强食品安全监管机构建设

加大食品安全监管执法的经费投入和队伍的规范化建设,提高执法人员的业务技能与职业道德修养,全程执法监管要责任明确,公平、公正、透明度高,依法办案,文明执法。不徇私情,不收受贿赂。建立依法问责,过错责任追究制,提高依法行政能力和执法水平,履行食品安全的职能,确保人民群众的健康。

(四)加强食品源头污染源的治理

建立和完善生产加工环节食品安全监测机制,逐步建立适合本国实际情况的食品生产安全风险监管体系和风险评估体系。政府根据专家评估的风险信息,制定措施、标准,并教育农民科学种植、养殖,规范化使用农药、兽药、饲料及饲料添加剂等,加强农民、养殖户道德品质教育,遵守科学,提高职业道德及守法意识,加强食品原料生产基地建设,发展良好的农业生产规范,推行标准化生产,实施规范化管理,最终保证食品生产所用的原料完全符合国家标准要求,彻底杜绝劣质原料的产出,从源头上消除食品安全隐患。

(五)建立科学的质量检验保障体系

检测工作是从食品生产、原料加工、贮藏、运输、销售等环节进行监督的重要技术手段。随着我国经济和贸易的发展,世界各国对食品安全卫生的要求越来越高,检测项目越来越多,加之食品安全卫生指标限量值的逐步降低,要求检测技术指标和标准越来越高,对检验人员应进行专业技术与操作技能培训,使他们紧跟形势发展,适应不

笔记

断发展变化的新的形势需求，使检验检测向着高技能、高难度、高精度迈进，使添加在食品中的有毒、有害物质快速、准确检出，对食品安全具有重要的保障作用。

（六）建立完善的信用体系和失信惩戒体系

道德约束是信用体系的内在要求。道德约束和法律建设是一对互补关系，道德与法律比较，前者比后者广泛得多，道德主要通过社会舆论呼唤人的良知、抨击丑恶现象，以群体的力量指导和迫使人们规范自己的行为，要真正做到自律，体现诚信原则。违反道德规范，将受到良知的谴责，社会的唾弃。通过制订食品安全信用体系，确认各项制度的法律效应，明示食品安全信用信息的权威性和指导作用，通过政府监管、行业自律和社会舆论监督，进一步提高食品从业人员的道德素质，加强食品生产经营企业信用建设，加大失信惩戒力度。建立健全食品生产、经营企业质量档案和食品安全监管信用档案。强化食品生产经营者的责任意识。迫使企业为自己的行为负责，对社会负责。

（七）营造公平、公正的氛围

政府在对企业责任追究和权益保障上，应一视同仁，应遵循公平、公正、规范的原则，客观中立，在政策扶持、权利义务分配上不搞平均主义。建立企业申诉机制，确保企业的信誉与合法权益。企业是保证食品安全的第一责任人，对守法经营，为社会提供优质产品的企业，加强媒体宣传、保护与政策扶持，国家应帮助优秀企业做强做大，加大科技扶持力度，提高食品企业科学技术水平。要充分发挥舆论的引导和监督作用，对那些恶意造假坑害百姓的失信企业进行惩戒与舆论监督，加大行政处罚、刑事处罚力度。对一些违法生产、经营伪劣食品的企业和食品卫生条件极差的小作坊、小摊点予以曝光或取缔。

（八）提高全民的食品安全意识，普及食品安全的科普教育

充分发挥媒体的作用，利用广播、新闻、电视、网络宣传绿色食品、安全食品及优秀企业，放心企业。正确引导公民安全消费、理性消费、科学消费。建立起比较完善的食品安全教育工作机制，初步形成从各级领导、各种社团、消费者共同参与的多方位宣传教育网络体系，食品安全常识和法律知识要得到普及。对公民进行食品安全知识、营养知识培训，使其掌握简单的食品质量识别方法和适宜的食品烹调方法。促使消费者参与食品安全管理，畅通消费者投诉维权渠道，保护消费者基本权益，最终使假冒伪劣产品失去消费市场，从根本上杜绝假冒伪劣产品的流通渠道，使我国的科学技术、经济、贸易健康发展，以构建和谐社会。

三、转基因食品的道德问题

（一）转基因食品的定义

转基因食品（genetically modified foods，GMF）是利用现代分子生物技术，将某些生物的基因转移到其他物种中去，改造生物的遗传物质，使其在形状、营养品质、消费品质等方面向人们所需要的目标转变。以转基因生物为直接食品或为原料加工生产的食品就是“转基因食品”。

（二）转基因食物可能存在的隐患

虽然转基因食品研究历史只有短短几十年，但其提高产量、增强自身抗病抗虫等优点较为明显，另一方面，其潜在的风险，如过敏性、毒性及对环境的影响也令世人关注。

第一是毒性问题。一些研究学者认为，对于基因的人工提炼和添加，可能在达到

笔记

某些人们想达到的效果的同时，也增加和积聚了食物中原有的微量毒素。

第二是过敏反应问题。对于一种食物过敏的人有时还会对一种以前他们不过敏的食物产生过敏，比如：科学家将玉米的某一段基因加入到核桃、小麦和贝类动物的基因中，蛋白质也随基因加了进去，那么，以前吃玉米过敏的人就可能对这些核桃、小麦和贝类食品过敏。

第三是营养问题。有的研究者认为外来基因会以一种人们目前还不甚了解的方式破坏食物中的营养成分。

第四是对抗生素的抵抗作用。当实验者说把一个外来基因加入到植物或细菌中去，这个基因会与别的基因连接在一起。人们在服用了这种改良食物后，食物会在人体内将抗药性基因传给致病的细菌，使人体产生抗药性。

第五是对环境的威胁。在许多基因改良品种中包含有从杆菌中提取出来的细菌基因，这种基因会产生一种对昆虫和害虫有毒的蛋白质。在一次实验室研究中，一种蝴蝶的幼虫在吃了含杆菌基因的马利筋属植物的花粉之后，产生了死亡或不正常发育的现象，这引起了生态学家们的另一种担心，那些不在改良范围之内的其他物种有可能成为改良物种的受害者。

还有，生物学家们担心为了培养一些更具优良特性，比如说具有更强的抗病虫害能力和抗旱能力等，而对农作物进行的改良，其特性很可能会通过花粉等媒介传播给野生物种。

（三）转基因食品的生态伦理原则

科学是用于推进人类的发展的。当转基因食品能够解决人类发展的时候，它推动了人类社会的进步，但是如果在中途产生基因污染等问题时，则会阻碍人类的发展，因此这项技术产生的同时也要和人类生存环境一致，应该遵循生态伦理原则：

1. 人的发展要与自然相和谐　强调人与自然的共同发展。要求人类在不断发展的同时也要考虑到自然的因素，不能将人的发展建立在污染自然界的基础上，这样才能创造一个有利于人类发展的生态环境。只有在这种条件下，转基因食品才能够真正的为人类服务，达到人与自然的和谐，推动人类进步，达到可持续发展。

2. 维护生态系统的可持续发展　由于资源的缺乏，可持续发展已经成为现在研究的热点问题。转基因技术下的食品不同于自然生长的食品，它打破了物种之间的界限，可以让完全不同的生物结合在一起，因此这项技术同时也加快了物种进化的方向和速度，这让原本在生态系统中要经过漫长岁月才能出现的食物，在现代科技下就能实现。因此这要求人们合理地运用这项技术。

3. 维护物种的多样性，创造一个平衡的生态圈　自然界有着一个生物链，这也就是生态伦理学所说的达到的对立面的动态平衡，地球上的每个生物都有其存在的理由，都是存在于一个和谐的生态圈中，大地万物相生相克，人类不能因为自身的发展而打破这个生态系统，转基因食品的出现，改变了物种的特性，减少了天敌的出现，就可能会打破这个平衡的生态系统，导致在许多年后物种的灭绝，这也是许多人反对转基因食品的一个重要的原因。

随着我国科技的不断发展，基因技术达到了一定的水平，如对棉花、大豆等农作物的研究，从人类的生存和发展的角度来寻找转基因食品的有利面，用科学和发展的眼光来看待这项高科技，关心转基因食品对人类的促进作用。虽然不同的国家在对待转

笔记

基因食品问题上的态度不同，但是所探讨的共同点多是人类发展的问题。

总之，科学的发展要与人类的发展相一致，就像对待其他陌生的事物一样，人们对转基因食品也有着一定的怀疑。一方面，转基因食品的出现确实能解决当今世界上很棘手的粮食问题；另一方面，由于对这项技术的不了解，也让很多人产生深深的忧虑。但是如果能从人类自身角度和生态角度的观点出发，更好地将科技与人文相结合，就能发挥科技的优越性。

第三节　突发公共卫生事件中的伦理问题

一、突发公共卫生事件的定义和特征

（一）突发公共卫生事件的定义

2003 年 5 月由国务院颁布的《突发公共卫生事件应急条例》，将突发公共卫生事件定义为“突然发生、造成或可能造成社会公众健康严重损害的重大传染疫情、群体性不明原因疾病、重大食物和职业中毒以及其他影响公众健康的事件”。

（二）突发公共卫生事件的特征

1. 突发性　突发公共卫生事件都是突然发生、突如其来的。一般讲，突发公共卫生事件的发生是不易预测的，但突发公共卫生事件的发生和转归也具有一定的规律性。

2. 公共性　突发公共卫生事件所危及的对象，不是特定的人，而是不特定的社会群体。所有事件发生时在事件影响范围内的人都有可能受到伤害。

3. 严重性　突发公共卫生事件可能对公众健康和生命安全、社会经济发展、生态环境等造成不同程度的危害，这种危害既可以是对社会造成的即时性严重损害，也可以是从发展趋势看对社会造成严重影响的事件。

4. 处理的综合性和系统性　许多突发公共卫生事件不仅仅是一个公共卫生问题，还是一个社会问题，需要各有关部门共同努力，甚至全社会都要参与这项工作。突发公共卫生事件的处理涉及多系统、多部门，政策性很强，因此，必须在政府的领导下，才能最终恰当应对，将其危害降低到最低程度。

突发公共卫生事件对公众健康的影响表现为直接危害和间接危害两类。直接危害一般为事件直接导致的即时性损害。间接危害一般为事件的继发性损害或危害，例如，事件引发公众恐惧、焦虑情绪等对社会、政治、经济产生影响。

二、突发公共卫生事件的分类

2005 年 1 月 26 日，《国家突发公共事件总体应急预案》在国务院经第 79 次常务会议讨论通过，总体预案将突发公共事件主要分成 4 类：

自然灾害——主要包括水旱灾害、气象灾害、地震灾害、地质灾害、海洋灾害、生物灾害和森林草原火灾等。

事故灾难——主要包括工矿商贸等企业的各类安全事故、交通运输事故、公共设施和设备事故、环境污染和生态破坏事件等。

公共卫生事件——主要包括传染病疫情、群体性不明原因疾病、食品安全和职业危害、动物疫情以及其他严重影响公众健康和生命安全的事件。

笔记

社会安全事件——主要包括恐怖袭击事件、经济安全事件、涉外突发事件等。

按照各类突发公共事件的性质、严重程度、可控性和影响范围等因素，总体预案将突发公共事件分为4级，即Ⅰ级（特别重大）、Ⅱ级（重大）、Ⅲ级（较大）和Ⅳ级（一般）。

三、突发公共卫生事件的处理原则

（一）预防为主，常备不懈

预防为主是我国卫生工作的基本方针。在突发公共卫生事件的预防中，主要是提高突发公共卫生事件发生的全社会防范意识，落实各项防范措施，有针对性地制订应急处理预案，对各种可能引发突发公共卫生事件的情况进行及时分析、预警、报告，做到早发现、早报告、早处理，有效应对和处理各种突发事件。

（二）统一领导，分级负责

在突发公共卫生事件应急处理的各项工作中，必须坚持由各级人民政府统一领导，成立应急指挥部，对处理工作实行统一指挥。各有关部门在应急指挥部的领导下，根据部署和分工，开展各项应急处理工作。

（三）反应及时，措施果断

反应及时，措施果断是有效控制突发公共卫生事件事态的前提。在突发公共卫生事件发生后，有关人民政府及其有关部门应当及时作出反应，决定是否启动应急预案，及时搜集、报告疫情，组织调查，积极开展救治工作，提出处理建议，有效控制事态发展。

（四）依靠科学，加强合作

处理突发公共卫生事件要尊重科学、依靠科学，开展防治突发公共卫生事件相关科学研究。各有关部门、学校、科研单位等要通力合作，实现资源共享。

四、突发公共卫生事件中的道德要求

突发公共卫生事件的当事人是由特殊人群组成的社会群体。从伦理学的角度讲，建设和谐的预防、医疗、救治环境，对稳定人心、安定社会具有重大的现实意义和长远意义。客观上，突发公共卫生事件的突发性限制了我们的思考空间和时间，但疾病的高传染性将人的本能、素质、社会道德观、伦理观暴露无遗。作为医疗行为的主体和卫生行政管理部门乃至全社会，都应高度重视突发公共卫生事件中的医学伦理和社会伦理问题。最主要的是有高度的工作责任心，做好突发公共卫生事件的监测、预警与报告工作。

（一）做好突发公共卫生事件监测

突发公共卫生事件监测是指持续地、系统地收集、汇总、分析和解释资料，并将结果反馈给需要的人，进而指导公共卫生实践的活动。监测应贯穿着突发公共卫生事件应急管理和处置的全过程，预警是监测的目的之一，只有科学、有效的对“苗头”突发公共卫生事件进行监测，为突发公共卫生事件的预测、预报及制订应急对策与控制措施提供信息保障及科学依据，才能作出及时、有效的应对，把突发公共卫生事件控制在萌芽状态，或不致造成更大的危机，最大限度地降低危害程度。

（二）做好突发公共卫生事件预警

建立突发公共卫生事件的预警机制就是以监测为基础，以数据库为条件，采取综合评估手段，建立信息交换和发布机制，及时发现事件的苗头，发布预警，快速作出反应，达到控制事件蔓延的目的。各级人民政府卫生行政部门根据医疗、疾病预防控制、

笔记

卫生监督机构提供的监测信息，按照突发公共卫生事件的发生、发展规律和特点，分析其对公众身心健康的危害程度、可能的发展趋势，及时作出相应级别的预警，依次用红色、橙色、黄色和蓝色表示特别重大、重大、较大和一般4个级别的预警。

（三）做好突发公共卫生事件的报告

突发公共卫生事件信息报告，是保障突发公共卫生事件监测系统有效运行的主要手段，也是各级政府和卫生行政部门及时掌握突发公共卫生事件信息、提高处置速度和效能的保证。

1. 掌握报告时限和程序　突发公共卫生事件监测机构、医疗卫生机构及有关单位发现突发公共卫生事件，应在2小时内向所在地区县（区）级人民政府的卫生行政部门报告。卫生行政部门在接到突发公共卫生事件报告后，应在2小时内向同级人民政府报告；同时，向上级人民政府卫生行政部门报告，并应立即组织进行现场调查，确认事件的性质，及时采取措施，随时报告事件的进展态势。各级人民政府应在接到事件报告后的2小时内向上一级人民政府报告。对可能造成重大社会影响的突发公共卫生事件，省级以下地方人民政府卫生行政部门可直接上报国务院卫生行政部门。省级人民政府在接到报告的1小时内，应向国务院卫生行政部门报告。国务院卫生行政部门接到报告后应当立即向国务院报告。发生突发公共卫生事件的省、地、市、县级卫生行政部门，应视事件性质、波及范围等情况，及时与邻近省、地、市、县之间互通信息。

2. 报告内容　突发公共卫生事件报告分为首次报告、进程报告和结案报告。应根据事件的严重程度、事态发展、控制情况，及时报告事件的进程，内容包括事件基本信息和事件分类信息两部分。不同类别的突发公共卫生事件应分别填写基本信息报表和相应类别的事件分类信息报表。

3. 突发公共卫生事件的网络直报　各级、各类医疗卫生机构可通过《中国突发公共卫生事件信息报告管理系统》网上直接报告突发公共卫生事件，以提高报告的及时性。县及县以上各级疾病预防控制机构接到事件报告后，应逐级及时审核信息、确保信息的准确性，并汇总、统计、分析，按照有关规定向同级人民政府卫生行政部门报告。

4. 信息监控、分析与反馈　各级信息归口部门对突发事件的分析结果应以定期简报或专题报告等形式，向上级信息归口部门及同级卫生行政部门报告。较大级别以上的突发公共卫生事件应随时进行专题分析，并上报同级卫生行政部门及上一级信息归口部门，同时反馈到下一级卫生行政部门和信息归口部门，必要时，应通报周边地区的相关部门和机构。各级卫生行政部门应加强与各级突发公共卫生事件监测机构的信息反馈与交流，充分利用信息资源为突发公共卫生事件的处置服务。发生突发公共卫生事件的相邻地区卫生行政部门应定期交换相关事件信息，较大级以上的突发公共卫生事件应随时互相进行通报。

第四节　基层卫生工作中的道德要求

基层卫生工作的职业道德建设是医院综合实力的重要组成部分，也是医院精神文明建设的重要内容。基层卫生部门要将加强行业作风建设、纠正行业不正之风和反商业贿赂等作为部门和单位工作的一项重要内容来抓，坚持标本兼治，综合治理，认真开展医德医风专项治理工作。为进一步加强医院管理，抓好行风建设，贯彻落实国家卫

笔记

生和计划生育委员会关于加强职业道德建设工作的指示精神，搞好行风建设，促进医疗服务质量的进一步提高，为广大群众提供良好的就医环境，取得良好的医疗效果。

一、基层卫生工作的目标与特点

(一)基层卫生工作的目标

长期以来，基层卫生工作在保障民众健康方面发挥着至关重要的作用。随着医学模式的转变和人类卫生事业的迅速发展，基层卫生工作的目标和任务也发生了深刻的变化。以民众需求为导向，从影响百姓健康和工作能力的行为、环境、生物等多因素入手，为老百姓提供多层次、全方位、系统性、综合化的医疗卫生保健服务，已成为新时期基层医疗卫生工作的主导方向，也从客观上对基层卫生工作人员所具有的道德水平和专业技术水平提出了更高的要求。

(二)基层卫生工作的特点

1. 坚持科学发展观 当前，医药卫生体制改革逐步向体制机制的纵深层面发展。基层卫生工作要以科学发展观为指导，加大城乡统筹力度，紧叩基层卫生工作重点，围绕国家及本市医药卫生体制改革的核心要求和全国工作重点，大胆探索，创新管理机制和服务模式，进一步提升服务和管理水平。科学发展观的第一要义是发展，基本要求是全面协调可持续，根本方法是统筹兼顾。基层卫生工作是一个宏观概念，涉及卫生工作的方方面面，基层卫生部门是落实农村卫生工作任务的主要载体，它的功能定位即基本医疗、防保工作、健康教育、计划生育、卫生监督等内容，每项工作又相互依赖、相互衔接、相互联系、彼此互动。同时卫生工作又与当地社会环境、人文环境、地理环境、经济环境等方面都有不可分割的关系，各项工作必须统筹兼顾，相互促进，既要重点突出，又平衡推进，立足当前，着眼长远，制定出科学、合理、有预见性的工作思路，按照基层卫生工作的规律和特点，使之持续、健康、稳步发展。

2. 以人为本 基层卫生工作是做人的工作，必须贯穿以人为本的理念，要把促进人的全面发展作为出发点和落脚点。要尊重职工的人格、尊重职工的利益、尊重职工的个性差异，科学、客观地评价职工、公平公正地对待每个职工，建立促进人才全面发展的有效机制，让他们更好地发挥优点和改正缺点，努力实现从管理向服务的转变，让职工有地方说话，有渠道诉求，有空间发展，充分调动职工的主动性、积极性和创造性。

3. 需要复合型人才 随着医学由生物医学模式向生物、心理、社会医学模式转变，一个合格的医学人才与一个生物学家、机械修理师是有本质区别的。年龄梯队建设也不可忽视，各科(室)要有顶得住、接得上、放得心的学科带头人，同时要求职工对本专业相关学科知识的熟悉、了解，使职工成为一专多能的复合型人才。特别注意全科医学人才的培养，以适应基层工作的需要。

4. 强调均等性服务 做好均等性服务是发展的基础，良好的服务是发展的前提。我们不能把目光只停留在患者身上，更不能只停留在经济条件好的患者身上，患者与健康人是密不可分的、相互关联的两个群体，疾病的治疗和预防，是并重的基层卫生工作要点。

二、基层卫生工作中的道德要求

(一)树立医疗职业理想

社会主义医德所提倡的职业理想，主张医疗行业的从业者，放眼社会利益，努力做

笔记

好本职工作，全心全意为人民的健康服务。这种职业理想，是社会主义医疗职业精神的灵魂。一般来说，关于基层医疗从业者对职业的要求，可以概括为职业三要素：维持生活、完善自我和服务社会。这“三要素”在社会主义初级阶段的职业选择中都是必需的。社会主义社会的医务人员在选择职业时应该把服务社会放在首位。因为，只有广大医疗从业者都从社会的整体利益出发，分别从事社会所需要的各种各样的医疗岗位，医疗事业才能顺利地前进和发展。只有在这个基础上，广大社会成员，包括医疗从业者自身，才能过上幸福的生活，才能逐步获得全面发展。

（二）端正医疗职业态度

端正医疗职业态度是从业者做好本职工作的前提。人的职业态度具有经济学和伦理学的意义，它不仅揭示医疗从业者在职业生活中的客观状况，他们参加社会生产的方式，同时也揭示他们的主观态度。其中，与医疗职业有关的价值观念对职业态度有着特殊的影响。一个医疗从业者积极性的高低和完成职业的好坏，在很大程度上取决于他的医疗职业价值观念。医学伦理学的研究证明，先进生产者的职业态度指标最高。改善医疗职业态度对于培育社会主义医疗职业精神有着十分重要的意义。

（三）强化医疗职业责任

医疗职业责任包括医疗职业团体责任和医疗从业者个体责任两个方面。例如，医疗部门应该是在国家统一政策，拥有卫生经营所必需的责、权、利的经济实体。在国家与医疗部门的责、权、利关系中，责是主导方面。现代医疗制度不仅正确划分了国家与医疗部门的责、权、利，将三者有机地结合起来，而且也正确规定了医疗部门与医疗从业者的责、权、利，并使三者有机地结合起来，为我们正确处理国家、医疗部门同从业者的关系，培育医疗职业精神，找到了一种行之有效的形式。这里的关键在于，要促进医疗从业者把客观的职业责任变成自觉履行的医疗道德义务。这是社会主义医疗职业道德的一个非常重要的内容。

（四）掌握医疗职业技能

在社会主义现代化建设中，医疗职业对职业技能的要求越来越高。不但需要高级医学科学技术专家，而且迫切需要千百万受过良好职业技术教育的中、初级技术人员、管理人员、技工和其他具有一定医学科学文化知识和技能的熟练从业者。没有这样一支医疗技术大军，先进的医疗科学技术和先进的医疗设备就不能成为现实的社会生产力。我国医疗领域建设的实践证明，各级医疗科技人员之间应有恰当的比例，卫生事业建设才能顺利地进行。良好的医疗职业技能具有深刻的职业精神价值。

（五）加强医疗职业纪律

医疗卫生职业纪律是医疗从业者在利益、信念、目标基本一致的基础上所形成的高度自觉的新型纪律。医疗从业者理解了这个道理，就能够把医疗职业纪律由外在的强制力转化为内在的约束力，形成新的医疗精神观念。从根本意义上分析，医疗职业纪律可以保障医疗从业者的自由和人权，保障医疗从业者发挥主动性和创造性。因此，医疗职业纪律虽然有强制性的一面，更有为医疗从业者的内心信念所支持、自觉遵守的另一面，而且是主要的一面，从而具有丰富的精神内涵。自觉的意志表示和服从职业的要求，这两种因素的统一构成了社会主义医疗工作职业纪律的基础。这种医疗工作职业纪律是社会主义医疗法规性和道德性的统一，成为医务职业精神的重要方面。

笔记

（六）讲求医疗职业良心

就是医疗从业者对医疗职业责任的自觉意识。医疗职业良心在人们的职业生活中有着巨大的作用，贯穿于医疗职业行为过程的各个阶段，成为医疗从业者重要的精神支柱。医疗职业良心能依据履行责任的要求，对医疗行为的动机进行自我检查，对医疗行为活动进行监督。在医疗职业行为之后，能够对医疗行为的结果和影响作出评价。对履行了医疗职业责任的良好后果和影响，得到内心的满足和欣慰，对没有履行医疗职业义务的不良后果和影响，进行内心的谴责，表现出内疚和悔恨，以至毅然改正自己的错误。

（七）保持医疗职业信誉

医疗职业信誉是医疗职业责任和医疗职业良心的价值尺度，包括对医疗职业行为的社会价值所作出的公认的客观评价以及正确的主观认识。从主观方面看，医疗职业信誉是医疗职业良心中的知耻心、自尊心、自爱心的表现。医疗职业良心中的这个方面，能使医务工作者自觉地按照客观要求的尺度去履行义务，宁愿做出自我牺牲去保持尊严、信誉和人格完美，也不愿违背医疗职业良心，做出可耻、毁誉和损害医疗职业精神的事情。在这个意义上，医疗职业信誉鲜明地体现着“全心全意为人民健康服务”的医学职业理想和主人翁的职业态度。从客观方面说，医疗职业信誉是社会对职业集团和从业者的肯定性评价，是职业行为的价值体现或价值尺度。同时，医疗职业信誉又要求从业者提高医疗职业技能，遵守职业纪律。社会主义医疗职业精神强调医疗职业信誉，更重视把社会的客观评价，转化为医疗从业者的自我评价，促使医疗从业者自觉发扬社会主义医德精神。

（八）培养良好的医疗职业作风

即培养基层医务工作者在其医疗职业实践中所表现的良好态度。从总体上看，医疗职业作风是医疗职业精神在医疗从业者职业生活中习惯性表现。社会主义医疗职业作风具有积极的潜移默化的教育作用。它好比一个大熔炉，能把新的成员锻炼成坚强的医疗从业者，使老的成员能永远保持优良医疗职业品质。医疗职业集体有了优良职业作风，就可以互相教育，互为榜样，形成良好的医疗职业风尚；就可以使好思想、好品质、好行为发扬起来，使坏思想、坏品质、坏行为受到抵制。

第五节　生态环境保护的伦理要求

生态环境是个全球普遍关注的问题。现在，人类正面临着生态环境危机。近些年来，世界气候异常，环境灾难频繁。从 1998 年肆虐数月之久的巴西亚马逊森林大火，到我国长江、松花江和嫩江流域的特大洪灾、北方和西部的沙尘暴，欧洲大陆的狂风暴雨和席卷中美洲地区的“米奇”飓风，日本的海啸等，给人类带来了沉重的灾难。

一、生态环境危机

（一）人口爆炸

联合国人口基金会报告显示全球人口在 2011 年 10 月 31 日达到 70 亿，2014 年达到 77 亿。据专家预测，再过 50 年全球人口将突破 89 亿。人口的急剧膨胀，已使地球不堪承受。空气污染严重。现在全世界约有 11 亿人口生活在空气污染严重的城市，每年约有1500万人口因空气污染引起各种疾病而难以生存。由工业废气和汽车尾气排出的二氧化碳所引起的地球温室效应愈演愈烈，已给人类社会和经济发展带来巨大的损失。

（二）水荒严重，资源枯竭

半个世纪以来，随着人口与工农业生产的发展，全世界的用水量增加了4倍，与此同时，水污染日益剧增，现在发展中国家有1/3的人口不能享用洁净水。过度开采是水资源枯竭的重要原因，如果目前的情况延续下去，预计在50年之后，世界人口的1/4将遭受悲惨的水荒，到2025年，世界上将有30亿人口面临严重缺水。森林、土地面积锐减，许多生物物种濒临灭绝。由于人类过度放牧，过度垦植，过度施用化肥和农药，已使许多地区的沃土贫瘠化、碱化、沙化和退化。全球已有900万公顷农田寸草不生、12亿公顷绿化遭受破坏，2000多种动物物种灭绝、热带雨林每年以14.2万平方千米的速度在消失。

二、建构生态伦理的必要性

随着人类对人和自然关系认识的深化，人们不断用宣言、政策、国策以及法律等手段，来调整人和自然的关系，企图求得人和自然的和谐发展。但是，仅用上述手段还是不够的，还必须建构一种生态伦理学，帮助人们全面地、科学地认识和处理人和自然的关系，使人类在征服自然的活动中走向理性阶段，受到理性的约束和道德的约束，在改造自然的活动中自觉地处理好人和自然的关系，走可持续发展道路。因此，建构生态伦理是人类对人和自然关系认识深化的必然结果，是走可持续发展道理的客观要求，是一切国家永续发展的必然选择。可以说，是生态危机呼唤生态环境伦理。

道德是社会意识形态之一，是调整人和人之间及个人和社会之间关系的行为规范的总和。今天，当人类面临环境和生态危机的时候，在人们重新审视人和自然关系的时候，认识到人在改造自然的同时，还必须承担人对自然进行保持的道德义务和道德责任。因此，我们必须扩展道德功能的领域，把传统道德调整人和人之间关系扩展到调整人和人以及人和自然关系，重视道德保护环境、保护自然的功能。

生态环境伦理道德的建构，标志着人类道德的进步和完善，是新时代人类处理环境和生态问题的新视角、新思想、是人类道德的新境界。

生态环境伦理以尊重和保持生态环境为宗旨，以未来人类继续发展为着眼点。生态环境伦理强调人的自觉和自律，强调人与自然环境的相互依存、相互促进、共存共融。这种生态文明同以往的农业文明和工业文明具有共同点，那就是在改造自然中发展社会生产力，不断提高人类的物质文化生活水平。但它们之间又有明显的不同，即生态伦理突出强调在改造自然中要保持自然的生态平衡，要尊重和保护环境，不能急功近利，吃祖宗饭，断子孙路，不能以牺牲环境为代价取得经济的暂时发展。

但是，生态伦理也不是主张人在自然面前无能为力，消极无为，不是叫人们"存天理、灭人欲"，少吃少喝少消费，而是让人们在认识和掌握自然规律的基础上，在爱护环境和保持生态平衡的前提下，能动地改造自然，使自然更好地为人类服务。

主张人类在自然面前无能为力是消极的、片面的，主张人类在自然面前可以为所欲为也是不对的。在人类对自然的态度上，既不能搞"无能论"，也不能搞"人类中心主义"。古希腊哲学家普罗泰戈拉提出一个著名的命题：人是万物的尺度，是存在事物存在的尺度，也是不存在事物不存在的尺度。这就把人类看作判断一切事物是否存

笔记

在的评判者。"人类中心主义"认为,道德只是对人而存在,只有人才能得到道德上的关怀和尊重,道德义务也只有对人而言才应该承担,在人类生活之外不存在道德关系。因此,强调人对自然的权利,人是宇宙之灵,万物之主,太阳为人而生,星斗为人而亮,自然为人而存在,人是自然的主人,一切从人的利益出发,一切为人的利益服务。这种"人类中心主义",必然导致"人类沙文主义",产生对自然资源进行无限度、无休止、肆无忌惮的索取和掠夺,忽视人对自然的道德责任和道德义务,把人和自然置于绝对对立的位置。这种反自然的价值观,不能不说是导致今天生态危机的道德根源。

三、生态伦理要求

(一)唤起"道德和生态良知"

我们要加强生态伦理的道德教育,唤起人们对自然的"道德良知"和"生态良知",使人们全面认识人和自然的关系。人既有改造自然的权利和自由,同样有保护自然的义务和责任。人有责任有义务尊重自然和其他物种存在的权利,因为人与其他物种都是宇宙生物链中不可缺少的有机组成部分,享用自然并非人类的特权,而是一切物种共有的权利,要使人和自然共同迈向未来。

(二)尊重自然

人类要在维护生态平衡的基础上合理地开发自然,把人类的生产方式和生活方式规范在生态系统所能承受的范围内,倡导在热爱自然、尊重自然、保护自然和维护生态平衡的基础上,积极能动地改造和利用自然。

(三)树立平等观

建构生态伦理要特别强调人类平等观和人与自然的平等观,主张人与人及人与自然的生存平等,利益平等和发展平等,即一部分人的发展不能以牺牲另一部分人的利益为代价,既要求代内平等,也要求代际平等。

代内平等的道德原则强调当代人在利用自然资源,满足自身利益上机会均等,在谋求生存与发展上权利均等。宇宙只有一个地球,其空间、资源、能源和环境都是有限的,任何国家和地区的发展都不能以损害其他国家和地区发展为代价,特别要注意维护后发展国和地区的利益。然而放眼全球,代内不平等现象相当严重。美国只占全世界 5% 的人口,却消耗掉占全球 25% 的商业资源,排放出占全球 25% 的温室气体。发达国家只占世界人口总数的 1/4,消耗掉的能源却占世界总量的 3/4,木材的 85%,钢材的 72%,其人均消耗量是发展中国家的 9 ~ 12 倍。与此同时,他们在工业化的过程中也严重地污染了环境。可谓最先享用了地球,也最先破坏了自然的生态平衡。特别是海湾战争和对南联盟的狂轰滥炸中,释放了大量有毒气体,严重污染了环境和造成生态失衡。因此,发达国家对"全球生态赤字"理应负有更大责任。发展中国家也要结束杀鸡取卵,竭泽而渔的开发行为,避免走"先污染后治理"的老路。

所谓代际平等的道德原则,就是当代人与后代人在享用自然、利用自然、开发自然的权利均等。要利在当代,功在千秋,不能吃祖宗饭,断子孙路,要尊重和保护子孙后代享用自然的平等权利。现在代际不平等现象也十分严重,人口膨胀、资源短缺、环境污染、生态失衡,已严重威胁后代人的生存发展权。联合国环境署、开发署、世界银行和美国世界资源研究所联合发表的《1996—1997 年度世界资源》报告指出,全球都市化正在改变人类的物质和社会生活环境,加剧了全球的资源危机和环境恶化。大量事实说明,

笔记

工业文明的发展造成对自然资源的过量开采，已严重威胁子孙后代的生存发展。

（四）建构绿色文明

要解决这种代内、代际不平等现象，必须建构绿色文明，用理性约束人类的行为，树立可持续发展观念，求得社会发展、经济效益和生态效益的统一。在生态文明的新时期，人类应站在可持续发展的高度，正确行使人对自然的权利和义务，使人类由牺牲环境和后代人利益为代价换来的“黄色文明”、“黑色文明”转变为人和自然和谐发展为特征的“绿色文明”。

推荐阅读书目

1. （美）约翰·M·巴里. 大流感：历史上最致命瘟疫的史诗[M]. 钟扬，赵佳媛，刘念，译. 上海：上海科技教育出版社，2008.
2. （美）雷切尔·卡森. 寂静的春天[M]. 吕瑞兰，李长生，译. 上海：中国青年出版社，2015.

学习小结

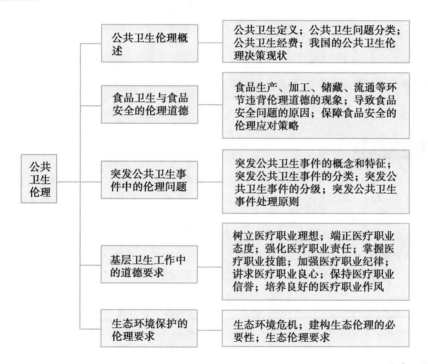

- 公共卫生伦理
  - 公共卫生伦理概述
    - 公共卫生定义；公共卫生问题分类；公共卫生经费；我国的公共卫生伦理决策现状
  - 食品卫生与食品安全的伦理道德
    - 食品生产、加工、储藏、流通等环节违背伦理道德的现象；导致食品安全问题的原因；保障食品安全的伦理应对策略
  - 突发公共卫生事件中的伦理问题
    - 突发公共卫生事件的概念和特征；突发公共卫生事件的分类；突发公共卫生事件的分级；突发公共卫生事件处理原则
  - 基层卫生工作中的道德要求
    - 树立医疗职业理想；端正医疗职业态度；强化医疗职业责任；掌握医疗职业技能；加强医疗职业纪律；讲求医疗职业良心；保持医疗职业信誉；培养良好的医疗职业作风
  - 生态环境保护的伦理要求
    - 生态环境危机；建构生态伦理的必要性；生态伦理要求

（余 琳）

复习思考题

1. 什么是公共卫生，与医疗卫生有何区别？
2. 突发公共卫生事件是指哪些内容？其道德要求何在？
3. 试述生态危机的表现和原因。
4. 请谈谈您对建设绿色家园的看法。

笔记

第八章

药事伦理

学习目的

通过本章内容的学习，使学生掌握药事伦理基本原则，新药研发、生产与销售的一般伦理要求，熟悉伦理监控对药品安全的作用、药品销售伦理原则以及药品促销伦理准则，了解药品的特殊性、新药研发的概念，培养学生运用药事伦理的基本理论分析问题、解决问题的能力。

学习要点

药品安全与药事伦理基本原则；新药研发的内涵与新药研发的一般道德要求；药品生产伦理的意义及基本道德要求；药品销售伦理原则与准则。

导入案例

据《北京日报》2014年5月15日报道，在处方药和疫苗销售过程中，葛兰素史克（中国）投资有限公司（GSKCI）下属各药品生产企业与经营相关的各部门全面参与，建立自营药品销售、外包药品销售、“冷链”（疫苗）销售、大客户团队销售、危机公关5条“贿赂链”，形成了医药代表贿赂医生、地区经理贿赂大客户、大区经理贿赂VIP客户、市场部贿赂专家、大客户部贿赂机构的贿赂网，贿赂销售行为涉及全国各地。其中，在外包药品销售贿赂链中，GSKCI为规避贿赂销售法律风险，以支付推广服务费的形式将药品外包给江苏泰陵医药等7家公司代销，并全盘复制其贿赂销售模式对医生行贿；在疫苗销售贿赂链中，为在销售终端打压竞争对手，实施“冷链”计划，出资1300余万元采购小汽车、电视机、电动车、摄影摄像器材等非医疗设备，根据疫苗销量，向疾控中心和疫苗接种点客户行贿。后该案经长沙市中级人民法院依法对葛兰素史克（中国）投资有限公司和马某等人对非国家工作人员行贿、非国家工作人员受贿案进行不公开开庭审理，并当庭宣判，GSKCI被判罚金人民币30亿元，马某等被告被判有期徒刑2～4年，而30亿元的罚单也成为迄今为止中国开出最大罚单。

讨论与思考：你认为当前我国药品的研发、生产、销售面临哪些伦理问题？

药事，即与药品的安全、有效和经济、合理、方便、及时使用相关的药品研究与开发、制造、采购、储藏、营销、运输、交易中介、服务、使用等活动，包括与药品价格、药品储备、医疗保险有关的活动。在药事活动中强化伦理监控，对保障药品安全、促进医药行业的健康发展具有重要的作用。

笔记

第一节 药事伦理概述

一、药品安全与伦理监控

《中华人民共和国药品管理法》第102条规定：药品，是指用于预防、治疗、诊断人的疾病，有目的地调节人的生理机能并规定有适应症或者功能主治、用法和用量的物质，包括中药材、中药饮片、中成药、化学原料药及其制剂、抗生素、生化药品、放射性药品、血清、疫苗、血液制品和诊断药品等。这就从外延和内涵明确地表述了《药品管理法》所规制的药品的含义。然而，药品不仅是人们用以防病治病、救人活命、恢复健康、提高生命质量的物质，而且是一种特殊的商品。它既具有一般商品的属性，能参与交换和流通，更重要的是它直接关系着每一个人的身体健康和生命安危，关系到千家万户的幸福和安宁。药品与一般商品相比较，其具有双重性、专属性、质量重要性、缺陷性和时限性等重要特点。

所谓药品安全，是指通过对药品研发、生产、流通、使用全环节进行管理所表现出来的消除或控制了外在威胁和内在隐患的综合状态，其范畴可以界定为质量符合标准、不良反应在可接受的范围内、临床无用药差错和可及4个部分。药品安全风险的来源主要包括产品缺陷、药物副作用、错误用药或医械使用错误以及其他不确定性风险。药品安全是重大的民生和公共安全问题，事关人民群众身体健康和社会和谐稳定。为了提高我国药品安全水平，维护人民群众健康权益，促进医药产业持续健康发展，特别是近20多年来，在药品研发、流通、使用等领域暴露出许多严重药害事故，使广大人民群众的身心健康受到威胁。因此，必须加强对药品的监管。

传统的药品安全监控的手段主要包括质量监控、行业监控、法律监控、舆论监控等，但伦理监控在药品安全的作用往往被忽视。所谓伦理监控，是指对行为主体的自由意志通过一定的道德原则、道德规范进行监督和控制，并使其个体意志服从并整合于公共意志之中，从而达到康德所谓的"意志自律"。伦理监控在保障药品安全中具有重要的作用。

（一）为药事职业人员提供伦理教育

任何一种职业活动，没有正确的道德观念引导，不可能有正确的职业行为；而任何一个职业主体，不可能一开始就具有相应职业道德观念，其道德观念的形成是一个漫长的教育和潜移默化的陶冶过程。在药品安全的伦理监控中，伦理教育的影响广泛而深远。它不仅"是非分明"，而且"扬善抑恶"，从而使行动主体避免道德行为的盲动，提高行动主体对道德行为的自觉；它不仅是对行动主体的约束，而且是对行动主体的激励，有助于职业伦理规范深化为个体自身的内在品质；它不仅表现在为行动主体进行行为选择时提供遵循，更重要的是通过行动主体的实际行动诠释了道德原则和规范中所蕴含的内在价值追求，以及种种以非理性形式弥散的工作态度、习惯、情绪和气氛，从而形成了一种经常的、持续的、自然而然的心理倾向和行为趋势。

（二）为制定药物政策提供伦理依据

药物政策（national drug policy，NDP）是指由一国政府构建、解决诸多医药问题的总体政策框架，用以指导该国的药品研究、生产、流通和使用的健康发展。国家基本药

笔记

物制度是国家药物政策的核心。国家制定药物政策的根本目的在于保证向公众提供的药品符合安全、有效、经济和质量合格的药品。简而言之,就是保证药物安全。药物政策的制定涉及全社会成员的利益,不是单单针对药品生产流通某一特定环节,而是涉及药物研发、生产、销售、使用等所有环节,其制定往往涉及多方面的伦理问题。因为在制定过程中,往往各种事项都在某一角度、某一方面涉及伦理问题,存在着利益冲突和道德冲突,需要药物政策制定者——政府进行价值判断和道德选择。因此,政府在制定药物政策之前,应运用伦理原则、伦理规范、伦理范畴、伦理标准,依照特定程序,进行分析和评估该药物政策的伦理性,确保最后得出的药物政策既是包括伦理判断在内的综合政策,又是符合一般伦理水准的行为规则,更是符合特定伦理要求的行为方案。

(三)为解决利益冲突提供伦理途径

在药品生产流通的诸多环节中,药品研发者、生产者、销售者、使用者、药品安全的监管者等各个主体的功能角色不同,利益诉求不同,这些差异必然反映到行为主体的道德意识中来,引起思想冲突,乃至引发利益冲突。事实上,在药品安全领域中,利益冲突是经常会遇到的。而伦理监控可以在一定程度上调整药品安全领域的矛盾,为药品安全领域利益冲突的解决提供伦理途径。在传统经验医学阶段,主要依靠医药工作者个人的道德品质来保障药品安全领域利益冲突的解决。在近代实验医学阶段,主要依靠行业自律来解决有关药品安全领域的利益冲突。在现代系统医学阶段,伦理以制度的形式对药品安全领域的行为进行全面的监督与控制,这无疑是对药品安全的更有效的保障,有利于更好地解决药品安全领域中的利益冲突。

二、药事伦理基本原则

药事伦理基本原则,是从事药品研发、生产、经营、使用和监督管理等药事人员在药学领域活动和实践中应遵循的根本指导原则。它是调整人际关系的准则,他统率着药事职业道德的一切规范和范畴,贯穿于药事职业道德发展过程的始终,是评价和衡量药学领域内所有人员的个人行为和思想品质的最高道德标准。药事伦理基本原则可概括为“提高药品质量、保证药品安全有效,实行社会主义人道主义,全心全意地为人民服务”。

(一)提高药品质量,保证药品安全有效

提高药品质量、保证药品安全有效,是维护人民身体健康的重要前提,是保障人民用药安全的重要环节,也是医药事业的根本目的。为了维护公众健康,药学工作人员一方面必须努力发展药品生产,增加品种,满足公众对健康的需要;另一方面要提高药品质量,保证用药安全有效。

(二)实行社会主义人道主义

人道主义作为伦理道德原则,在医药道德领域内,具有十分重要的意义。社会主义人道主义继承了传统人道主义的精华,在新的历史条件下,表现为对患者的尊重和关心,在预防和治疗疾病等方面人人享有用药的平等权利。

(三)全心全意地为人民服务

药学工作是实现医疗救死扶伤的重要组成部分,是医疗活动的重要基础。药学职业道德原则要求药学工作人员应当以患者为中心,确保合理用药,运用自己的专业知

笔记

识为患者、为公众服务。在药学实践过程中，药学工作人员全心全意为人民服务必须处理好以下3个方面的关系。①正确处理药学工作人员与服务对象的关系。药学工作人员的直接服务对象是患者，在二者关系中，处于主动地位，患者处于被动地位。这就需要药学工作人员时刻以患者、服务对象的利益为重，以高度负责的精神确保药品质量，保证人民的生命健康。②正确处理个人利益与集体利益的关系。药品的生产、储运、销售和使用都需要依靠集体的力量来完成。因此，药学工作人员之间的密切配合尤为重要。在处理个人利益与集体利益之间的冲突时，应以集体利益为重，以广大人民的生命健康利益为重，不可因个人或小集体利益损害人民群众的利益。③正确处理德与术的关系。药学工作人员要做到全心全意为人民的防病治病、健康服务，既需要有良好的道德品质，也要有过硬的药学专业技术，二者缺一不可。

第二节 新药研发伦理

一、新药及新药研发的内涵

（一）新药的内涵

世界各国对新药的表述不尽相同，但其法律界定都很明确，其共同点是国家药典未收载的以及未被国家药品管理部门批准使用的品种。我国新药的概念随着时间的推移和形势变化有不同的内涵。1985年实施的《药品管理法》规定“新药是指我国未生产过的药品”。根据2002年9月15日开始施行的《药品管理法实施条例》第83条的规定以及2007年7月1日开始施行的《药品注册管理办法》第12条的规定，新药是指“未曾在中国境内上市销售的药品”。但根据《药品注册管理办法》的规定，已上市药品改变剂型、改变给药途径或增加新适应证，不再作为新药管理，只能按照新药申请程序申报，只发给药品批准文号，不再颁发《新药证书》。因此，只有真正意义上的新药才能领取新药证书，对于已有国家药品标准的药品的申请，则改称“仿制药”。

（二）新药研发的内涵

所谓研发，英文为 research & development，简称 R&D，即研究开发、研究与开发、研究发展，是指各种研究机构、企业为获得科学技术（不包括人文、社会科学）新知识，创造性运用科学技术新知识，或实质性改进技术、产品和服务而持续进行的具有明确目标的系统活动。一般指产品、科技的研究和开发。研发活动是一种创新活动，需要创造性的工作。理论上，研发可以分为理论研发和产品研发两类。新药研发本质上属于产品研发，即根据理论研究的成果以及市场的需要，运用新材料、采用新设计开发创造满足市场与顾客需求的新产品。

二、新药研发道德的意义

新药研发道德是新药研发活动中研发者应遵循的行为准则和规范。没有道德规则制约的药品研发是不可想象的。正如前苏联著名科学家尤里·沃夫钦里克夫在其《科学和道德》一文中所说：“科学家必须对自己时代的意识形态问题有精深的了解，不肩负起这样的使命，那么对什么是真什么是假、什么是道德的什么是不道德的，都会

笔记

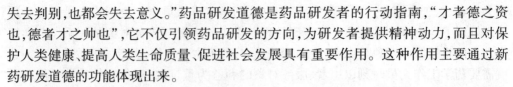

失去判别,也都会失去意义。”药品研发道德是药品研发者的行动指南,“才者德之资也,德者才之帅也”,它不仅引领药品研发的方向,为研发者提供精神动力,而且对保护人类健康、提高人类生命质量、促进社会发展具有重要作用。这种作用主要通过新药研发道德的功能体现出来。

(一)指引功能

道德的指引功能(作用)是指道德作为一种行为规范,为人们提供某种行为范式,指引人们应该怎样行为、不应该怎样行为,从而对行为者本人的行为产生的影响。新药研发道德的指引功能在于通过正确的行为规则,指导人们认识研发过程中的“善”与“恶”、“是”与“非”、“正确”与“错误”,进而解决“应该”与“不应该”的问题,指导研发人员在进行行为选择的时候作出正确判断。

(二)评价功能

道德评价是指依据一定社会或阶级的道德标准对他人和自己的行为进行善恶、荣辱、正当或不正当等道德价值的评论和断定。在药品研发活动中,人们依照一定社会或阶级的道德标准对研发者的行为进行善恶判断和评论,分析判断哪些行为是善的,哪些行为是恶的;对善的行为给以赞扬、褒奖,对恶的行为加以批评、谴责,进而帮助研发者明确自己承担的道德责任。

(三)调节功能

道德以“应该怎样”为尺度,在衡量和评价人们行为现状的基础上,力图使人们的行为现状符合于“应当”的尺度,并在出现矛盾的时候纠正错误的行为,使人们的行为合乎道德标准。新药研发涉及人的生命,在研究的目的、方法和手段的选择上,实验方式的采用、实验的结果及成果运用,与参与各方的利益密切相关。研发过程中,研发主体与客体之间、研发主体与社会群体之间、不同的研发主体之间、现实与长远之间的各种矛盾与利益冲突有时是十分尖锐的。在这些矛盾面前,需要新药研发者必须在现实与理想之间、在科学技术的工具理性与价值理性之间,保持合理的张力,必须对新药研发的不良现象进行道德的监督和制约,对新药研发的经济动机与科学技术的工具理性设定合理的边界,从而在两难境地中作出正确的行为选择。

三、新药研发的一般道德要求

从药物研发到普通药品上市,一般要经过研发筛选(R&D screening)、临床前研究(preclinical studies)、临床实验研究、新药批准上市(new drug approval)等几个阶段,自始至终都存在道德问题。药品研发人员必须遵守以下基本的道德要求。

(一)动机纯正

药品研发人员以何种动机从事研发工作,在很大程度决定着他们在整个研发过程中的各个阶段或环节上的行为是否符合道德要求。药品研发人员的道德修养,首要的就是研发的动机和目的。对于研发人员来说,合乎道德的动机和目的,最根本的就是要为发展药学科学、防病治病、增进人类身心健康服务。当然,在药品研发的不同阶段,其动机可能不一样。如在药物临床试实研究阶段,合乎道德的动机和目的是确定药物的安全性和有效性,具体表现为:了解药物在人体使用时的安全性和主要不良反应;了解药物对治疗或预防某种或几种疾病或症状的有效性,即疗效;评价与现有治疗方法或药品相比,实验药品是否提高了受益-风险比;确定新药的最佳使用方法。

（二）实事求是

药品研发是探寻增进人类健康、战胜疾病的途径和方法的科学活动，必然要求研发者必须尊重客观事实，从实际出发，探求事物的内部联系及其发展规律，认识事物的本质。只有这样，才能真正揭示事物的客观规律。实事求是，要求研发过程以事实和科学理论为依据；实验设计要具有科学性和可行性；实验中要严格遵守操作规程，保证实验结果的准确性、可靠性和可重复性；观察实验要认真，不得隐瞒编造实验结果；对于实验中获得的各种数据、原始材料，经过归纳、科学统计，作出符合实际的总结和结论。实事求是，要求研发人员要当老实人、说老实话、做老实事，要有严肃的态度、严密的方法、严格的作风、严谨的思维，敢于坚持真理，只有这样，才能保证研发按计划进行，所取得的数据准确，作出的结论可靠。

（三）团结协作

新药研发涉及从前体发现、生物筛选、细胞实验、动物实验（药理、毒理）等临床前实验、制剂处方及稳定性实验、生物利用度测试直到用于人体的临床实验以及注册上市和上市后监督等一系列步骤，是一个耗资巨大、非常复杂的系统工程。因此，新药研发者需要具备并践行团结协作的道德规范。一方面，研发人员一定要有甘当配角的精神，充分认识到角色仅是分工的不同，并无贵贱之分，彼此围绕完成研发任务的共同目标，互相提供资料和设备，互相交流学术思想，互相配合实验等。另一方面，一定要尊重他人的劳动成果，客观地对待合作者的贡献，正确评价他人的劳动成果，特别是正确对待自己的名利，这体现着一个科研人员的优良品德。科学史上的伟大人物都是这方面的典范。西班牙著名的神经组织学家卡哈曾经说过："科学的发现总是集体脑力劳动的产物，因此很难评价某一个学者所做的贡献。"我国诺贝尔奖获得者屠呦呦在接受记者采访时说："青蒿素研究获奖是当年研究团队集体攻关的结果，是中国科学家集体的荣誉。"

（四）尊重药品知识产权

药品知识产权是指一切与药品有关的发明创造和智力劳动成果的财产权，主要包括药品专利权、药品商标权、医药著作权、医药商业秘密权等。尊重药品知识产权，有利于激发医药科技创新的积极性，有利于推动医药科技产业化发展，有利于加强对外科技合作和交流，有利于中药资源的保护和创新资源的合理配置，有利于提高企业竞争意识与能力。因此，新药研发者必须尊重药品知识产权，其中最重要的是要注意保护药品专利权和药品商品权。保护药品专利权，药品研发者应遵守以下道德要求：尊重专利权人权利，维护专利权人利益，任何单位或个人未经专利权人的许可，不得为生产经营目的制造、销售专利产品或者使用专利方法以及使用、销售依照该专利方法直接获得的产品；以社会利益为第一位，履行专利权人义务，如在国家紧急状态或非常情况下或为公共利益需要履行《专利法》《涉及公共健康问题的专利实施强制许可办法》中规定的相关义务；以科学态度面对医药专利保护中的道德挑战。保护药品商标权，药品研发者应遵守保证药品质量、维护商标信誉，自觉维护商标权人利益、杜绝侵权现象发生，遵守商标法规、严禁损人利己等道德要求。

第三节 药品生产伦理

药品具有双重特性，它既可以作为防病、治病，保障人体健康的重要武器，同时又

笔记

具有毒副作用，使用不当就有可能造成药源性疾病，甚至威胁生命。此种作用虽然与用药剂量及用药者体质敏感程度等有关，但主要取决于药品质量。而药品质量不仅与研发有关，而且与生产、包装等环节的工作状况密切相关。因此，加强药品生产企业从业人员的职业道德建设，将有关道德规范内化于心、外化于行，是一项非常重要的工作。

一、药品生产的道德要求

药品生产过程是药品质量形成过程的重要环节，也是决定药品质量是否符合预期标准、药品是否安全的关键步骤。在生产过程中，药品质量虽然会受到人员能力素质、原辅材料、包装材料、工艺方法、机器设备及生产环境等诸多因素的影响，但是道德公约、职业道德规范、社会舆论的作用也绝不能忽视。事实上，药品生产者的道德素养水平是决定药品质量的不可缺少的重要标尺。为确保药品生产企业持续稳定地生产出符合预定用途、注册要求且安全有效的药品，药品生产企业及其从业者就必须具备相应的职业道德。药品生产的职业道德，是指一切从事药品生产的药学工作者在生产和工作中的行为准则和道德规范。

（一）患者至上

所谓患者至上，是指药品生产活动应以患者为中心，急患者之所急，想患者之所想，保证药品供应，及时提供并满足患者对药品的需求。前已述及，药品是用于治病救人的特殊商品，有较强的时效性特点，即不能“病等药”，只能“药等病”，但“药等病”并不是没有期限的，超过药品的有效期，药品就必须报废、销毁。因此，为使有限的资源不被浪费，药品生产企业及其从业人员应及时把握市场需求，并根据自身的生产条件，适时组织适宜品种的药品生产，以最大限度地满足维护人民生命健康的需要。这是患者的根本利益所在，也是药品生产者最高意义上的道德。

（二）质量第一

由于药品具有防病、治病和调节人体功能的特殊功能，客观上决定了其质量的至关重要性。因此，提高药品质量、保证药品安全有效是广大药品生产从业人员必须具备的道德自觉。药品生产从业人员如果缺乏应有的职业道德，在生产药品时不按正规的工艺规程操作，不按处方的要求投料，不严格按国家药典标准来检验产品，那么必然导致生产出来的药品成为不合格药品。为确保药品质量，药品生产企业及其从业人员必须严格按照《药品生产质量管理规范》（GMP）管理体系组织生产，并不断提高规范程度和管理的科技含量，把实施 GMP 变成企业的自觉行动。这既是必须履行的法律上的义务，也是应该遵守的道德要求。

（三）热爱企业

医药工作者是企业的主人，只有热爱企业才能发挥其潜能，体现价值。首先要自觉维护企业的利益，坚定树立与企业同呼吸共命运，荣辱与共的荣辱观。要将自己的才能无私贡献给企业，这是企业生产发展壮大的前提。要以主人翁的精神关心企业的前途和命运，一切从患者的利益出发，将个人的发展与企业紧紧联系在一起。爱企业就要具备奉献精神诚实劳动，努力生产，满足用户的需要，为人民造福。

（四）爱岗敬业

爱岗敬业，就是热爱自己的工作岗位，热爱本职工作，用一种恭敬严肃的态度对待自己的工作。爱岗敬业作为最基本的职业道德规范，是对人们工作态度的一种普遍要求。制药行业是一个非常特殊的行业，要求从业人员必须爱岗敬业。具体而言，就是要求从业人员必须正确认识职业，树立职业荣誉感；热爱工作，敬重职业；安心工作，任劳任怨；严肃认真，一丝不苟；忠于职守，尽职尽责。只有这样，才能肩负起保障人民身体健康的特殊使命。

（五）保护环境

随着公众主体意识的增强和对公平、正义、健康、幸福、环保等美好夙愿的渴求，制药企业要想在新的竞争环境下获得持续发展，就不能忽视与人们生活密切相关的自然环境、生存环境等问题。而药品生产过程中，会产生大量的废气、废水、废渣，与制药企业相关的环境污染问题受到越来越多的关注。这就要求制药企业及其从业者应以人民健康为重，以保护环境、促进可持续发展的大局为重，合理有效地治理"三废"，从源头上预防污染，在药物生产过程中减少或消除污染、控制和消减新的环境污染物，从而减轻对人类和环境的危害。这既是药品生产过程中的道德要求，也是药品生产企业自身得以生存和发展的客观需要。当前，作为药品生产从业人员还必须树立"绿色"发展理念，运用绿色制药技术，生产绿色药品，这是生态文明建设赋予我们更高的道德要求。

二、药品包装的道德要求

药品包装是指用适当的容器或材料，利用包装技术对药品制剂的半成品或成品进行分（灌）、封、装、贴标签等操作，为药品提供鉴定商标、品质保证与说明的一种加工过程的总称。药品包装作为药品的载体，对保证药品在储藏、运输过程的质量至关重要。但是，实践中在药品包装也经常出现问题，如包装上面的内容设计不规范、包装材料不符合药用要求、药品装量不符合医疗要求等。因此，必须对药品包装从业者加强道德约束。

（一）规范包装

为保证药品的质量，从业人员必须具备对人民健康负责的高度责任感，按照规则要求做好药品包装工作。《药品管理法》第 53 条规定："药品包装必须适合药品质量的要求，方便储存、运输和医疗使用。"因此，包装材料应符合相应药品的特殊要求。如，对于易吸潮而变质的药品最好选用玻璃瓶和压缩的锡箔；放射药品还要采用防止辐射的特殊包装材料；生化药品、血液制品要采用真空干燥的容器；低温保存怕冻的药品药材要用防寒包装；对特殊药品的内包装，要根据理化性质装在避光的不同容器内；对易破碎的中药材应使用坚固的箱盒包装；对毒性、麻醉性、贵细的中药材应使用特殊包装，并应贴上相应的标记。

（二）严格标示

严格包装标示是包装过程中的极为重要的环节，是使患者明确用药、安全用药的依据。药品生产单位决不能忽略这一环节，一定要以高度负责的精神，认真做好包装标示工作。《药品管理法》第 54 条规定："药品包装必须按照规定印有或者贴有标签并附有说明书。标签或者说明书上必须注明药品的通用名称、成分、规格、生产企业、批准文号、产品批号、生产日期、有效期、适应症或者功能主治、用法、用量、禁忌、不良反应和注意事项。麻醉药品、精神药品、医疗用毒性药品、放射性药品、外用药品和非处方药的标签，必须印有规定的标志。"2006 年 6 月 1 日开始施行的《药品说明书和标

笔记

签管理规定》对标签的管理和药品说明书进行了进一步的规范，提出了许多新的要求，如：药品说明书和标签的文字表述应当科学、规范、准确，非处方药说明书还应当使用容易理解的文字表述，以便患者自行判断、选择和使用；药品说明书应当包含药品安全性、有效性的重要科学数据、结论和信息，用以指导安全、合理使用药品；药品的内标签应当包含药品通用名称、适应证或者功能主治、规格、用法用量、生产日期、产品批号、有效期、生产企业等内容。这些规定有利于从源头上遏制药品名称使用不规范、"一药多名"等侵犯消费者权益的行为发生。对此，药品包装从业者必须严格执行这些法律法规和规章制度，确保药品的质量和安全。这不仅是从业者应履行的法律义务，也是从业者必须践行的道德要求。

三、中药材生产的道德要求

中药包括中药材、中药饮片和中成药，是防病、治病、康复保健的特殊商品，产量大，使用面积广。中药质量的可靠性和稳定性直接关系到人体的健康和生命安全。中药产品又具有高度的专业性，一般消费者对其内在质量没有辨别能力，这种特殊性决定了人们对中药产业的道德要求高，对道德缺失行为反应更为激烈。近年来中药生产中发生的种种道德失范现象，如染色增重、勾兑成药、非法生产、偷工减料、以次充好、投机欺骗等，不仅给公众健康造成严重影响，而且导致社会各界对中药行业产生信任危机。这些问题的出现，既有中药价格不合理、市场秩序混乱方面的原因，更重要的原因在于中药生产企业缺乏社会诚信、利欲熏心、唯利是图。为此，中药生产企业及其从业人员必须遵守有关道德要求。

首先，药品企业应切实承担起"药品安全第一责任人"的职责，始终把公众利益放在首位，特别重视把好中药材、中药饮片质量关，始终坚持"两个让位"，即：当产量和质量发生矛盾时，产量要让位于质量；当成本与质量发生矛盾时，成本要让位于质量。做到不生产、不销售不符合法定要求的中药品种，唯有企业讲求信誉，坚守道德底线，诚信投料，诚信加工，不掺假掺杂，才能使公众用上好药，这是"中药人"的基本职业道德。

其次，要严格按照国家规定的产品工艺标准进行生产，按《中药材生产质量管理规范》(GAP)、GMP的要求规范中药材及中药饮片的生产过程，不使用劣质、低级原辅材料，不生产假冒伪劣产品；营销活动要诚信，合法进行营销推广，杜绝商业贿赂，按时保质保量履约，不销售假冒伪劣产品；要诚信宣传，杜绝虚假广告。

第四节 药品销售伦理

当前，中国正处于社会转型的关键时期，药品销售领域还存在很多道德失范、无序现象，药品虚高定价、看病贵仍是当前群众反映的最强烈的问题，医药购销中给予回扣、收受回扣的违法违规问题仍时有发生，药品营销领域的道德体系亟待完善。药品企业和药品营销者不仅需要承担社会责任，而且需要自觉遵循公认的商业道德。

一、遵守药品销售道德的意义

（一）对药品生产企业的意义

遵守药品销售道德，对于药品生产企业而言有助于增强企业的竞争力，获得良好

笔记

的社会效益和长期稳定的经济效益。一般来说，拥有卓越伦理的企业往往具有勇于承担社会责任的使命意识、共赢的理念和拥有伦理型领导等特点。这些特点使企业往往注重在较高道德标准的基础上，合乎伦理地考虑利益相关者的权利与利益，向社会成员提供能更好满足其需求和欲望的产品，积极增进社会福祉，这有助于企业取得经营上的成功；诚实、正直、公正的伦理型领导者愿意倾听下属的意见，肯定下属的信念和价值观并为他人服务，从而形成巨大的正能量促进企业的健康发展。

（二）对药品经营企业的意义

药品经营是生产与使用之间的纽带。药品经营企业的基本职能是组织药品的购、销、存、运活动，使药品尽快从生产领域向消费领域转移，加快药品使用价值的实现。制定正确的、具有理想与现实性的高度统一的药品经营道德准则，提高药品经营人员的道德水准，对于保证药品质量，改善服务态度，提高服务质量，保护消费者的用药安全，具有十分重要的意义。

二、药品销售的伦理原则

市场经济是竞争经济，也是法治经济和道德经济，因此公平竞争、义利平衡、诚实守信应成为药品销售的基本伦理准则，并得到普遍的信任和遵循。

（一）义利平衡

义，指思想行为符合一定的道德标准；利，指利益、功利。义与利的关系问题既是一个理论问题，也是一个涉及人们生活各个方面的现实问题。在人类几千年的文明发展当中，义利问题一直处于博弈当中。在药品销售过程中，药品生产者、药品经营者如何处理义利问题，将直接影响到患者的正当权益。在社会转型期，药品销售主体建立“义利平衡”的道德观，即树立“只有义利兼顾才能义利兼得，只有义利平衡才能义利共赢”的思想，显得十分必要。药品生产企业与药品经营企业一定要合法经营，在销售药品的过程中不损害他人与社会利益，不牟取暴利，求得适宜的利益回报，才是一种公正合宜的求利行为，才是道德的行为。当然，那种不顾病人死活、经营假药劣药、搞价格欺诈、牟取暴利等损人利己的行为与义利平衡的道德要求是水火不相容的，对这种行为必须进行坚决的唾弃与谴责。

（二）公平竞争

公平竞争是指竞争者之间所进行的公开、平等、公正的竞争。市场经济是一种竞争经济，当然这种竞争应是一种公平的竞争。因此，公平竞争是市场经济道德的应有内涵。在竞争中同行互相合作，共谋发展、共享发展成果，最终造福患者与社会，这是人们对公平竞争的道德期盼和愿景。但是，目前药品销售领域中还存在许多不正当竞争的现象，如：假冒他人的注册商标、名称；乱用认证标志、名优标志、对药品质量和疗效进行虚假宣传；贿赂国家公职人员以销售药品的行为；在药品购销中利用职权索取收受商业贿赂行为；侵犯商业秘密，等等。这些不正当竞争行为，明显有违公平竞争原则，是对药品销售领域市场秩序的严重破坏，必须予以坚决的打击。

（三）诚实守信

诚实，即忠诚老实，就是忠于事物的本来面貌，不隐瞒自己的真实思想，不掩饰自己的真实感情，不说谎，不作假，不为不可告人的目的而欺瞒别人。守信，就是讲信用，讲信誉，信守承诺，忠实于自己承担的义务，答应了别人的事一定要去做。诚信原则，

笔记

在司法领域尤其是在民法债权理论中被视为“帝王条款”、“最高行为准则”，其药品销售领域也具有非常重要的价值。2012年12月1日开始试行的《药品流通企业诚信经营准则》规定了药品流通企业诚实守信的基本要求，包括：①建立完善的药品质量管理体系，确保经营药品的质量，杜绝经营假冒伪劣商品。按照有关规定，配合政府监管部门和供应商对质量有问题的药品实行召回。②严格执行药品价格政策，明码标价，货真价实，质价相符，计量准确，杜绝各种形式的价格欺诈行为。③严格按照合同规定行使权利、履行义务，严守商业信用，树立诚实守信的良好形象。④应维护市场公平竞争秩序和竞争规则，反对采用不正当手段进行恶性竞争。在营销活动中不应诋毁其他企业声誉，不应使用账外暗中回扣、恶性压价或合同外让利等非法促销手段，杜绝医药商业贿赂行为。⑤尊重他人知识产权，培育和维护自主知识产权，杜绝侵权事件的发生。

三、药品经营的职业道德要求

（一）遵守药品经营道德的意义

药品经营是实现药品为消费者服务的中间环节，加强药品经营道德建设对于保证药品质量，改善服务态度、提高服务质量、保护消费者生命安全、促进合理用药具有十分重要的意义。药品经营可以分为药品批发和药品零售，两者的道德要求不尽相同。

（二）药品批发的道德要求

1. 规范采购　维护质量在全面审核供货商合法性的基础上，有选择地与质量信誉好的企业订立采购合同，在必要时，进行深入细致的现场考察。采购的药品要逐一验收，并有完备的验收记录。在库药品应当按规定储存，按要求设置温、湿度与色标管理，药品仓库应当具备冷藏、避光、通风、防火、防鼠和防盗的设备和措施，并准确发货。

2. 热情周到　服务客户面对医疗机构或社会药店，必须具备认真负责、服务热情周到、实事求是、信誉第一、依法营销的道德责任，以保证人民防病治病用药的安全有效。

（三）药品零售的道德要求

1. 诚实守信　确保销售质量、布置明亮整洁的店堂环境，药品按规定陈列，明码标识药价。销售药品时，不夸大药效，不虚高定价，实事求是地介绍药品的疗效、副作用与不良反应。注意保护消费者的隐私。对于不能进行自我药疗的患者，提供寻求医师帮助的建议。

2. 指导用药　做好药学服务坚持执业药师在岗，严格自觉按照药品分类管理的规定，耐心向用药者进行用药指导。在有条件的地方，建立有私密空间的咨询室（台），并为购药者建立药历。随时注意收集并记录药品不良反应，建立不良反应报告制度和台账，并按规定上报，做到时时把消费者的利益放在首位。

四、药物促销伦理准则

由于药品是一种特殊商品，所以药品的促销必须符合相应的法律要求和道德准则。1988年WHO拟定了《药品促销的伦理准则》，该准则于1994年5月获世界卫生会议采纳，要求WHO的所有成员国和其他相关团体予以关注。

笔记

（一）促销一般准则

促销系指制药商或销售商提供信息，宣传引导，扩大药品采购及使用数量的活动和行为。在这种活动中，必须采取合法、合理、合宜的行为，促销准则必须符合该国的政治、文化、社会、教育、科技水平、法律法规、疾病谱、治疗传统以及卫生发展水平。

药品促销伦理准则不仅适用于药品制造商与销售公司，还包括政府、广告机构、市场调查机构、医疗机构、医生、药剂科、医药媒介与大众媒介。所有这些机构的行为均应符合准则。促销伦理准则虽然不具有法律效应，但在法律法规形成之前，不失为约束社会成员的一种方式，医药团体也可据此采取一些自我管理措施。

药品促销须符合以下基本原则：①药品得到合法批准；销售公司得到合法批准。②促销活动方式符合国家的政策、法律或一般道德规范。③所有药品的促销口号必须真实合法、准确可信。促销宣传资料应有科学依据，经得起检验，没有误导或不真实语言，也不会导致药品不正确使用。④必须为医生、药师提供科学资料，不能以经济或物质利益作为促销形式，医生不能索取、收受以上物质利益。⑤药品的科学宣传及教育活动不应专门用作促销目的。⑥健康保健食品不能宣传为治疗作用。⑦新药上市后的监测如Ⅳ期临床不能作为促销的伪装形式。

（二）药品广告伦理

对于药品广告应遵守的伦理准则，WHO 拟定的《药品促销的伦理准则》主要从两个方面进行规范。一是针对医师和卫生工作者的广告，主要包括：①用词和说明应该与相关的药或其他相似来源的资料的数据相一致。内容必须通俗易懂。②有的国家要求广告含丰富的产品资料，即：在一段指定的时间里（从开始促售或整个产品的生命周期）经证实的科学数据或类似文献。有促销性声明的广告至少包括概括的科学资料。③对不需要审批的广告（提醒性广告），广告至少要包括商品名、INN（国际非专利药名）或普遍名，每个组成成分的名称，制造商和销售商的名称和地址。二是针对公众的广告，主要包括：①对公众的广告应能使人们对法律上允许的非处方用药作出合理使用的决策；②使用非专业性用语时，资料应与经证实的科学的数据或其他法定承认的科学基础一致，不能用给人们带来恐惧和沮丧的语言；③应准确、诚实地向消费者提供价格方面的信息。

2015 年 4 月修订通过并于 2015 年 9 月 1 日开始施行的《中华人民共和国广告法》针对药品广告作出了一系列规范，主要包括：①麻醉药品、精神药品、医疗用毒性药品、放射性药品等特殊药品，药品类易制毒化学品，以及戒毒治疗的药品、医疗器械和治疗方法，不得作广告；②药品广告不得含有表示功效、安全性的断言或者保证，说明治愈率或者有效率，与其他药品的功效和安全性比较，利用广告代言人作推荐、证明等内容；③药品广告的内容不得与国务院药品监督管理部门批准的说明书不一致，并应当显著标明禁忌、不良反应。处方药广告应当显著标明“本广告仅供医学药学专业人士阅读”，非处方药广告应当显著标明“请按药品说明书或者在药师指导下购买和使用”。以上这些法律规定，也是制药商和销售商必须遵守的道德要求。

（三）医药代表的道德要求

医药代表，是指负责相关药品的推广工作的人员，在《药品促销的伦理准则》中称为药物代理人。在中国，研制开发制药企业协会（RDPAC）于 1999 年率先在其会员公

笔记

司中推广“药品推广行为准则”，规范药品推广行为，但国家层面缺乏专门的法律法规对医药代表的行为进行规范。

根据《药品促销的伦理准则》，医药代表应遵守以下伦理准则：①医药代表应受过良好的教育，并经过充分训练。他们应拥有足够的医药和技术知识，全面了解产品的当前信息，而且能以准确负责的态度开展促销活动。雇主应负责对他们的代理人进行基本的、连续的培训，这种训练包括依据 WHO 准则中指导的正确行为。药物代理人及受训练者与医务人员及病人接触是有益的。②当每个产品被讨论时，药物代理人应向医师和药剂师提供完整全面的信息，如经证实的科学数据和其他相似内容的资料来源。③雇主应对他们的药物代理人的言行负责，药物代理人不能诱惑医师和药剂师，药剂师和医师也不能寻求这样的诱惑。为了避免过度销售，药物代理人酬劳的主要部分不应与他们创造的销量相结合。

推荐阅读书目

1. (美)伯纳姆. 什么是医学史[M]. 颜宜葳，译. 北京：北京大学出版社，2010.
2. (美)H.T.恩格尔哈特. 生命伦理学基础[M]. 范瑞平，译. 北京：北京大学出版社，2006.
3. 李本富，李曦. 医学伦理学十五讲[M]. 北京：北京大学出版社，2007.
4. 沈铭贤. 科学哲学与生命伦理[M]. 上海：上海社会科学院出版社，2008.

学习小结

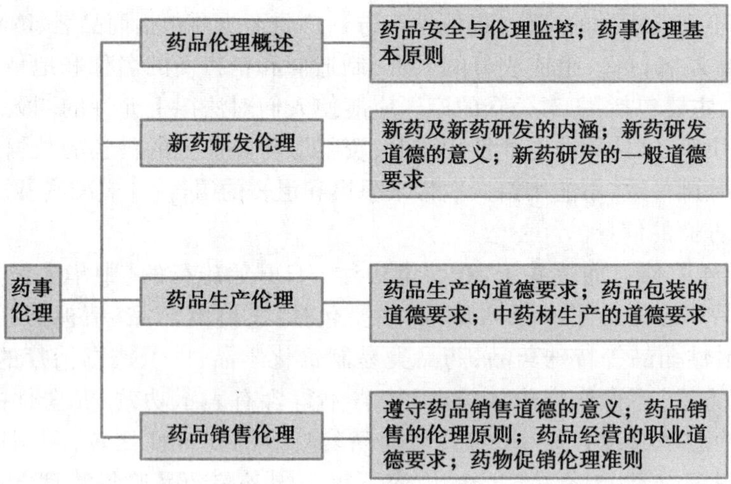

（唐宏川）

复习思考题

1. 为什么药品安全需要伦理监控？药事伦理的基本原则有哪些？
2. 新药研发中应遵循哪些伦理要求？
3. 药品生产中应遵守哪些道德要求？
4. 药品销售应遵守哪些伦理原则与准则？

第九章

临床诊治工作伦理

学习目的

通过学习临床诊治工作的伦理要求，使医学生了解临床诊治工作的道德特点，掌握临床诊治工作的道德原则以及临床诊断、药物治疗、手术麻醉工作的道德要求，急救工作、传染病诊治工作和医技工作的道德要求，为医学生毕业后的临床诊治工作奠定伦理理论基础。

学习要点

临床诊治工作的道德原则；临床诊治工作的道德要求；医技工作的道德要求。

导入案例

2007年11月21日14时50分，22岁的李某在"丈夫"肖某的陪同下，来到北京某医院呼吸内科就诊，初步诊断为重症肺炎和怀孕36周。李某入院后，由于病情危重，随时可能危及母胎生命，医生建议马上实施剖宫产终止妊娠，以挽救母子生命。肖某签字称："拒绝剖腹产生孩子，后果自负。"医生反复劝说其在手术同意书上签字，肖某始终拒绝。最终，李某抢救无效，母胎双亡。经法医鉴定，李某死于妊娠晚期患肺炎，继发重度肺水肿最后呼吸衰竭。

讨论与思考：

1. 临床诊疗工作的道德原则有哪些？

2. 在临床诊治工作中怎样遵守及时原则、准确原则、有效原则、择优原则及知情同意原则？

临床诊治工作是医务人员实现救死扶伤职责的具体表现，在其过程中，将精湛的医疗技术和高尚的道德素质相统一，才能全心全意为患者服务，有效解除患者的病痛，促进其早日康复。

第一节　临床诊治工作的道德特点与道德原则

临床诊治道德是医学伦理学的一般原则在临床医学实践中的具体应用，是临床诊疗工作中协调患者与医务人员、患者与医院、患者与社会、患者与家庭关系的行为规范的总和，是医务人员在临床工作中必须遵守的道德原则，也是医务人员职业道德的集中表现。

笔记

一、临床诊治工作的道德特点

（一）既要关注疾病，又要重视患者

在生物医学模式的背景下，医务人员对疾病开展了大量的实验研究，从而促进了医学技术的迅速发展和医务人员诊治水平的提高，增强了人们的健康，延长了平均寿命。但是，生物医学模式只关注患者的局部病变而忽视了人的整体性，使医务人员只关注疾病而忽视了与患者的沟通、交流。生物-心理-社会医学模式要求医务人员在诊治疾病时要以患者为中心，既关注疾病又重视患者。为此，医务人员必须更新知识，注重人文素质，培养与人沟通、交往的能力，不断加强医德修养，以适应现代医学模式的要求。

（二）既要发挥医务人员的主导性，又要调动患者的主动性

在诊治疾病的过程中，医务人员掌握诊治疾病的知识，具有解决患者问题的能力和经验，处于主导地位。因此，医务人员必须要发挥其主导作用。然而患者是服务的对象，医务人员发挥主导性有赖于患者的主动配合和支持，只有两者密切配合才能取得良好的诊治效果。医务人员应调动患者的主动性，使患者主动参与到诊疗过程中。如果医务人员抱着绝对权威的心理，把患者置于消极被动的地位，将影响诊治工作的顺利进行，甚至发生误诊、漏诊和医疗事故。

（三）既要维护患者利益，又要兼顾社会公益

在临床医疗工作中，维护患者的利益是医务人员诊治疾病的出发点和归宿点，是取得最佳诊治效果的重要保证。因此，医务人员在诊治疾病过程中，第一，要尊重患者的知情选择权和知情同意权，并在合理、可行的范围内尽力保证患者自主性的实现，当患者选择对自身弊多利少的诊治方案时，医务人员应出于高度负责的精神，耐心说服患者选择利多弊少的诊治方案。第二，要坚持一视同仁地对待患者，特别是对精神疾病患者、残疾患者、老年患者等，需要更多的同情心和关心。第三，发现有损害患者利益的现象要敢于抵制、批评，随时保护患者的生命和健康。在维护患者利益的同时，还要兼顾社会公益。一般来说，在诊治过程中患者的利益和社会公益是一致的。但有时两者在某些患者身上也会出现矛盾，如有限卫生资源的分配、传染病患者的隔离等。医务人员要正确掌握分配权利，说服患者为了社会公益而牺牲个人利益，但要保证患者的利益损失降低到最低限度。

（四）既要开展躯体疾病服务，又要开展心理和社会服务

在疾病的诊治过程中，既要注意生物因素的作用，也不能忽视心理、社会因素对疾病的影响。因此，既要作出躯体疾病的诊断，又要进行心理、社会适应性方面的诊断。在疾病诊治过程中，既要注意药物、手术、营养等方面的治疗，又不能忽视心理治疗和社会支持。总之，在诊治疾病的过程中，医务人员应提供全面服务。

二、临床诊治工作的道德原则

临床诊治工作的基本道德原则适用于医务人员对患者进行诊断和治疗的过程中，包括及时原则、准确原则、有效原则、择优原则和知情同意原则。在这些原则的指导下，医务人员能够规范职业行为，实现为患者提供优质服务的目的。

笔记

（一）及时原则

及时原则就是要求医务人员力争尽快地对疾病作出诊断，主动迅速地治疗，并认真适时地根据病人的要求和疾病变化作出反应。临床诊疗工作是一项时间性很强的工作，它的成败在很大程度上取决于对诊治时机的把握。所以，医务人员要充分认识这一特点，树立“时间就是生命”的诊治观念，尽早地全面地发现、分析患者的每一个症状和体征，充分应用现代医学科学技术，遵照循证医学的基本原则，采取相应的诊疗措施，做到早发现、早诊断、早治疗。及时原则需要医务人员以患者利益为重，努力在诊疗决策和医疗救治中做到决策果断，措施正确，行动迅速，操作稳准，动作快捷，以最快的反应不失时机地为患者进行诊疗，赢得患者及家属的信任，树立医务人员的良好形象。由于疾病的发生和变化往往具有突发性，因此，在诊疗过程中医务人员要做到眼勤、嘴勤、手勤、脚勤，多询问病情，及时发现病情变化，把握诊疗的最佳时机，为患者提供及时、有效的诊疗服务。当患者对诊治过程提出疑问和要求，如对诊治手段的询问、对预后的关切以及对医疗费用的质疑时，医务人员应选择合适时机作出及时的解释和实事求是的答复。

及时原则贯穿于医务人员的临床诊疗工作中，集中体现了医务人员对患者的尊重爱护和高度负责的医德品质。医务人员只有在诊治活动中认真贯彻和履行及时原则的医德要求，才能摆脱疾病变化等不利客观因素的制约，取得较为理想的治疗效果。

（二）准确原则

准确原则就是要求医务人员积极地充分利用现实条件，严肃、认真、科学地作出符合病情实际的判断，给予患者准确诊断、准确治疗。准确原则首先是医务人员在诊断疾病、认识疾病正确程度的要求。医务人员要做到准确原则，要从询问病史、体格检查等最基本的诊断方法入手，并按照患者的病情，综合分析后审慎选择有目的地进行辅助检查，既不可以盲目地做“撒网式”检查，也不可以简单地囿于患者的主诉。在充分利用医疗适宜技术基础上，根据患者的病史、症状、体征和辅助检查结果，认真、细致、全面地分析研究，经过去粗取精、去伪存真的思考，作出准确的诊断。准确原则要求准确诊断不是孤立的，是同诊疗活动的其他环节密切联系的，在准确诊断的基础上给予患者准确治疗是准确原则的目的。

医务人员正确地理解和贯彻准确原则对整个诊疗活动具有非常重要的意义，它能体现医务人员严谨科学的工作作风，能保证医务人员的治疗活动具有积极的意义，能保证对患者实施正确有效的治疗措施，从而达到良好的治疗效果。

（三）有效原则

有效原则就是要求医务人员运用熟识并掌握的科学手段，认真实施对疾病具有稳定、缓解、转归效果的治疗措施，是对医务人员选择何种治疗手段的质的规定。所谓科学的诊治手段就是符合医学客观规律的手段，具体地说就是经过科学论证并已被大量应用于临床，并证明有客观、有效的诊治手段。为了实现有效原则，医务人员应该不断提高自身的素质，努力掌握医学科学手段。因为医学科学手段能否取得应有的疗效，不仅取决于它自身的效能，而且还取决于医务人员对它的认识和运用能力。较好的治疗效果的取得，不仅在于医务人员对治疗措施的选择，而且还在于认真实施这些治疗措施。因此，医务人员在实施治疗措施时，要对患者全面负责，对技术精益求精，对操

笔记

作一丝不苟，严格遵守规章制度和医疗操作常规，只用这样才能把有效原则落到实处。实事求是地判断治疗效果能够修正治疗中出现的偏差，及时调整治疗措施，是达到理想治疗效果的重要保证。因此，谦虚谨慎，戒骄戒躁，正确对待自己作出的治疗决定，就成为医务人员必须具备的优良品质。

临床诊疗工作的核心任务要求医务人员必须贯彻有效原则，这是因为医务人员的职责就是运用医学知识满足患者对治疗疾病、恢复健康的要求。贯彻有效原则的结果体现着医务人员劳动的社会价值。

（四）择优原则

择优原则就是在临床实践中医务人员选择和实施诊疗方案应以患者最小的代价获取最优的效果为原则。取得最优的治疗效果首先要选择理想的治疗方法。医务人员应根据患者所患疾病的性质和程度、医院的医疗设备情况、医务人员的技术水平、可利用的医疗卫生资源以及患者经济状况等，确定治疗目标，帮助制定疗效最佳的治疗方案。在制订治疗方案时，医务人员应以患者的利益出发，选择痛苦小、副作用小、费用低、能尽快达到治疗目的的治疗方法，努力降低患者所付出的代价，包括身体的、心理的、经济的，使所选择的诊疗方案疗效最快、安全无害、痛苦最小、耗费最少。对必须使用但又有一定伤害或危险的治疗方法，应尽力将伤害减少到最低限度，保证患者的生命安全。有些不宜普遍使用的特殊检查，只能在必须使用，而且针对性明确并有保护措施的情况下才能使用。

择优原则反映出医务人员对患者全面负责、周到服务的高尚品质，是最大限度维护患者利益的有效保证。择优原则的贯彻不仅为医学科学技术的发展增添了持续的动力，也为医务人员不断提高自身的业务素质和医德修养树立了新的目标。

（五）知情同意原则

知情同意原则是临床医疗工作中处理医患关系的基本伦理准则之一。随着经济的发展和社会的进步，医学模式由传统的生物医学模式逐渐向生物-心理-社会医学模式转变，使医患关系由构建在医生父权主义之上的单一的主动被动型向指导合作型、共同参与型转变。医患关系模式的转变，使知情同意逐渐受到重视。知情同意理念的形成最早由美国法官 Carlozo 于 1914 年提出：“每一个成年且心智健全的人均具有决定如何处置其自身身体的权利。”这一观念不断被丰富和发展。1957 年美国加州上诉法院在 Salogo V. Leland Standalone Jr. University Board of Trustees 案的判决中使用了 informed consent 这一词汇，确立了患者的知情同意权。1964 年的《赫尔辛基宣言》更加具体地对医疗知情同意原则进行了规定。这一法律概念已经成为法学理论上认可的一项患者权利。我国《中华人民共和国执业医师法》《医疗机构管理条例》《病历书写基本规范》等法律法规明确要求医方在采取医疗措施之前必须征得患方的同意。

医疗机构和医务人员是履行告知义务的主体，当医务人员为患者进行诊治时，要求医务人员必须向患者告知病情、治疗措施、医疗风险、相关费用各方面的真实的、全面的信息。医务人员向患方告知病情后，随即应告知将要采取的诊疗措施的性质、理由、内容、预后以及诊疗措施对患者的侵袭范围和危险程度等内容，如药物的毒副作用、手术的并发症等。同时，因为某一具体疾病的诊疗措施不止一种，因此，在告知诊疗措施时，应告知可供选择的各种方案的信息，使患方在充分知情的前提下进行选择。

笔记

在大多数情况下，患者是知情同意的主体，患者有效行使同意权时必须具备相应的同意能力，具备以下条件：第一，具有民事行为能力；第二，神志思维正常；第三，有一定的判断能力。当患者的自主性受到限制时，比如丧失行为能力、精神病患者、老年痴呆症患者、无民事行为能力的未成年人等，他们的知情同意权应由其法定代理人、监护人或近亲属等作为代理人行使，而且应履行相关授权委托手续。代理人主体本身必须有行为能力，而且与患者的利益一致。

根据我国《医疗机构管理条例》《中华人民共和国执业医师法》《医疗事故处理条例》等有关法律法规的规定，医疗机构必须将《医疗机构执业许可证》、治疗科目、诊疗时间和收费目录悬挂在医院的明显之处；医疗机构工作人员上岗工作必须佩戴本人姓名、职务或职称的标牌；在医疗活动中，医疗机构及其医务人员应当将患者的病情、医疗措施、医疗风险等如实告知患者，及时解答其咨询，但是应当避免对患者产生不利后果；医生进行实验性临床医疗时，应经医院批准并征得患者或其家属同意；医疗机构实施手术、特殊检查或特殊治疗时，必须征得患者同意，并取得其家属或利害关系人的同意签字。值得提出的是知情同意不能作为医务人员推卸责任的依据。

知情同意原则还要求医务人员应拒绝患者的不合理要求，凡是患者作出的各种有悖于国家法律、法规、社会公德的选择，医务人员都有权予以拒绝，并要采取相应的措施加以制止。这样既尊重和维护患者自主权，又维护社会公德和法制需要，是符合道德的。当然，在具体实践过程中，还要注意方式和态度，采用耐心说服、晓之以理的工作方法。

第二节　临床诊治工作的道德要求

医生对患者疾病的诊断、治疗是一个系统有序的过程。诊断是医生对患者所患疾病作出的判断，而治疗是在诊断基础上采取的减轻患者痛苦和促进患者康复的措施。在此过程中，医德同医术一样贯穿始终。因此，医生应当像重视医术一样重视其医德要求。

一、临床诊断工作的道德要求

临床诊断是医生通过深入了解病史，仔细体格检查，运用实验室或辅助检查手段等对疾病的部位、性质、程度等进行综合分析与审慎判断的过程。正确的诊断不仅依靠医生精湛的专业技术，还有赖于良好的临床伦理道德。

（一）询问病史的道德要求

问诊是诊断疾病的第一步，是医生通过与患者、家属或有关人员的交谈，了解疾病的发生和发展过程、治疗情况以及患者既往健康状况的过程，是获得患者病情资料的首要环节和诊治疾病的主要依据之一。遵循问诊伦理，不仅有利于病史的采集，还有利于建立和谐的医患关系。因此，在问诊过程中，医生应遵循以下道德要求：

1. 举止端庄，态度友好　在询问病史时，医生的举止、态度都会影响与患者沟通和交流。医生的举止端庄、态度友好、语言亲切，可以使患者对医生产生信赖感和亲切感，这不仅能使患者紧张的就诊心理得以缓解，而且有利于倾诉病情、告知与疾病有关的隐私，从而获得全面、可靠的病史资料。医生应平等地对待所有患者，一视同仁，不

笔记

能受国别、民族、贫富、贵贱、美丑、亲疏等因素的影响。如果在问诊过程中，医生衣冠不整、举止轻浮、态度冷淡或傲慢，患者容易产生不安全感或心理压抑情绪，医患间会形成一种简单、刻板的问答式交流，难以获得诊治所需的全面资料，从而影响了疾病的诊断，甚至造成漏诊或误诊。

2. 语言通俗，询问得当 在询问病史时，医生要使用通俗的语言，使患者便于理解。询问的内容要与诊治疾病有关，语言表达要准确、恰当，尽量避免使用专业性强的医学术语，使患者理解无误，便于患者对疾病过程的回顾和回答。当询问与疾病有关的隐私时，要首先讲明目的及意义，以免产生不必要的误会，同时还要承诺保守秘密。如果医生询问病史时，无精打采，漫无边际地反复提问，会使患者产生不信任感，发出惊叹、惋惜、埋怨的语言可增加患者的心理负担。这些都会影响病史资料的收集，甚至发生医患纠纷。

3. 耐心倾听，正确引导 耐心倾听就是要求医生在问诊的过程中，集中精力并富有耐心地听取患者的陈述，不随意打断患者的思路。由于患者求医心切，希望早日解除病痛，因此在医生询问病情时，患者往往怕遗漏而滔滔不绝，还会提出许多问题。此时，医生不要轻易打断患者的陈述和提问，或显得不耐烦，要耐心倾听，并随时点头以示领悟，并委婉地阻止，给予正确引导，使患者正确陈述。有些资料似乎是生活经历，但可能对分析患者的心理、疾病有关；有些患者为隐私困扰，可以允许患者宣泄或抒发，既可以使患者感到心里痛快，也有利于医生能找到疾病的根源和治疗的措施。医生要避免有意识地暗示或诱导患者提供希望出现的资料，不能主观片面地引导，避免误诊或漏诊。

（二）体格检查的道德要求

体格检查是医生运用手、眼、耳等感觉器官和简便的诊断工具对患者身体状况进行检查的方法。中医体格检查包括望诊、问诊、闻诊、切诊，而西医包括望诊、触诊、叩诊、听诊。它们都是简便、经济的诊断方法，也是确定诊断的重要环节。在体格检查中，医生应遵循以下道德要求：

1. 全面系统，认真细致 医生在体格检查时，要按照一定的顺序进行全面系统的检查，不遗漏部位和内容，不放过任何疑点，尤其是重点部位。检查过程中，医生应认真细致，边检查边观察患者的反应，对患者表现出的痛苦表情、肢体防御性动作等均应分析与体征的关系，对于模棱两可的体征，要反复检查或请上级医生核查，做到一丝不苟。对于急危重患者，特别是昏迷患者，为了不延误抢救时机，可以重点检查，但要及时进行补充性检查。在体格检查中，要避免主观片面、粗枝大叶、草率从事的体格检查作风。

2. 关心体贴，减少痛苦 患者疾病缠身，心烦体虚，焦虑恐惧，需要医生关心体贴，减少痛苦。因此，医生在体格检查时，要根据患者病情尽量选择适宜的体位，注意寒冷季节的保暖，对痛苦的患者要边检查边安慰。同时，查体动作要敏捷，手法要轻柔，敏感部位要用语言转移患者的注意力，不要长时间检查一个部位，或让患者频繁改变体位，更不能动作粗暴，以免增加患者的痛苦。当患者因不适或疼痛难以配合检查时，要给予鼓励使其配合，当估计检查可能给患者造成极度痛苦或可能加重病情时，应选择放弃。

3. 尊重患者，保护隐私 医生在体格检查时，要思想集中，根据专业的要求依次

笔记

暴露检查的部位。暴露患者身体时，应尊重患者的隐私权，注意遮盖，避免使患者身体过于暴露。医生在检查异性、畸形患者时，态度要端正、严肃，在检查女性患者时要有女性人员在场。如果患者不合作或者拒绝检查，待做好解释工作后再进行查体。

二、药物治疗工作的道德要求

药物是医务人员促进和维护人类健康的有力工具。它不仅能控制疾病的发生和发展，而且也能提高人体抵御疾病的能力。但是，任何药物都有双重效应，即治疗作用和轻重不等的毒副作用。因此，要求医务人员在药物治理中遵守以下道德要求。

（一）对症下药，剂量安全

对症下药是指医生根据临床诊断选择适宜的药物进行治疗。为此，医生必须首先明确疾病的诊断和药物的作用、适应证、禁忌证等，然后再选择药物，做到对症下药。剂量安全是指医生在用药时要因人而异的掌握药物剂量。药物剂量与患者年龄、体重、体质、肝肾功能、过敏史等因素有关，医生应根据具体情况确定用药剂量。凡违背医药学原理或不符合患者病情与身体状况的用药，称为不合理用药或滥用药物。药物过量、错误用药、给药方法错误、联合用药不当是导致药源性疾病的原因。滥用药物不但破坏治疗，而且浪费有限的医药资源，更有可能使患者残疾，甚至死亡。

（二）合理配伍，细致观察

在联合用药时，要掌握药物的配伍禁忌，合理配伍。合理的联合用药可以增加疗效，使药物发挥最大的疗效。但如果配伍不当、不合理联合用药，不仅影响药物的稳定性，也可能发生药物间的拮抗作用，给患者带来危害，甚至发生耐药现象，给日后的治疗带来困难。在用药的过程中，应细致观察，了解药物的疗效和毒副作用，并随着病情的变化调整药物种类、剂量，以取得较好的治疗效果，并防止药源性疾病的发生。

（三）遵规守法，合理用药

医生在用药治疗时，要严格按照执业医师法的规定，使用经国家有关部门批准的药品、消毒剂等。使用麻醉药品、精神药品、毒性药品时，要严格遵守《麻醉药品管理条例》《医疗用毒药、限制性剧毒药管理规定》等法律法规，严格掌握用药指征，规范使用。在用药物治疗时，医生应在确保疗效的前提下尽量节约患者的费用，常用药、国内药能达到疗效时，尽量不用贵重药、进口药。少量药能解决的治疗问题，就不要开大处方，更不能开“人情方”、“搭车方”等。在治疗中不适用假药、劣药，以免伤害患者。

三、手术麻醉工作的道德要求

（一）术前准备的道德要求

1. 严格掌握手术指征　医务人员应根据患者的病情和手术特点，对手术治疗与非手术治疗、创伤代价与效果进行全面的权衡。由于手术具有创伤性和风险性等特点，所以，医务人员在选择手术治疗方案时，必须严格掌握手术指征，要充分考虑患者对这一手术的接受程度，考虑患者付出各种代价后所得到的治疗效果是否满意，考虑这样的选择是否符合有利无伤害的道德原则，确保手术是必需的，是当时条件下最理想、最现实、最有希望的治疗方法。只有当治疗的效果是最佳的，代价相对是最小的，患者又是可以接受的，医生所选择的手术才符合医德要求。某些特殊手术，如截肢、器官摘除等手术，除严格掌握手术指征外，还必须报医院医务部门批准后实施。

笔记

2. 尊重患者知情同意权　确定采用手术治疗时，必须得到患者及其家属的真正理解和同意，这是患者的基本权益。因此，医生应以实事求是的态度，高度负责的精神，向患者及其家属分析病情，客观地介绍手术和非手术治疗的各种可能，以及不同治疗方案的效果和代价，以及本次采用的手术治疗的依据、方法、术中和术后可能发生的并发症、预期治疗效果等，使患方对手术治疗充分知情。取得患方知情同意后，应让患方签署手术麻醉知情同意书。

3. 认真制订手术方案　手术前应在具有丰富经验的医生主持下，由参与手术的医生、麻醉医生、护士等人员从患者利益出发，根据疾病性质、患者的具体情况制订安全可靠的、最佳的手术方案。在制订手术方案时，要充分考虑手术治疗的结果、并发症、患方对手术治疗的期待和特殊要求等，进行全面分析研究，权衡利弊，审慎考虑。同时，还要考虑麻醉和手术中可能发生的意外和并发症，并制订出相应的措施，保证手术安全进行。

4. 帮助患者做好术前准备　在手术前，医务人员要积极帮助患者在心理上、躯体上做好手术前的准备。尽管患者已同意接受手术治疗，但仍会有心理上的压力，恐惧和焦虑几乎是所有术前患者共同的心理反应，造成生理上的变化，如睡眠不佳、脉搏增快、血压上升等，这些都不利于手术的顺利进行。因此，医务人员要引导患者树立对手术的信任，主动地给予解释、指导、安慰和鼓励，必要时给予药物治疗，帮助他们摆脱不良情绪，提高患者对手术的耐受能力。

（二）术中的医德要求

1. 认真操作，一丝不苟　在手术中，医务人员要以严肃认真、一丝不苟和对患者生命负责的态度进行手术。这不仅是对主要手术者的医德要求，也是对所有在场手术人员及辅助人员的医德要求。手术者对手术的全过程要有全盘考虑和科学的安排，手术操作要沉着果断、有条不紊。对手术中可能发生的意外应做好思想上、技术上和客观条件上的准备，一旦手术中遇到问题，要大胆、果断、及时地处理，对于意识清楚的手术患者，医务人员还应经常给予安慰，定期告知手术进展情况，医务人员在讨论病变时，也应注意方式方法，避免给患者造成不良刺激。

2. 互相支持，团结协作　手术治疗的整个过程都需要医务人员相互之间的密切配合和协作，尤其是随着医学的发展，现代医疗技术广泛应用，手术规模、难度增大，使团结协作的意义更为重要。所有参加手术的医务人员都应该把患者的生命和健康利益看得高于一切，不计较个人名利得失，把服从手术需要和保证手术的顺利进行看作是自己应尽的义务，互相支持、互相协作、互相谦让、以诚相待、紧密配合、齐心协力地完成手术。

3. 严密观察，处理得当　在手术中，麻醉医生要为患者提供无痛、安全、良好的手术条件，配合医生完成手术治疗。在手术过程中，应密切监测患者生命体征，认真观察，一旦发现异常，立刻告知手术医生，并及时冷静地予以处理，保证手术顺利进行。在手术过程中发生的意外情况或有异常发现等情况时，要及时与患者家属联系，告知患者的情况，避免引起纠纷。

（三）术后的医德要求

1. 严密观察病情　由于术后患者刚刚经历了机体的严重创伤，身体虚弱，病情不稳定，病情变化往往较快。因此，要求医务人员以认真的态度，严密观察患者的病情变

笔记

化，遇到异常情况，及时处理，及时记录，尽可能减少或消除术后可能发生的意外，以防止出现各种不良后果。

2. 解除患者不适　患者在术后常常出现疼痛和其他不适，医务人员应以负责的态度，尽力予以解除，不要认为术后疼痛是正常的。有些手术如截肢、器官切除等，会给患者未来的生活带来欠缺和困难，患者有失落感、自卑感，会心情沮丧，情绪忧郁。有一部分患者因手术治疗效果欠佳或发生并发症，容易影响情绪，甚至认为是医务人员手术治疗的过失。因此，遇到这些情况的患者时，医务人员要主动地、有针对性地做好耐心细致的疏导解释工作，安慰患者，帮助患者正确认识疾病，减轻患者的痛苦。

第三节　特殊人群与特定病种(科室)诊治工作的道德要求

一、急救工作的道德要求

急救工作是临床医疗工作中的一个重点，它所面对的是急危重患者，关系到生死存亡与生命的安危，因此，对医务人员提出了更高的道德要求。

(一) 主动迅速，分秒必争

急危重症患者病情紧急、变化迅速，抢救工作是否及时，往往是成功与否的关键。医务人员必须积极主动地诊治患者，急患者之所急，争分夺秒地抢救，赢得了时间往往就能挽救急危重患者的生命。对于病情复杂、涉及其他科室的患者，更应该抢时间争主动、问主症、查重点，并迅速请求紧急会诊。如果丧失了治疗时机，轻者拖延了患者的康复，重者可使患者致残或危及生命。此时，医务人员是否具有“时间就是生命”的强烈观念是道德水平高低的反映。

(二) 团结协作，勇担风险

急危重症患者的病情往往比较复杂、疑难，抢救工作常有风险，常常不是一个人甚至一个科室所能完成的，往往要多个医务人员甚至多科室的共同完成。因此，参加抢救的所有医务人员应具有团队意识，齐心协力、团结协作、密切配合，为抢救患者的生命竭尽全力。医务人员面对抢救工作中的风险，敢不敢承担责任是一个严峻的职业考验。作为一名医生，对待风险的正确态度应慎重而果断。一方面尽量选择安全有效、风险最小、损伤最轻的抢救方案，不随意冒险。另一方面，又不能回避风险，要积极、大胆地进行抢救，只要患者有一线希望，就要积极抢救。优柔寡断，前怕狼后怕虎的态度和作风是缺乏医德的表现。

(三) 满腔热情，重视心理治疗

病情危重、神志清楚的患者往往有紧张恐惧心理。因此，要求医务人员要理解、体谅患者的痛苦，以自己的辛勤劳动给患者耐心、热情、周到的服务，给患者以安慰和鼓励，使患者从中获得希望和信心，消除不良的心理状态和念头。

(四) 全面考虑，维护社会公益

急危重症患者经抢救可能出现两种截然不同的结果，一是病情好转，二是抢救无效。前一种结局是医务人员努力追求的目标，后一种情况是由于医学发展水平的限制

笔记

所致。对病情恶化不可逆转的患者,医务人员是不惜一切代价地进行抢救,让患者痛苦地延长生命,还是有限制地、仅仅为减轻患者痛苦而采取支持疗法。这是一个从道义上到实践中都需要认真研究和谨慎处理的问题。医务人员应从维护社会公益的责任感出发,向患者家属科学、正确、及时地报告患者的病情、诊治措施、经费支付、预后结果等,在征得患者家属同意后,及时调整抢救方案,以便更合理地使用医疗资源,也可减轻患者过久地承受病痛的折磨,延长毫无价值的生命,及早解除家庭经济和精神负担。

（五）加强学习，提高抢救成功率

医务人员要履行医学道德义务,发扬人道主义精神不能缺少精湛的业务,这是必要的基础。医德与医术是相辅相成的,在临床实践中缺一不可。抢救急危重患者涉及医学理论知识的许多方面,医务人员需要努力学习和探索,不断吸取新理论、新技术,以高尚的医德和高超的医术为患者服务,才能提高抢救成功率。

二、性传播疾病诊治工作的道德要求

（一）尊重患者，消除顾虑

性传播疾病患者大多对性病知识知之甚少,一旦得知自己染上性病后,既担心治不好,又不知要多长时间才能治愈,治疗是否会留下后遗症,更不知要承受多少经济负担。大多数患者还担心自己的性病被别人知道后,不仅会影响自己的声誉和工作前途,而且还会影响自己的家庭生活和社会关系,往往出现自卑、恐惧、焦虑、自责的心理。因此,面对性病患者,医务人员要本着对患者和社会负责的精神和科学的态度,体谅患者的苦衷,尊重患者的人格,对他们一视同仁,不冷漠、不歧视,处处维护患者的自尊心,帮助他们消除心理顾虑,使他们积极配合治疗。对因性行为混乱而致病者,医务人员有责任唤醒患者的人格,对他们进行有关性病防治的健康教育和道德教育,要求其戒断不健康的性行为。

（二）严肃认真，积极诊治

从事性传播疾病诊治工作的医务人员应具有严肃认真的工作态度。由于性病本身的特殊性,需要检查性器官,因此,在检查异性患者时要有与患者性别一致的医务人员在场。在检查时,应严肃认真、细致全面,不得有淫思邪念,更不能有不轨行为。在作出诊断时,更要准确、慎重。发病初期症状不典型或者依据不足时,不要急于作出诊断,以免给患者造成不必要的心理负担,甚至影响个人声誉和家庭关系。一旦诊断明确,医务人员应当制订全面合理的诊治方案,积极给予治疗。

（三）积极报告疫情，维护公众健康

为了对社会公众健康利益负责,医务人员发现性病后,应按规定填写传染病报告卡,报告传染源和疫情,同时动员患者将其性伴侣带到医院进行检查治疗,以减少对他人和社会的危害,减少患者日后的复发。在做好上述工作的过程中,应注意为患者保密,不将患者的病情和诊断向社会其他人员扩散,以免引起歧视和恐慌。必要时还应以妥善的方法将患者隔离,以切断传染源。这是医务人员对社会负有的道德责任。

（四）加强宣教，预防传播

性病的防治既是一项医疗工作,也是一项社会性工作。医务人员应担负起防病治

笔记

病及宣传教育的双重任务，有义务也有责任在治疗的过程中，积极开展防治性病的健康教育，宣传健康的性观念和性道德，讲解性病的防治知识，提倡健康、道德的性行为，使全社会都能重视性病的防治工作，并能够采取有效措施，预防性病的发生和传播。

三、精神疾病诊治工作的道德要求

精神疾病是大脑神经活动功能障碍、思维活动失调所致的一种疾病，精神疾病患者常失去正常理智、言语错乱、行为异常、人格缺陷、道德低下，在就诊时往往出现病史陈述不清、拒绝诊治的情况。因此，如何正确对待精神疾病患者是临床医学道德中的特殊问题。

（一）慎重诊断

对怀疑有精神疾病的患者，检查和诊断都要持慎重的态度。准确的诊断有助于为患者选择最佳的治疗方案，通过有针对性的治疗，使其早日恢复精神健康。错误的诊断可以导致患者接受不适当甚至不需要的治疗，既痛苦又无效，而且会造成额外的经济负担，有时也可能将正常精神状态的人误诊为精神疾病，使其无端承受各种精神压力和不必要的治疗。准确的诊断来源于精神科医务人员细致、完整的收集病史、症状、检查结果等，有赖于以良好的业务素质为基础的正确分析、判断，更有赖于高度为患者负责，全心全意为患者服务的医德素养。因精神疾病患者犯罪无需承担法律责任，使得非精神疾病罪犯假装精神疾病，企图逃脱法律制裁，医务人员应准确对其进行诊断，不能受权力和金钱的诱惑，作出虚假诊断，这样既违背了法律，也有悖于医务人员的职业道德。

（二）科学治疗

新的医学模式要求重视患者的生物、心理、社会三个方面的致病因素，这在精神科各项工作中显得更为重要。精神疾病的治疗手段有多种，医务人员要坚持辩证的观点，从患者的具体情况和医院的具体条件出发，选择合理的治疗手段，即：能施行温和而无不良反应的心理治疗、安慰治疗的，尽量不用药物治疗；能用药物治疗的，尽量不用电痉挛、外科治疗。同时，要求医务人员在治疗中除使用药物及有关的治疗外，还应当采用心理疏导和行为的引导，可配合中医针灸治疗等，为患者做好充分的心理治疗和社会服务工作，如病情缓解后的出院安置工作、家庭、社会利益的争取等。

（三）尊重人格

精神疾病患者由于疾病的原因有时出现不正常的言行，甚至伤害周围的人，精神科医务人员要正确处理约束管理和教育的关系，在整个诊疗过程中不能对患者有任何歧视、耻笑、惩罚的观念和行为，要充分尊重患者的人格，保护患者的权利，给他们以人道主义和公正的待遇。大多数精神疾病患者，仍有正常人的各种需求，在一定程度上也能判断自己是否遭受到凌辱冷遇，生活是否方便舒适，精神科医务人员应充分理解精神疾病患者的正常要求并尽力给予满足。精神疾病患者在患病期间，虽然解除了正常公民的部分权利和义务，但仍享有与社会其他成员一样的基本权利。然而，精神疾病使部分患者没有自我保护的能力，因此，医务人员要以高度的人道主义精神保护患者，保护患者一切应得的权利不受侵犯。当患者的自知力有一定恢复后，在治疗的安排上应耐心解释其必要性，在选择上也应充分听取患者的合理要求，尊重患者意见。

笔记

（四）言行检点

精神疾病患者因为思维紊乱，不能对自己的行为负责，因此，医务人员不可利用精神疾病患者的异常心理和行为，图谋私利，违法乱纪。男性医务人员不能调戏或侮辱女性患者。有些精神分裂症患者有时会有性欲亢进，表现为向医务人员示爱、亲昵等动作，对此，医务人员应有所警惕，保持冷静态度，管理好自己的言行，不作出非礼举动。

（五）保护隐私

在诊治精神疾病工作中，常需要详细地了解患者所处的社会、家庭和个人生活经历、婚姻状况、性生活情况，以及患病后的各种病态观念和行为等。医务人员对这些资料有保密的责任，不能随意地谈论。在涉及法律和国家安全的情况下，应按法律程序和组织程序提供有关资料。医务人员之间为了明确诊断和治疗，相互提供资料、讨论患者病情是完全必要的，这不属于保密范畴。

（六）积极参加精神卫生服务工作

现代医学模式的观点认为人的健康不仅指躯体的健康，也包括精神、心理的健康。精神科医务人员的工作不单纯局限于门诊、病房的医疗服务模式，还应该开展综合医院精神科服务、社区精神保健服务、院外精神康复服务、精神卫生咨询服务等。

社区精神保健服务，是指在一定社区内开展精神卫生工作，利用精神疾病患者生活所在地区的人力、物力和技术，为精神疾病患者提供精神防治和保健措施，使其既得到合理治疗又逐步适应社会环境与社会生活，从而达到康复的目的。同时，还要向社会传播精神卫生的常识，增进人们的精神健康常识。这些工作都需要充分动员该地区各种社会力量的支持和协助。院外康复服务对各种精神疾病患者的出院后治疗、行为矫正、社会功能的恢复等具有很大的帮助，是精神科医务人员为社会服务的道德责任。

精神卫生咨询服务是精神治疗、征询意见、解答问题的服务活动。内容涉及人群中诸多需要解决的精神卫生问题，如治疗与康复、家庭问题、恋爱婚姻、儿童教育、升学就业、优生优育、人际关系等问题。做好这项工作，将有利于提高社会人群的精神健康素质。在我国目前条件下，精神卫生服务工作应该由精神科医务人员同有关部门共同关心和组织落实。这是精神卫生工作者的道德责任，也是社会公德对医务人员的要求。

四、传染病诊治工作的道德要求

传染病是一种以传染为主要特征的疾病，对患者而言，他们常常惧怕将疾病传染给家人，而亲友及周围人又害怕被传染上疾病，这给患者带来了许多精神上的困扰和不安。

（一）严格消毒隔离

传染病流行必须同时具备3个基本环节：传染源、传播途径、易感人群，阻断其中任何环节就能控制传染病流行。为保护易感人群的健康，医务人员应主动执行预防医院内感染的管理制度，执行消毒监测和技术培训工作，建立和完善消毒、隔离制度，预防院内交叉感染。树立对自身、患者和他人负责的高度责任心，强化无菌意识和预防观念，严格执行各类传染病规定的消毒隔离制度。对病室环境、患者随带物品、患者的分泌物、用过的医疗器具都应严格消毒灭菌，妥善处理。对隔离期内的患者应讲明道

笔记

理，严格执行隔离制度，防止交叉感染和病源的扩散。在执行有关制度中，既要严格认真，又要向患者及其家属讲清道理，使他们积极配合。

（二）强化预防保健意识

由于传染病具有传染性、流行性等特点，对社会的危害较大，所以医务人员在治疗患者的过程中要不断强化社会预防保健意识，本着既要对患者个体负责，也要对社会负责的态度，发现疫情或传染源应及时向卫生防疫部门报告，并采用积极的预防措施。同时，还要利用各种时机和形式，向患者、家属和社会开展传染病的预防保健教育，以提高全民的预防保健意识，并不断探索传染性疾病发生和变化的规律，用当代科学技术探索各种防治方法和措施，预防传染病的发生和传播。

（三）具有高尚道德情操

在传染科工作的医务人员工作辛苦，受传染的危险性也较大，但其工作不仅关系到患者的健康利益，更关系到广大社会人群的健康利益。因此，要求医务人员不畏艰辛和风险，具备无私奉献、忠于职守、全心全意为患者服务的精神，热爱本职工作，充分尊重和体谅传染病患者，给他们以人道主义的关怀和温暖，帮助他们消除思想顾虑和不良情绪，保持心理平衡。同时，要积极采取有效的措施和手段，及时治疗疾病，促进患者康复。

第四节　医技工作的道德要求

医技工作是运用专业的理论和技能，从不同的角度对病人特定部位或标本进行检查，提供相关信息及依据，或为诊疗提供药物及其他相应条件。医技工作是临床医疗工作的延伸，是临床诊断和治疗的辅助。现代医学科学技术不断提高，医技工作对临床诊疗的作用也日益重要。

一、检验科和病理科工作的道德要求

检验科和病理科是医生诊治疾病过程中的“侦察兵”，临床医生根据他们提供的生理和病理指标诊断，判断患者病情的轻重程度、治疗效果以及估计患者的预后，这两个科室的报告和评估有时还对疾病的诊断和预后起着关键作用。从两科的以上特点出发，对两科人员提出以下道德要求：

（一）要有科学严谨的工作作风

严谨的科学作风是保证工作质量的前提。检验科和病理科人员在工作中必须严肃认真，细致准确，一丝不苟。具体地说，采集标本要按照检查单的要求进行；接受标本要认真查对，避免错号、漏项、丢失等；检查操作时，仪器、试剂和标本不能凑合，而且要按照操作规程进行；检查结果如果可疑，必须将标本重复检查；填报检查结果时，不要张冠李戴；发出检查结果时要留底备查等。否则，任何一个环节上不严谨，都会影响检查结果的可靠性或及时性，轻者延时或重复检查而增加了工作量和患者的痛苦，重者可能危及患者的生命，从而发生医疗纠纷或构成医疗事故。

（二）要有实事求是的工作态度

实事求是是对检验科和病理科人员的工作态度的基本要求，表现在要如实填报检验结果等。如果检查结果与患者的临床症状不符合，要全面地看问题，及时与临床医

笔记

生联系，不可主观片面地看问题，更不能随意涂改、谎报结果。

（三）要有急患者所急的同情心

临床检验和病理诊断往往走在诊断和治疗的前面，因此，报告必须及时。如果汇报结果不及时势必拖延诊治时机，所以，检验科和病理科人员要有急患者所急的同情心，及时、准确地提供诊治依据，协同临床医务人员尽快明确诊断，不失时机地治疗患者。

二、影像科和核医学科工作的道德要求

（一）举止端庄，作风正派

在暗室或单独进行X线透视或进行同位素操作时，要求不得谈笑戏谑。男性医技人员在检查女性患者的乳房或下腹部时，应有第三者在场。影像科人员在做骨盆、耻骨联合照相时不得让患者裸露照相部位，不得进行妇科检查，更不能利用单独检查或暗室的特殊环境玩弄异性或同性。

（二）认真负责，做好防护

在诊断时要做到认真负责，不得放过任何疑点，必要时结合病史、经验和临床医师会诊，以免漏诊。同时，要防止粗枝大叶将病变性质搞错或病变部位颠倒，以避免给患者造成严重危害。另外，要注意放射线的损害作用，防止滥用和不必要的重复应用，必须使用时要做好防护，尤其是对孕妇和患者的性腺部位。

（三）加强管理，对社会负责

同位素科要加强放射源的管理，防止放射源的丢失，严格按照有关规定对放射性废气、废水进行处理，防止污染环境。正常情况下也要定期对环境污染情况进行监测，这不仅是为了工作人员的自身防护，同时也是履行对社会的道德责任。

三、临床药事工作的道德要求

（一）专研业务，确保安全

药品是医疗工作的重要手段，用药安全是药剂工作的首要责任。而药学专业又是一门专业性很强，无论是配方、发药，或是调剂、制药、药检、采购和保管等工作，都要有牢固的专业理论基础知识和精湛的操作技术。因此，药剂工作人员应不断提高自己的专业技术素质和道德素质才是做好药剂工作的重要保证。药剂人员要以强烈的事业心，刻苦钻研业务知识、不断提高自己的业务水平，严格执行操作规程。还要随着临床药学的深入发展，具备一些临床诊断知识，掌握新的医药科技动态，及时向临床医生推荐新的药物，指导临床合理用药，以良好的职业道德和业务服务，为临床提供安全、快捷、高效的服务，确保服务对象的用药需要和安全。

（二）反对促销，合理效益

在医院总收入中，药品收入占一定的比例，在以药养医的局面还未彻底改变的情况下，药品经营备受关注。在这个问题上，药剂工作管理者重视经济效益是应该的，但是要树立符合伦理要求的经济效益观。不能不顾病人的需要，利用医务工作之便强行推销或诱导使用过多或并不十分需要的药品，更不能制定或容忍从药品促销中提成的做法。要尊重病人和服务对象的利益，依靠优质服务取信于服务对象。通过加强道德自律、科学管理来降低成本，保障医疗需要，避免药物滥用，从根本上提高经济

笔记

效益。

（三）精益求精，优质服务

药剂工作必须贴近服务对象，以高质量的服务对待每一位服务对象才能发挥药物的治疗作用。因为，药剂工作人员的服务质量和态度关系到患者的用药心理效应。和蔼的态度，优质的服务，可使患者产生良好的用药心理效应，有利于疾病的治疗和康复。因此，药剂工作者必须从道德层面重视服务质量，对业务要刻苦钻研，精益求精。对服务对象要设身处地，细致耐心，在管理制度和程序上，要科学合理，体现人性化服务。如果发生差错和不良反应应该及时纠正、报告，不能文过饰非。只有以高质量的服务，才能赢得病人和服务对象的信赖。

（四）互相协作，密切配合

药剂工作是医院工作的有机组成部分，药剂工作是临床诊治不可缺少的重要环节。因此，药剂工作人员应树立为临床医疗服务的整体观念，主动与临床科室加强协作，密切配合，共同为患者服务。对临床医生违反规定乱开处方、滥用药品的行为要坚持原则，拒绝发药并耐心规劝。对不符合规定的处方应及时与医生联系，互相沟通，避免药源性疾病的发生。药剂人员要主动了解临床用药的情况，及时提出合理用药的建议，提供新剂型使用方法，开展临床药学工作。药剂工作人员之间也应加强团结，互相支持，学术上发扬民主，科研中加强协作，维护整体利益，形成良好的工作氛围。

（五）廉洁自律，依法管药

药剂工作具有严格的法规要求，是因为药剂工作涉及全人类的生命与健康，各国都极为重视，也都有不少专门的法律法规。近年来，我国已先后制定颁布了多部法律与法规，为药剂工作的法制化管理打下基础。对医院药剂工作者来说，学法、守法、依法管药，就是一个基本的道德要求。当前，药品生产、流通、应用等环节间的激烈竞争，已明显影响到医院药品的采购、应用等管理环节，“促销”手段不断花样翻新。某些道德意志不坚定者被“促销”手段吞噬的报道屡屡见诸报端。因此，医院药剂工作者要自觉抵制不良竞争手段的侵蚀，必须加强道德修养，廉洁自律，提高守法意识，做到依法管药。

推荐阅读书目

1. (美)阿图·葛文德著. 王一方主编. 医生的修炼:在不完美中探索行医的真相[M]. 欧冶，译. 杭州:浙江人民出版社,2015.

2. (美)阿图·葛文德著. 王一方主编. 医生的精进:从仁心仁术到追求卓越[M]. 李璐，译. 杭州:浙江人民出版社,2015.

3. 六六. 心术[M]. 上海:上海人民出版社,2012.

4. 李学东. 妙语仁心——医学生人际沟通[M]. 北京:中国协和医科大学出版社,2010.

5. (美)迈克尔·柯林斯. 住院医师夜未眠[M]. 裴云，译. 北京:华文出版社,2010.

6. 刘力红. 思考中医:对自然与生命的时间解读[M]. 南宁:广西师范大学出版社,2006.

笔记

学习小结

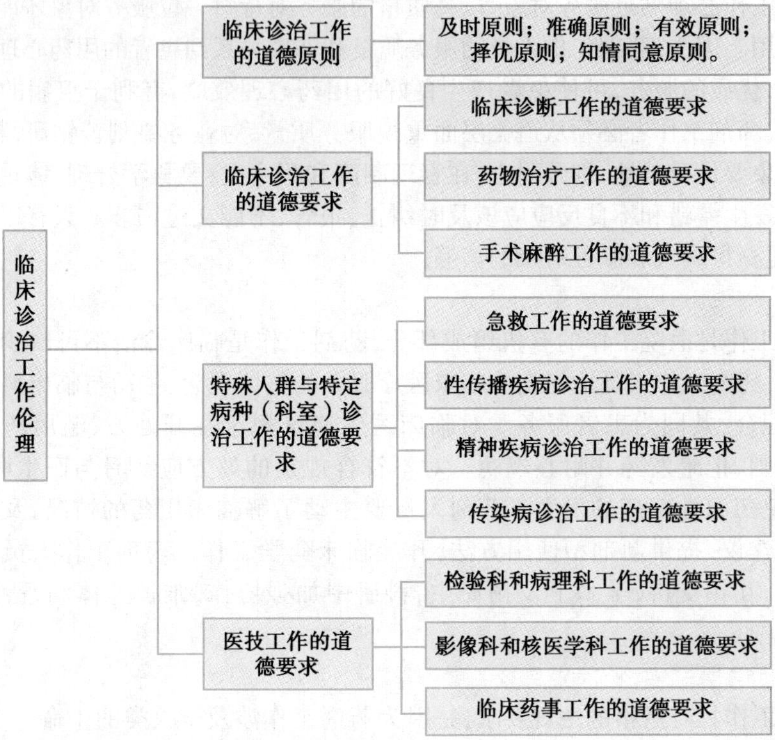

（张锦玉）

复习思考题

1. 临床诊治工作的道德特点有哪些？
2. 临床诊治工作的道德原则有哪些？
3. 临床诊断工作的道德要求主要有哪些？
4. 药物治疗工作的道德要求主要有哪些？
5. 手术麻醉工作的道德要求主要有哪些？
6. 急救工作的道德要求主要有哪些？
7. 传染病诊治工作的道德要求有哪些？
8. 临床药事工作的道德要求有哪些？

第十章

护理伦理

学习目的

在临床护理实践中，护理人员的道德水平直接影响着对病人的诊断、治疗乃至于康复。作为护理人员除应遵守护理伦理的基本原则外，还必须结合临床不同人群、不同岗位、不同疾病的特点，了解针对这些特点的护理伦理问题，恪守其护理伦理要求。

学习要点

护理工作的基本道德原则；临床护理工作中的伦理要求及基础护理与整体护理的伦理要求；门、急诊护理和特殊护理的伦理要求；社区护理的特点及伦理要求。

导入案例

一位高龄患者因慢性阻塞性肺疾病急性发作于下午4点30分收入院，入院时患者呼吸困难、胸闷，几位家属神色紧张地将其用平板车推到护士站。当班护士说："这里是护士站，不能入内。"护士将患者转移到病房，在患者病情还没有缓解时，护士对患者家属说："这里不许抽烟，不许大声喧哗，探视有时间限制……"说了几点，其中一个家属说："护士这个可不可以晚点再说，先让医生看看我爸的病情怎么样？"护士说："我等一下就要下班了，现在不给你们讲，怕你们不了解环境啊。"另一家属说："我们有什么问题再找你们吧。"护士说："我的职责是要做好入院宣教，反正伯伯的病情一时也缓解不过来，你们就先听我说了吧。"家属不耐烦地说："你还有完没完啊，没看我们正急着吗？"

讨论与思考：此案例中，护士到底错在哪了？在患者的病情尚不稳定的情况下，护理人员对患者及其家属进行与病情无关的宣教是应该的吗？在临床护理中对护理人员有哪些伦理要求？

护理伦理是研究护理人员在为患者、为社会提供服务过程中应当遵循的道德原则和规范，是构成整个社会道德的一个重要组成部分。护理伦理作为一种特殊社会意识，在社会存在及医学、护理学科的发展和提高医疗护理质量等方面，都具有其他社会意识不可替代的能动作用。

第一节　护理工作的特点和基本道德原则

一、护理工作的特点

随着医学的发展，护理已成为一门独立的专业。虽然医生与护士都是为人民的防

笔记

病治病和心身健康服务，但由于护理工作者运用的专业知识、技能及服务模式与医生不同，具有其自身的特点，因而与之相适应的护理伦理也具有特殊性。

（一）护理工作的严密性与科学性

自19世纪中叶弗洛伦斯·南丁格尔（Florence Nightingale）创建护理职业以来，护理事业之所以能够蓬勃兴起、长盛不衰，就源于护理工作是一门理论严密，技术性强的独立学科。随着生物-心理-社会医学模式的确立和完善，护理学的模式已经从执行医嘱为中心的疾病护理，发展为以病人为中心的身心整体护理。因此护理人员除了需要有系统的医学以及护理学知识外，还要涉猎伦理学、心理学、社会学、美学等相关的人文科学知识，更需要有熟练的操作技能，否则就不能适应当代护理工作的需要。尤其是当今医学事业高速发展，护理科学也随之突飞猛进，大量高新医学技术的应用，为护理工作者带来了新的挑战。所以护理工作者需要不断地更新知识，钻研技术，精益求精，强化、提高自己的业务水平，成为患者所依赖和信任的人。

（二）护理工作的广泛性和社会性

医学的目的不仅要恢复人类健康、延长寿命、降低死亡率，更重要的是提高人类的生命质量，使之具有生命价值，这就决定了护理工作的广泛性和社会性。护理工作者的重要职责是使患者减轻病痛、保存生命、促进康复。由于护理工作的范围已由单纯的疾病防治、护理，扩大到全面保健护理，护理工作对象也由少数患者扩大到整个社会人群，所以工作范围不断扩大，广泛性的特点也就显露无疑。与此同时护理工作者在为他人服务的过程中，不仅要对患者进行基本的护理照顾，而且还要担负起健康促进者、健康保护者、健康信息的提供者、护理研究者以及灾害救援者等多重社会责任，时时刻刻同医生、患者、患者家属、医技人员、行政后勤人员、社会上各种层次的人员保持联系。而处理这些关系都有相应的具体道德要求，作为护理工作者则必须承担起这些责任，尽心尽力为患者创造有利于治疗的环境和条件。因此，护理道德具有广泛的社会道德意义。

（三）护理工作的稳定性和自觉性

护士与医生、护士与护士、护士与医技人员、护士与后勤管理人员之间的关系，乃是所有护理工作者不能逃避的现实关系，是职业生涯中的一种永久关系，这就使得护理伦理具有一定的稳定性。在医疗实践中，处理好这些关系的核心就是把患者的利益放在第一位。如果大家能够和睦相处、彼此尊重、相互支持、则有利于患者的诊疗和康复。相反，如果大家各自为政，不顾大局，互相推诿扯皮，甚至互相诋毁，就会影响医疗工作顺利、有效地进行，影响或降低医疗质量，危及患者的利益和健康。所以保护患者和社会公众的生命和健康，维护患者的正当权益，正是医务人员的共同责任。另外，护理工作者在工作中常常是独立执行任务，许多工作要求个人单独完成，甚至是在患者失去知觉或不知情的情况下进行操作，其护理行为正确与否，操作程序是否规范，他人难以进行监督和了解。这就需要护理工作者达到“慎独”的境界，在道德意识和行为举止上具有高度的自觉性，坚持做到“勿以善小而不为，勿以恶小而为之”，在任何情况下都不做有损患者的事情，永葆医护工作者的高尚美德。

（四）护理工作的规范性和严谨性

护理工作者担负着许多繁杂的技术性工作，不仅要完成医生的医嘱，如给患者打针、配合医生抢救急、危重患者等，还要保持房间的环境卫生，如温度、湿度、空气流通

笔记

等一些具体琐碎的工作。这些工作看似简单，却需要千百次的重复，不容许有半点的疏忽。这就需要我们制定严格的行为规范，提出具体的责任要求，若有一点粗心大意，就会出现严重的后果。因此护理工作者必须细致严谨、认真负责、做到准确无误。在此基础上还要具备全心全意服务于患者的优秀品德，做好每一项工作，给予病人无微不至的关怀和体贴，把病人的需要和感受时刻放在心上，及时做好护理、协调和安慰工作，以赢得病人的爱戴和尊重。

（五）护理工作的艺术性与护理伦理的生动性

弗洛伦斯·南丁格尔提出："人是各种各样的，由于社会职业、地位、民族、信仰、生活习惯、文化程度不同，所得的疾病和病情不同，要使千差万别的人都得到治疗或健康所需要的最佳身心状态，本身就是一门精细的艺术。"她还说："护理工作是精细艺术中最精细者，其中一个重要原因就是护士必须具有一颗同情的心和一双愿意工作的手。"因此，护理工作不单是一门技术，它还蕴涵着丰富的道德内容，是技术与道德的统一。身为护理工作者除了要拥有知识和技术外，还要有爱心、怜悯之心和敏锐的感觉。如果每一个护士都能够把护理工作当作一门艺术来看待，与病人接触时用鼓励的眼神，细心的手势，温暖的话语，以心换心，以情感人，那么将会给予患者极大的安慰以及生存下去的勇气。所以，在护理工作中，不仅要求护士像艺术家对艺术品精雕细琢那样去做好护理工作，而且还要求护士用深厚的感情和美好的言行对待患者，即以护理的艺术性和道德的生动性，使患者处于一个接受治疗时所需要的最佳生理和心理状态。

二、临床护理工作中的伦理要求

临床护理工作中护理水平和服务质量是衡量护理工作者思想水平和业务素质的重要标志，而临床护理水平和服务质量的高低主要取决于护理工作者的技术水准和道德素养。因此临床护理工作者的工作价值，实质上是医德价值和技术价值的统一。对于护理工作者而言，在练就一身过硬的护理技术之外，系统的学习和掌握临床护理工作中的道德要求，对于更好地协调护患关系，恢复和增进患者的健康，提高护理水平和服务质量等具有重大的意义。临床护理工作的道德要求包含病人至上、尊重患者、关怀照顾、审慎勤勉、密切协作等几个方面。

（一）病人至上

病人至上是临床护理工作中的最基本要求，而努力使患者早日康复则是临床护理工作的唯一目的。围绕这个目的，护理工作者首先要对工作负责，以一颗平和平常之心，脚踏实地做好每一件事。同情、关心、体贴病人，急病人之所急，想病人之所想，应病人之所求，始终将病人的利益放在第一位。以爱人之心、恻隐之心去救治患者，尽最大努力挽救患者的生命，帮助患者战胜疾病，恢复健康。并且还要注意处理好个人利益和病人利益的关系，大力弘扬批评和自我批评的作风，在任何有损患者利益的行为面前，敢于说"不"，绝对不能为保持一团和气而视而不见。

（二）尊重患者

尊重是人的一种基本需要，每个人都希望得到社会和他人的尊重。从心理学上讲，患者需要得到比常人更多的尊重。"健康所系，性命相托。"医学职业的特点要求医务人员以人道的精神和态度对待患者。尊重患者，首先就应该尊重患者的人格。我

笔记

国《民法通则》第101条明确规定:"公民、法人享有名誉权,公民的人格尊严受法律保护。"那么患者作为公民的一分子,在医疗服务过程中其人格尊严必须受到尊重和保护。所以,医疗机构与医务人员对任何患者的人格(包括死去的患者)都应当绝对的、无条件地尊重,不应因患者有病而受到任何歧视,不应对患者进行嘲讽、侮辱和谩骂;不应使患者受到丝毫的怠慢。其次就要尊重患者的自主选择权,这并不意味着凡事都由患者自己决定、自己负责,更不是护理人员推卸责任的借口和依据,而是对患者生命和人性尊严的必要维护和有力保障。护理人员要有正确的判断力来明辨患者的决定是否属于自主决定,要努力帮助患者作出理性的、真正自主的选择和决定。其三是尊重患者的隐私权,对于患者的那些与他人和社会公共利益无关的个人隐私,比如,病人的某些病史、生理缺陷、个人生活以及财产收入等等,医护人员要格外尊重、加以保护、不能泄露。

(三)关怀照顾

关怀照顾患者是每一个护理工作者应该具有的基本道德情感。它体现在护理工作的每一个细节当中,如护士的一言一行、一举一动等。因此,医院要尽可能营造出一种充满人情味的,以患者利益和需要为中心的人文环境。例如,病房的设计以及室内设施的布置要以安静、舒适和方便为原则,尽量消除病房噪音。对于老年病人尤其是瘫痪病人,病床要加床挡,床垫要适宜,切忌不可过硬。在病人活动区域应多栽种绿色植物等等。通过这些人性化的设计,使患者保持愉悦的心情,消除患者因与外界隔离带来的焦虑、寂寞和孤独,更重要的是创造出一个和谐、轻松的护患交流场所。而对于护理工作者自身来讲,良好的文化修养、端庄的仪表、自然而真诚的微笑、温和的眼神、和蔼可亲的语言、恰到好处的肢体行为、关心体贴的态度、热情周到的服务、熟练的业务技能,都会赢得病人的信赖和尊重。一些行为看似简单,比如,见到病人主动迎候道声"您好";进入病房时先敲门;给病人进行体检时注意手温、动作轻柔等,但凡能够给病人留下美好瞬间,也会对医院在公众中树立较好的形象产生重要影响。

(四)审慎勤勉

强调护理工作的审慎和勤勉的一致性,是提高医疗质量,建立和谐护患关系的重要保证。护理工作是一项技术性很强的工作,要求护理工作者自始至终都要做到认真负责、一丝不苟,严格执行"三查七对"制度(三查:摆药后查、服药处置前查、服药注射处置后查;七对:对床号、姓名、药名、剂量、浓度、时间、用法),而不得有丝毫的差错。即使是一个人独立工作时,也要严格遵守规章制度和操作规程,自觉履行岗位职责。若有任何疏忽、失误或处理不当,都将会给患者带来痛苦或身心伤害甚至死亡。因而,护理工作者在为病人服务的过程中,处事慎重、严谨周密、准确无误就显得格外重要。同时,护理工作又是一项实践性很强的工作,操作项目比比皆是。如打针、发药、输血等是护理工作者的基本功之一;帮助病人满足生理需要如饮食、梳头、沐浴对补偿病人自理不足意义重大;测量体温和血压等可以直接帮助医生作出正确判断。所以,要求护理工作者必须具备勤勉的工作态度,主动、热情、周到地为患者服务。勤于观察患者、勤于动手操作、勤于与患者沟通、勤于巡视病房。

(五)密切协作

疾病的诊断、治疗以及护理需要医护人员的密切配合和相互协调才能完成。在医疗实践中,护理工作渗透在门诊、病房和手术操作的每一个环节中,需要依靠很多人的团结协作、共同努力才能达到良好的治疗效果。而临床护理计划的实施也需要依靠每一位护士，通过落实每一项措施来实现。因此，为了达到预定的目标，必然需要一定的组织协调，需要规范的管理，才能够使全体人员步调一致，齐心协力地完成任务。所以，临床护士必须要有团结协作的精神，必须要具备一定的组织和协调能力。

第二节 基础护理与整体护理的伦理要求

随着社会经济的快速发展和医学模式的转变，社会对护理工作者的个人素质、服务质量、服务范围、服务项目等均提出了较高的要求，要适应社会的这些需求，护理工作者必须要了解和掌握基础护理、整体护理等基本知识和技能，同时也要具备良好的道德素养。

一、基础护理的特点及伦理要求

基础护理是以护理基本理论、知识和基本技能为核心，结合人的生理、心理特点及治疗康复的需要，来满足患者的基本需求。基础护理执行情况的好与坏，与护理人员的道德修养和道德行为密切相关。

（一）基础护理的特点

1. 经常性与周期性　基础护理的各项工作大多带有经常性和周期性的特点，并用常规或制度的形式固定下来，如病床的整理，体温、脉搏、呼吸的测试，药物的口服或注射，物品的领取、消毒及灭菌，血、尿、便的采集和送检等都是每天例行的工作，并且在时间上都有明确的规定。

2. 连续性与值勤性　由于基础护理工作按时、按日、按周地周而复始运作，决定着基础护理是换人不脱岗，长年昼夜执勤，24 小时不离患者。护理人员通过口头交班、床边交班及交班记录，使患者的病情、心理等动态变化，时刻为当班护理人员所熟知和掌握，以便随时采取针对性的护理措施，并能够及时地向医生提供调整治疗方案的依据，使患者尽快康复。

3. 整体性与协调性　病房是患者住院接受诊治和医学工作者开展诊治、护理的基本场所。基础护理不仅为病人提供便于医疗、休养的环境，而且还为医生提供诊治所必需的物质条件和技术协助。如医生需用的器械、敷料等大都由护士领取、保管和消毒，医疗计划和医嘱落实也需护士协助操作或护士单独进行等。因此，医护是一个整体，医护之间，护护之间，甚至护士与其他科室医学工作者之间，只有互相配合、协调一致，才能顺利地完成对患者的诊治及护理任务。

4. 科学性与普及性　基础护理是以科学性理论为依据的，如给患者实施生活护理是根据疾病导致的生理变化的特定需求而进行的，它与照顾正常人的生活是根本不同的。患者的睡眠、饮食、排泄、活动以及对病房的温度、光线、响声、安全防护等方面都可能因病种、病情的不同而有相应的要求。护士只有运用基础护理知识而采取具有针对性的护理措施才能满足不同患者的生理和心理需要，以保证患者的尽快康复，这体现了基础护理的科学性。另外，护士还应利用与患者及家属接触较多的机会，宣传普及卫生保健知识，辅导自我护理，使之提高自我护理能力以加强、巩固疗效。这又体现了基础护理的普及性。

笔记

（二）基础护理的伦理要求

1. 热爱专业，忠于职守 基础护理平凡琐碎而又繁重，服务性很强，这就使得在世人的偏见中将其看作是侍候人、出力不讨好的工作，导致个别护理人员患得患失，不安心本职工作，影响了基础护理的质量。因此，护理工作者必须摒弃错误的偏见，充分认识到基础护理是一项人道的、有价值的科学性劳动，对患者康复具有重要意义。要求护理工作者一定要热爱护理专业，热爱基础护理工作，忠于职守，以自己的辛勤劳动和不懈努力促进基础护理技术和理论水平的提高，真正起到“临床哨兵”和“生命守护神”的作用，在提高疗效、促进患者的康复中体现自身的价值。

2. 工作严谨，一丝不苟 基础护理的科学性很强，护理工作者一定要以严肃认真的科学态度对待各项具体工作，切不可草率行事，无视规章制度，或机械地执行医嘱。要经常深入病房巡视患者，密切观察病情变化，周密审慎，严格执行“三查七对”制度和各项操作规程，防止和杜绝任何差错事故的发生。

3. 团结合作，协调一致 基础护理工作涉及面广，日常大量的体温、脉搏、呼吸、血压的检测是判断病情转归的可靠资料，通过观察这些指标的变化，可以帮助我们了解疾病发生和发展的规律，从而协助医生作出正确诊断，并为预防、治疗和护理工作提供依据；而在危重病人抢救时，生命体征的检测，又是病情动态变化的重要信息，医生需要依据护士提供的这些信息资料，作出适合其治疗的最佳方案。可见，医生正确的诊断治疗离不开大量的基础护理工作。护士与其他医务人员必须团结合作、协调一致，全力救治病人。一旦工作中有不和谐的情况发生，要以实事求是、平等友善的态度，积极沟通，顾全大局，共商解决问题的办法。

二、整体护理的特点及伦理要求

整体护理是以患者为中心，以现代护理观为指导，以护理程序为基础框架，并且把护理程序系统化地运用于临床护理和护理管理各个环节的一种工作模式。

（一）整体护理的特点

1. 系统性 整体护理是一个系统化体系，它包括护理哲理、护士的职责与行为评价、患者入院及出院评价、标准护理计划、标准教育计划及护理品质保证等，并且以符合护理程序为框架，环环相扣，确保护理水平的全面提高。

2. 整体性 整体护理要求每一个护士对患者全面负责，围绕患者这个中心，考虑“为患者解决哪些问题”，并制订护理计划，进行实施与评价。同时，在护理管理中，护理部、护士长也以整体护理的标准和要求，对护士的服务状态进行不断地监督和改进，从整体上提高护理水平，促进良好护患关系的建立。

3. 全面性 整体护理以患者为中心，视病人为具有生理、心理、社会、文化及发展的多层面需要的综合体，并且各层面又是处于动态变化的。因此，护士负责患者的全面护理，并满足不同患者的个体需要，促进患者尽早康复。

4. 规范性 整体护理有《标准的护理计划》《标准的教育计划》及一系列规范的护理记录表格，将护理业务行为统一到科学的标准水准。一方面可以避免护理工作者投入很多时间和精力去查找相关资料，又可以防止护理业务行为准则的随意性和盲目性，从而使护理工作不仅更趋于科学化、标准化，而且也更加规范化。

笔记

（二）整体护理的伦理要求

1. 独立自主，勤于思考　整体护理是按照护理程序的工作方法，为患者解决问题。为此，护士需要亲自接触患者，深入地了解和评估患者的全面情况，在此基础上作出护理诊断和制订护理计划，并且根据护理计划去实施有关的护理措施、作好护理记录，最后作出护理效果的评价。一旦工作中遇到问题，应自己设法通过学习解决或请教别人寻求答案，而不是把问题推给别人草草了事。

2. 自觉主动，勇担责任　在整体护理中，医生和护士从两个不同侧面直接对患者负责。医生从疾病的发生、发展、病因、病理以及诊断、治疗的角度对患者负责；护士则从患者行为表面的角度作出独立的诊断，制订实施计划，采取护理职责范围内的措施等，也要独立地承担责任。这就要求护士必须有主动工作的精神，因为在多数情况下，护士是在缺乏上级的监督，仅凭自己的责任感和主动性工作的。因此，护士必须有承担责任的自觉性，医护之间密切配合，才能够实现整体护理赋予护士的权利和责任。

3. 刻苦钻研，积极进取　整体护理使护理工作的重点从疾病护理转向以患者为中心的全面护理方式，从而带来了护理领域中一系列变化。一是改变了护理研究的方向和内容，除了各项护理技术操作外，还要充实“人”的研究；二是改变了护士的工作任务，护士不再是被动地、单纯地执行医嘱和各项护理技术操作，而是更全面、更系统地了解患者的整体状况；三是改变了护士的角色，护士不仅是患者的照顾者，而且是健康教育者、研究者和管理者。而这一切都需要护士有刻苦钻研的进取精神，不断更新知识，创新开拓，适应学科发展的需要，并努力培养自己的观察、表达、分析、综合和解决问题的能力，为建立适合我国国情的整体护理工作模式而努力。

第三节　门、急诊护理的伦理要求

一、门诊护理的伦理要求

门诊是医护工作者和患者联系的重要场所，是患者来医院就诊的第一站，也是患者了解医院并对医院产生印象的窗口。患者初到医院所进行的一系列活动，如挂号、就诊、检查、交费、取药、治疗等都是在这里完成。透过一个医院的门诊可以直接反映出这所医院的医疗水平和医德风貌，进而也可以折射出医院管理水平的高低。因此，与患者见好第一面，做好医院的形象使者，门诊护士责无旁贷。但由于门诊护理工作具有工作量大，任务繁重，患者数量多，病情复杂等特点，再加之患者就医时（特别是首诊患者）面对陌生的医院环境以及对自己所患疾病的担忧，难免情绪紧张，待诊时易急躁，对护理人员的语言、态度等也较为敏感，如果再碰上个别的护士态度不认真、缺乏耐心，这也就为护患关系紧张埋下了祸根。所以，这就需要门诊护理人员注重医德修养，培养良好的医德品质，提升医德境界。

（一）热情关怀，高度负责

门诊患者因受疾病的折磨，心身都处于痛苦之中，感情脆弱。他们一方面对医院以及医护人员抱有极大的期望，希望得到周到、方便、快捷的诊治服务，另一方面又怕自己的病情严重，怕预后不良，怕遇到技术不良的医护人员等等。因此，患者心理比较复杂，加之医院嘈杂的环境，繁多的手续，各种各样的检查治疗，长时间的待诊等，更进

笔记

一步加重了患者的心理负担。对于患者的种种不良情绪，门诊护理工作者要充分理解、同情患者。要用亲切和蔼的态度、充满关爱的语言与患者交流沟通。在交流过程中，要善于发现患者的思想变化和情绪波动，给予恰到好处的心理疏导；要合理安排就诊程序，妥善指导患者就诊，细致、周到、主动、热情地为患者服务；还要适时地向他们介绍防治知识，消除患者的恐惧、疑虑心理，使患者感到亲切和温暖。

（二）作风严谨，准确无误

门诊护理工作者必须尊重科学、实事求是、作风严谨、准确无误，坚持护理工作的科学性。在护理工作中，任何疏忽，如打错一针、用错一药等都可铸成大错，甚至危及患者生命。因此，护理工作者要十分谨慎，严格执行查对制度和消毒隔离制度，对可疑病情或治疗反应意外者，绝不可轻易放过，要让患者留观，直到确保安全。

（三）优化环境，安全舒适

优美、安静、清新的候诊环境，可以使患者心理稳定并保持愉悦的心情，减轻患者的紧张和焦虑并减少交叉感染的机会，提高诊疗护理效果。因而医院环境和环境文化给公众带来的影响是不可忽视的。护理工作者应将环境管理作为门诊护理的道德要求，认真做好门诊的整洁化，秩序的规范化，候诊条件的舒适化，为患者创建一个温馨、和谐、舒适、宽敞、而又难忘的医疗环境，以利于提高门诊护理的质量。

二、急诊护理的伦理要求

急诊病人的特点是“急”，病情带有突发性及不可预测性，一旦发病，来势凶猛，病况复杂，变化迅速，甚至可能危及生命。这就决定了急诊护理所面对的服务对象是需要紧急救治的急、重症患者。那么，在最短的时间内用最快的速度和最有效的方式解救处于危机状态的患者，维护其生命，为进一步治疗争取时间则是急诊救护的宗旨。因此，急诊护理不同于一般的护理，它事关患者的生死，要求护理工作人员随时都要保持急救的准备状态以应对突发事件的发生，同时也需要护理工作人员具备精准的判断能力以及扎实的急救知识和技术，全力以赴挽救患者的生命。

（一）要有“时间就是生命”的紧迫感

抢救工作就是和时间赛跑，每分每秒都与患者的生死息息相关，能否将患者从死亡线上拉回来，抢救是否及时至关重要。因此要求急诊护理工作者必须牢固树立“时间就是生命”的观念。突出一个“急”字，做到“急患者之所急”，分秒必争，全力以赴。为此，护理工作人员要有严格的时间观和紧迫感，尊重、珍惜每一位患者的生命。在救治过程中，一方面要积极协助患者尽快就诊，另一方面则要尽快与所涉及科室的医护人员取得联系。在医生未到之前，严密观察患者，悉心照料，做好监护工作。为医生的诊断治疗提供可靠依据，为生命赢得时间。同时务必要坚守工作岗位，养成良好的工作作风，随时做好急诊抢救的准备工作，“急而不躁”、“忙而不乱”、有条不紊地应对各种各样有可能发生的突发情况。

（二）要有“慎独”精神和敢于负责的态度

急诊科护理人员工作在医院的最前线，工作繁重，任务艰巨，责任重大。要做好这项工作除了要具有精湛的专业技术之外，还需要良好的医德为其保驾护航。“慎独”是我国古代自我修养的精华，也是护理工作人员做好本职工作的行为准则。“慎独”精神要求急诊护理工作者从“微”和“隐”处下功夫，廉洁自律。时时、事事、处处用医

笔记

学道德标准约束自己，自觉履行医学道德义务，提升医德境界。另外急诊患者的抢救常常需要冒一定的风险，作为护理工作者要有敢于担当的勇气和强烈的责任心，胆大心细，沉着冷静，当机立断地配合医生采取应急措施。要设身处地地为患者着想，根据患者的病情及时洗胃、吸氧、人工呼吸、止血、输液等，并详细、准确地做好抢救记录。对可疑患者要及时报告医院总值班，对有交通事故或有法律纠纷的患者，要公正地反映病情；对意识不清的患者，更要提供耐心周到的服务；对留院观察的患者，要时刻保持警惕，密切注意，严防意外，千万不能疏忽大意。

（三）要有深厚的同情心

“医乃仁术。”现代医学处处以患者为中心，不仅仅关注患者所生的疾病，同时还要照顾到患者的情感、心理等多层次需求。急诊大多为突发病，患者常常心理紧张，痛苦不堪，甚至生命垂危。尤其急救中的一些病人，会因截肢、瘫痪等而痛不欲生，继之或情绪激动、或焦躁不安、或自暴自弃。这时，护理工作者要体贴、理解患者的痛苦，给予患者亲切的关怀和帮助，鼓励他们增强信心、战胜病魔。对于自杀、意外伤害的患者不能埋怨或责怪，更不能讽刺、挖苦、歧视。要以救死扶伤的深厚同情心和关怀仁爱的美德开导他们，帮助他们重获新生，并且要以扎实的医学基本功和精湛的技术作为后盾，沉着、冷静、快速地对疾病作出判断，用最佳的抢救护理方案进行救治，争取达到最好的效果。

（四）要有密切协作的精神

急诊科室是集内、外、妇、儿等科于一身的综合科室，往往在抢救一个急、重症患者时，需要多个科室的各类专业人员共同参加，他们相互间协调程度越高，抢救成功的希望也就越大。这就要求急诊护理工作者必须把自己看成抢救团队中的一份子，注意平等协调好各个方面的关系。尤其是当患者出现疑难问题的时候，更应当团结协作，集思广益，从患者的利益出发，将最大限度地维护患者利益作为第一考量。同时要求每个成员都要以强烈的责任心和使命感全身心地投入到抢救工作中去，相互支持，相互尊重，齐心协力抢救患者的生命。

第四节　特殊人群的护理伦理

一、老年病人的护理特点及伦理要求

人口老龄化是全球面临的重大社会问题，就我国而言，根据2011年发布的全国第六次人口普查报告显示：我国60岁及以上人口占全国总人口的13.26%；65岁及以上的老年人占总人口的比例达8.87%，是世界上老年人口最多的国家，也是世界上唯一老年人口过亿的国家。《中国老龄事业发展十二五规划》中指出，“十二五”期间随着第一个老年人口增长高峰的到来，我国人口老龄化进程将会进一步加快。从2011年到2015年，全国60岁以上老年人将由1.78亿增加到2.21亿，老年人口比重则由13.26%增加到16%。未来20年，我国人口老龄化还会日益加重，预计到2030年全国老年人口规模将会翻一番。由于老龄化的加速，更多的老年人由于体弱多病，生活能力不足，从而对医疗护理的需求不断增长，老年护理的工作范围也逐渐地广泛起来，任务愈发艰巨。这就对护理人员的道德修养提出了更高的要求。

笔记

（一）老年病人的护理特点

1. 任务重，难度大 人体进入老年期后，由于各组织、器官及细胞的自然老化，生理功能逐渐减退，身体日渐衰老，新陈代谢发生紊乱，感觉变得愈来愈迟钝，智力也愈来愈退化。再加之老年病人抗病能力下降，重要器官代偿能力减弱，因此常会伴有多系统慢性疾病的发生。尤其当老年人患病以后，生活能力将会进一步下降甚至达到不能自理的地步。那么对于老年患者来说，此时就不仅仅只是需要家人的陪伴和照料，而是更加需要医护人员的精心护理。所以与照顾其他病人相比较，照顾老年病人时工作量则会增大，任务会更加繁重。比如：病人吃药、打水、翻身以及擦背等，这些原来可以自己做的事情，此时就需在护理人员的帮助下才能完成。再者，由于老年患者视力、听力功能大幅度衰减，知、感觉器官功能减弱以及平衡失调，对外界刺激的反应变得迟钝。这就使得他们遭遇危险时，不能快速地作出判断，容易发生意外伤害，护理人员在照顾中要特别注意防范。

2. 心理护理要求高 老年人的心理状态比较复杂，一方面是由于生理和病理的因素，使老年患者长期忍受痛苦和折磨，造成了他们生活上的困难，经济上的拮据和活动范围的缩小，久而久之也导致了老年患者的性情发生变化。另一方面，因为疾病的缘故，老年患者在生活中势必会给家人带来许多麻烦，所以内疚、自责、焦虑等情绪在老年患者身上表现得非常充分，失落感、无价值感、孤独感常常袭扰他们。这就使得他们的情感变得异常脆弱，甚至会变得幼稚，像小孩子一样，为一点不顺心的小事或某处照顾不周而生气。但与此同时，老年患者又强烈地渴望来自于子女、亲属以及医护人员等的关心和理解，需要被重视、被尊重、被关爱。因此，对于老年患者，不但要给他们提供疾病护理，更应该重视心理护理，帮助他们战胜疾病，恢复健康。

（二）老年病人的护理伦理

1. 尊重理解，服务周到 老年人由于体力衰弱，多患有各种疾病，加上心理比较脆弱，因而对护理人员的依赖性较大。那么对于和病人接触最多的护理人员，应充分地理解、宽容和尊重病人。态度要真诚、友善，交谈中要有礼貌，并以老年人喜欢和习惯的方式进行，耐心细致地倾听患者提出的各种要求和建议，与老人说话时，语句要简明扼要，语调平和，尤其避免因老人听力不好而大声叫喊，用心体会老年人的感受，使他们感到被重视和尊重。同时还要尊重老年人的人格及生活习惯，不要强求病人去改变。另外，护理人员还要有足够的爱心和高度的责任感以及奉献精神，最大限度地为老年病人提供多角度、全方位的服务。

2. 耐心细致，鼓励安慰 老年患者身心衰老，反应迟钝，说话啰嗦，有些患者口齿不清，甚至语无伦次，还有一些患者疑心重，脾气大，固执己见，不愿意配合。而老年人的疾病又相对复杂，容易出现问题，导致病情恶化。所以，护理人员要时刻警惕，应具备敏锐的观察力和正确的判断力，及时发现老年患者各方面的细微变化，防微杜渐，有预见性地采取有效措施，审慎从事，耐心细致。任何的粗心、疏忽都是不符合护理道德要求的。另外，老年人容易患心脑血管方面的疾病以及思维、运动障碍类的疾病，此类疾病一般病程较长，并且易反复。病人心理压力比较大，严重时会出现自暴自弃、绝望厌世心理。这就要求护理人员始终要以深切的同情心和人道主义精神悉心护理。不急不躁，不厌烦，不疏忽。对病人多开导，多安慰，多鼓励，增强病人的心理承受能力，调动病人的主观能动性，激发病人战胜疾病的信心。除此以外，护理人员还应该帮助

笔记

老年患者培养自我护理能力，变被动接受卫生保健服务为主动自觉地管理自己的健康。

3. 转变理念，做好沟通 护理人员要树立“患者优先”的服务意识，以患者满意为服务标准，以患者需要为服务范围，以患者感动为追求目标，做老年患者的守护神。当然要做到这一点，必须要转变服务理念，把患者放在心里。工作中从细处着手，加强护理理论及操作技能的学习，并且关注老年人的心理健康，加强和老年患者的交流和沟通。由于老年病人心理比较脆弱、敏感，比较在意护理人员的语言态度，所以与老年患者交流时要格外注意礼貌，说话时要面对老人，以便相互之间看到对方的面部表情，增强沟通的效果。对老人谈话要像对待成年人那样用平等的方式进行，不能像对待孩子一样，以免老人的自尊心受到伤害。当老人心情不好或感到害怕、恐惧时，护理人员应陪伴老人并适当地通过身体接触(如握着老人的手)，向老人表达温暖和关爱。不要在老人能够看见的情况下，与其他人员，尤其是亲友窃窃私语，以免老人产生误解而引发矛盾。

二、精神科病人护理的特点及伦理要求

精神科病人是一个特殊的群体，在失去正常理念的情况下，他们的行为具有较大的盲动性和不可预料性，常常会对他人和自己造成严重的伤害。因此，对精神病病人的护理除了按照常规操作执行以外，还有很多有别于其他专科的内容和特点。

(一)精神科病人的护理特点

1. 护理对象具有特殊性 精神科护士所面对的病人有别于其他躯体疾病的病人，由于精神病病人在发病阶段常表现出独特的病态心理，以及逻辑思维混乱，缺乏自知力，缺乏理智，从而导致不安全因素高发。有些病人在幻听等病态思维的支配下出现自杀、逃跑、伤人毁物等行为；有些病人不承认自己有病，情绪激动，对护士的解释不接受，不配合治疗或者拒绝治疗；更有甚者在拒绝治疗逃跑不成后，采用极端手段以寻求解脱。因此，在精神科的护理实践中病人需要更多的理解和关怀，护理人员需要付出更多的心血。

2. 护理工作繁重，责任重大 精神科护士是护士中较为特殊的群体。精神病医院一般所处的位置大多比较偏僻，而且实行封闭式管理，面对的病人又是心理有障碍的人，问题多，时刻存在着危险。并且精神科护士通常在完成日常的治疗和护理工作以外，还要密切观察患者的病情变化、心理变化和安全问题，以杜绝各种意外事件发生。尤其是在护理过程中，病人常常采取不合作、不配合的态度，使得每一件事都需要护理人员督促、监督，甚至要采取一些强制措施来保证诊治工作的正常进行。这就意味着精神科护士和其他护士相较心理压力和工作强度都比较大，所担负的责任也愈加重大。因此，作为精神科护士，要时刻提高警惕，一方面尽全力保证病人的安全，另一方面也要关注自身的安全不受到伤害。

3. 对护理人员综合素质要求高 精神科护士的服务对象大多是精神异常的病人，基本上缺乏主诉，病人不能也不会正确及时地告诉护士他们自己的内心体验和感受，甚至有些病人由于症状支配，还会出现与病情症状表现完全相反的情感反应和说法(情感倒错的病人)，有些恢复期的病人因对前途丧失信心，会有自杀的念头，而行为隐蔽得又很巧妙，以便自杀能够成功。正是因为这些病人的特殊性，因而对护理人

笔记

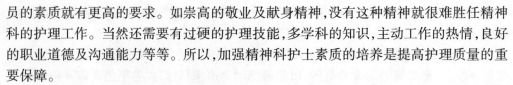

员的素质就有更高的要求。如崇高的敬业及献身精神，没有这种精神就很难胜任精神科的护理工作。当然还需要有过硬的护理技能，多学科的知识，主动工作的热情，良好的职业道德及沟通能力等等。所以，加强精神科护士素质的培养是提高护理质量的重要保障。

（二）精神科病人的护理伦理要求

1. 尊重病人　精神科病人受病情影响，其民事行为能力在一定程度上有所削弱，但基本的人权，如名誉权、隐私权、知情与选择权应该得到尊重和保障。尊重精神病人的人格和权利是护理人员应当遵循的首要的道德伦理规范。尽管精神病病人在患病期间，行为古怪无礼，语言思维混乱，但作为护理人员则不能冷淡、鄙视和责怪他们，不能对他们有任何的耻笑、歧视以及惩罚，因为他们的古怪无礼和思维混乱是疾病所致的病态表现。相反，护理人员更应该以极大的同情心去关怀照顾他们，对他们以礼相待。尤其是精神病病人在接受强制性治疗时，会存在一些正常的精神活动，提出一些正常的或比较正常的意见和要求，护理人员要注意倾听，尊重他们的意见，满足他们的正当要求。在工作中，护理人员还要应用好语言，通过语言让病人自然放松，消除戒备心理，不能给病人任何不良刺激。在语言上尊重他们，不要因为一句不恰当的话而使得早期的治疗前功尽弃，甚至发生意外。

2. 保守秘密　精神病病人的病情比较复杂，其发病常常又与个人经历、家庭教养、婚姻状况、社会环境等因素有关，询问病史时，可能会涉及病人的隐私。因此，护理人员对病人的这些病情隐私具有保密的责任，对精神病人症状的知情应限制在一定范围内，决不能向任何无关人员泄露。如果违反这一原则，将可能产生严重的后果。当病人得知自己的隐私被泄露出去以后，可能会羞愧、自卑、悲观甚至自杀，影响病情的恢复并产生严重的心理伤害，以至于发生意外。另外，精神科的护理人员应该注意，在精神病病人面前，不能泄露医院内部的事情，也不能随意透露工作人员的家庭信息及住址，这一方面是为了保守医院内部的机密，同时也是为了保证工作人员的安全，防止意外发生的需要。

3. 恪守慎独　精神科护理人员的工作，多数情况下是独立完成的，因此“慎独”修养就显得非常重要。假如护理人员不能自觉地以应有的职业责任感约束自己，如精神科病人大多是用药物控制，故而服药问题就显得至关重要。尤其是担心病人藏药，假如他们藏药不吃，病情就得不到基本的控制，如果他们把藏起来的药顿服，后果就更加严重，可以导致药物中毒甚至危及生命。可是督促病人是否按时吃药，全凭护理人员的良心和道德责任感来决定。所以，作为一个合格的精神科护理人员，一定要正直无私，恪守慎独。在任何情况下，不管病人是“清楚”还是“糊涂”，无论有无监督，都不得马虎行事，必须一丝不苟地按照科学程序自觉、主动、定时、准确、尽心尽责地完成护理任务。

4. 工作严谨　精神病人的护理异常繁杂，要求精细、严谨。一般来讲，精神病人入院基本上是被动的，多数是由家属、街道、单位或公安局送入医院救治的，不少病人入院时带有金银首饰、现金等贵重物品，这就需要护理人员做好入院后物品的检查，认真地进行物品登记，并做好签收移交工作。不得认为精神病病人“糊涂”而马虎从事。作为值班护士更应该按时巡视病房，严守岗位职责。认真检查病房内有无刀、剪、绳等危险物品，注意了解每个患者的行为。当病人有暴力行为时，医护人员可以采取强制措施来约束病人，但要以保护病人和他人安全为目的，在病人危险行为消除后，应立即

笔记

解除强制约束，严格遵守护理规章制度，最大限度保护病人的安全。

5. 举止端庄　护理人员应该是美的化身、善的代表，护理工作当中，护士的语言、行为、表情都会引起病人情绪的变化。因此，护理人员与病人交往时，举止要端庄、稳重。特别是女护理人员，不可过分注重打扮，时刻保持自尊、自爱、自重。如果是照顾异性患者，就更需要与病人保持一定的心理距离，对病人态度要和蔼，但不可过分殷勤，以免产生误会，导致不良后果。例如：给异性病人进行心理疏导谈话时，护理人员不可在单间病室停留时间过长；男性护理人员为女病人打针或换药时，最好有女护士在场等。这不仅是对病人的保护，也是护理人员的自我保护。尤其是当病人在病态思维影响下，向护理人员提出过分要求时，护理人员不能乘人之危，要坚决拒绝，同时还要耐心劝服，不讽刺挖苦。关爱他们，保护他们的隐私，用爱心、诚心、信心帮助他们尽快康复。

第五节　社区护理伦理

社区护理起源于西方国家，是由家庭护理、地段护理及公共卫生护理逐步发展演变而成的。追溯社区护理发展的历史，可将其发展过程划分为 4 个阶段。即：家庭护理阶段、地段护理阶段、公共卫生护理阶段和社区卫生护理阶段。家庭护理阶段是在 19 世纪中期以前，对居于家中的患者由家庭主妇来看护和照顾；地段护理阶段则是在 19 世纪中期到 19 世纪末期，由志愿者和少数的护士对居家贫困的患者采取护理措施，也包括指导家属对患者进行护理；公共卫生护理阶段是从 19 世纪末期起，护理的对象由贫困病人扩大到了地段居民，而护理的内容也由单纯的医疗护理扩展到预防保健服务；社区护理阶段是 20 世纪 70 年代以后，护士以社区为范围，以健康促进和疾病防治为目标，所提供的医疗护理和公共卫生护理服务。近年来，我国呈现人口年龄结构老龄化、家庭结构小型化趋势。随着人民生活水平的提高，人群疾病谱发生了改变，慢性病护理的需求量日益增加，人们在重视身心健康的同时，对疾病的预防和自我保健意识也在不断增强，社区护理工作面临着难得的机遇和挑战，已成为 21 世纪社区卫生服务的重点。

一、社区护理的概念与特点

社区护理又叫社区卫生护理或社区保健护理。它是将护理学和公共卫生学理论相结合，以健康为中心，以社区人群为对象，以促进和维护社区人群健康为目标的一门综合性学科，是集预防、保健、临床护理、康复及健康教育为一体的综合性护理服务。

社区护理主要有以下特点：

第一，社区卫生服务及家庭病床是第一线的服务，是与基层群众最先接触的服务，是整个医疗体系的门户。

第二，社区卫生服务及家庭病床是全方位的综合性服务。服务对象不分年龄、性别和疾病类型；服务内容包括了预防、医疗、康复等；服务层面与范围也极宽泛。

第三，社区卫生服务及家庭病床是一种协调性服务，提供卫生服务的医护人员必须掌握各类医疗技术专长，以及家庭和社区内、外各种资源的情况，并与之建立相对固定的关系。通过会诊、转诊和咨询等协调性措施调动整个医疗保健体系和社会其他力量共同解决人们的健康问题。

笔记

二、社区护理的伦理要求

（一）深入基层，热情服务

社区卫生服务是医护人员深入到社会基层，直接面向社区人民群众。社区的每一户、每个人都是自己的服务对象，社区内的老弱病残、妇女儿童都是自己护理关照的重点，该社区的健康教育、卫生防疫、妇幼保健、康复治疗、家庭病床、紧急救助等多方面的工作，均与社区护士直接相关，服务内容多、涉及面广。社区居民由于文化、年龄、道德修养水平的差异，对社区护理的认识不同，因此接受护理服务的态度也不一样。这就要求社区护士在工作中要有较高的道德修养水平，尊重服务对象，公正地对待每一个人，服务态度热情，举止文明礼貌，宣教耐心细致，审慎地处理好各种问题和矛盾，为社区居民提供高质量的护理服务。

（二）钻研技术，精益求精

社区护士所面临的保健服务不像在医院工作那样有详细分科，所以要求护士要具备多学科的理论、技能。例如对剖宫产术后妇女的保健，不仅要掌握成年人一般保健特点，还应掌握妇女生理特点和心理护理、术后护理、用药知识、婴幼儿护理等业务知识与技能。并且作为社区护士还应刻苦钻研业务，拓宽知识面。在决定护理服务的内容、次序及相应的替代服务时，应认真权衡利弊，如考虑护理对象的经济承受能力等。可见，精益求精的工作态度是社区护士应有的道德要求。

（三）任劳任怨，真诚奉献

由于社区护理工作以健康教育与健康促进工作为主，其工作效益带有明显的滞后性，因而卫生保健工作不容易被理解和信任，有时甚至会受到阻力，导致从事社区保健的护士在工作中遇到冷言冷语、不配合的情况。因此，社区护士应具备任劳任怨、真诚奉献的品质，在工作中认真踏实地做好每项工作，坚持“预防为主”的方针，不为名利、不图回报、坚守岗位、默默奉献。

（四）严守规则，不忘“慎独”

社区护士在工作中要严格执行各项规章制度和操作规程，谨慎地开展工作，不能因自己的粗心、过失而使护理对象身心受到伤害。在工作中，要竭尽全力为护理对象服务，采取有效措施，防止意外事故的发生，确保护理对象的安全；在操作中，用物应清洁或消毒，单人单用，防止医源性交叉感染；在独自执行保健任务时，要有“慎独”精神；在履行职业义务时，要有职业防护意识和能力，采取适当措施，减少职业危害，以严谨的科学态度爱护自己的健康。这既是对病人生命的尊重，也真正体现了社区护士内在价值和外在价值的统一。

推荐阅读书目

1. （英）安妮·马修森.佛罗伦萨·南丁格尔传[M].叶旭军，译.杭州：浙江文艺出版社，2012.
2. （英）佛罗伦萨·南丁格尔.护理札记[M].庞洵，译.北京：中国人民大学出版社，2004.
3. 张广清，邓丽丽.临床护理案例启示录[M].广州：广东科技出版社，2013.
4. 郑步勇.天使心路[M].上海：上海第二军医大学出版社，2009.

笔记

学习小结

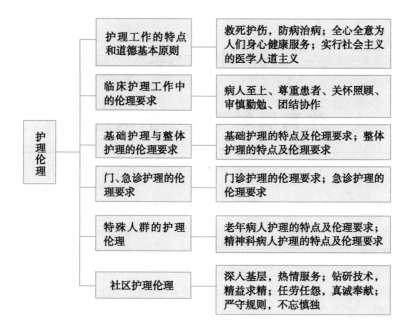

- 护理伦理
  - 护理工作的特点和道德基本原则 —— 救死护伤，防病治病；全心全意为人们身心健康服务；实行社会主义的医学人道主义
  - 临床护理工作中的伦理要求 —— 病人至上、尊重患者、关怀照顾、审慎勤勉、团结协作
  - 基础护理与整体护理的伦理要求 —— 基础护理的特点及伦理要求；整体护理的特点及伦理要求
  - 门、急诊护理的伦理要求 —— 门诊护理的伦理要求；急诊护理的伦理要求
  - 特殊人群的护理伦理 —— 老年病人护理的特点及伦理要求；精神科病人护理的特点及伦理要求
  - 社区护理伦理 —— 深入基层，热情服务；钻研技术，精益求精；任劳任怨，真诚奉献；严守规则，不忘慎独

（于克慧）

复习思考题

1. 护理工作中的基本道德原则是什么？
2. 基础护理和整体护理的伦理要求有哪些？
3. 急诊护理的特点是什么？护理急诊病人时有哪些伦理要求？
4. 护理老年病人时，对护理人员的要求是什么？

第十一章

生育医学干预中的伦理

学习目的

通过学习生育医学干预中的伦理道德，培养我们发展生命科技、尊重人类生命、尊重生育权的道德责任。

学习要点

优生的道德要求；生育控制的道德要求；人类辅助生殖技术的道德要求。

导入案例

田纳西州的路易斯·戴维斯和玛丽·戴维斯于1980年结婚，6个月后玛丽发生宫外孕，因此切除右侧输卵管。以后她5次发生宫外孕，使自然生育成为不能。1985年，戴维斯夫妇接受试管授精。这是一个痛苦的过程。在3年内，戴维斯夫妇遭遇了5次失败。1988年，冷冻保存准胎胚的技术诞生，它是将准胎胚冷冻在液态氮中保存起来供将来使用的技术，其好处在于可在妇女自然的而非人工的月经周期移回受精卵于母体以增加怀孕的机会。它也创造了某对夫妇的配子形成的胎胚被另一对夫妇甚至某一单身女子使用的可能。在1988年时，准胎胚冷冻保存的极限时间是2年。1988年12月8日，医生从玛丽采集了9枚卵子。经过授精后植入了其中的2个，冷冻了其余的7个。2周后，医院宣告植入失败。2个月后，即1989年2月，路易斯向玛丽提出离婚。于是发生了作为本案核心议题的7枚冷冻胎胚的性质以及相应的归属问题。玛丽认为自己是这些胎胚的母亲，认为他们(她们或它们)是她自己的一部分，希望得到他们以便在适当的时间将之植入体内。路易斯则认为自己拥有每个这些胎胚的一半。为了不让孩子在破碎的家庭中长大，他不希望玛丽将来生下他们共同的孩子，因而拒绝成为父亲，其行为类似于女性拒绝成为母亲而实施流产。双方遂发生诉讼。

讨论与思考：你如何看待这一诉讼？

随着医学的发展和社会的进步，人类对于自己的生育现象及其社会影响有了更加深入的认识；当代人工生殖技术的出现及其在临床上的运用，对人类传统的生育观念带来了前所未有冲击。对于人类的生育及其医学干预引起了人们大量的医学伦理思考。

笔记

第一节　优生的道德要求

一、优生的历史沿革

优生(healthy birth)是指通过医学手段改良人的遗传素质、提高人的体力和智力水平的生育控制。优生的思想和措施自古以来即已存在。古希腊哲学家柏拉图在他的《理想国》一书中曾指出择偶和生育年龄对后代健康的影响。他的学生亚里士多德在《政治学》一书中更增加了妊期卫生一项。古斯巴达人甚至实行过严格的选择后代的措施。我国古籍《左传》中也有"男女同姓,其生不蕃"的记载,已经认识到近亲结婚的后代往往不易存活和繁育。这些都反映了有关优生的早期思想和措施。优生学的发展经历了3个阶段。

(一)前科学阶段

从远古到19世纪中后叶。在这一历史时期,优生学作为学科尚未提出,然而无论就整个人类社会,还是不同民族、不同地区、不同文化,都有着重要的优生实践,并不断地涌现出优生思想。例如,原始社会,生产力极为低下时,就出现有严重残疾的婴儿被遗弃和处死的现象,这就是一种不自觉的优生措施。古人在经验基础上,提出一些优生主张,由于当时的优生措施并不是建立在科学基础上,有些主张并不可取,有些对策带有阶级压迫的烙印。因此,在19世纪以前,优生学尚未成为一门科学。

(二)建立阶段

从19世纪80年代到20世纪40年代。1883年英国科学家高尔顿(Francis Galton)在《对人类才能及其发展的调查研究》一文中首创优生学(eugenics)一词。这是优生学作为一个独立学科出现的标志。高尔顿把优生学定义为研究如何改良人的遗传素质,产生优秀后代的学科。并把达尔文的进化论直接应用于人类,探讨人类智能和遗传的关系。然而高尔顿过分强调智能的遗传性,宣扬民族优劣,被种族主义和法西斯主义所利用,成为推进惨无人道的种族灭绝政策的理论依据,使优生学和优生政策蒙受了巨大的耻辱、误解和严重的灾难。鉴于历史上出现过利用优生学(eugenics)歧视弱势人群、侵犯婚育权利、种族灭绝的恶行,在第二次世界大战之后,许多国家对待优生学持批判的态度,视为反动的伪科学,20世纪40年代优生学的研究一度处于窒息状态。因此,国际学术界非常忌讳"优生学"这个字眼。1998年,在北京召开的第18届国际遗传大会曾建议优生学(eugenics)今后不宜在科学文献中使用。我国现在使用优生优育或优生思想表述,英语中表述为healthy birth。

(三)科学阶段

20世纪50年代以来,由于生命科学的发展,加上社会的进步与经济的发展,使人们认识到发展优生学对改善人类素质、促进社会进步是十分必要的,从而引起各国政治家、科学家的广泛重视。由于广大人民认识到优生学的重要性,推行优生政策,这对促进社会进步是十分重要的,使优生学得到了健康、科学的发展。新优生学包括了遗传咨询、产前诊断和选择性流产,目标是减少劣生。近些年,又将药物致畸、污染致畸、辐射致畸、病毒感染致畸、产伤致呆等新知识补充到优生实践中来,拓展了优生学的科学基础。现代优生学成为运用遗传学原理,借助社会措施、医学手段来改善人类遗传

笔记

素质的一门多学科相互渗透的综合学科。

二、优生的伦理价值

（一）优生有利于改善和提高社会人口的智力和体力

21 世纪是竞争的时代、创新的时代。创新型人才的产生、竞争能力的提高，归根结底取决于人口素质水平的高低。没有高素质的人口，就不可能培养出创新型人才，就不可能在未来竞争中居于优胜地位。因此，提倡优生优育，提高人口素质，已成为人类社会发展的必然趋势。

（二）优生有利于改善个体遗传素质，提高智力投资的社会效益和经济效益

优生能保障所生孩子具有优秀的素质，更易于培养成为高智力高素质的社会人，能够适应较复杂的社会生活和工作环境，不仅能减轻家庭和社会负担，还能为社会创造出更多的社会财富。所以，对遗传素质优良的人投资所产生的社会经济效益一般会远远大于遗传素质较差的人。

三、优生的伦理问题

优生学是研究如何改良人的遗传素质，产生优秀后代的学科。它包括预防性优生学和演进性优生学。前者是防止劣质人口出生，后者是促进优质人口出生。无论是前者还是后者，都是对人的生命质量进行主动控制的具体措施。其伦理价值是肯定的。

预防性优生学又称消极优生学（negative eugenics），主要研究如何防止患有遗传病、先天缺陷等不良个体的出生，从而降低人类群体中不良基因产生的频率。其主要措施有婚前检查、避免近亲结婚、选择最佳生育年龄和最佳受孕时机、优生咨询、孕期保健、产前诊断、选择性人工流产以及优生立法等。主要的伦理问题是生育权利、出生权利以及生命的本体论。

演进性优生学又称积极优生学（positive eugenics），着重研究如何促进体力和智力优秀的个体繁衍，从而提高人类群体中产生良好基因的频率。采用的方法有人工授精、体外受精、胚胎移植、基因工程等。主要伦理问题是胚胎地位、人类特征、人伦关系以及如何运用这些技术等。

四、优生的伦理原则

对于优生学的伦理问题，米伦斯基提出 4 项基本原则：第一，尊重夫妇双方的选择；第二，对个人和家庭不产生伤害；第三，产前诊断的结果可靠；第四，产前诊断和遗传咨询的自愿性。尽管各国存在着文化、社会制度、道德标准的差异，但这些原则无疑在世界各国有着共同性，同样遵循 WHO 所提倡的生命伦理四大基本准则，即行善、不伤害、自主和公正准则。

（一）行善原则

也称有利原则，即尽可能使病人、参与研究者和其他受到影响的个人直接或间接受益。优生学遗传服务要为人类和家庭造福，增进人类的健康，有利于个人和家庭。要向有遗传病、先天缺陷胎儿的父母提供准确无误的诊断信息，帮助他们了解遗传病或先天缺陷胎儿的发病原因，使他们理智地面对现实，减轻他们心理和精神上的痛苦和压力；要提供病情、发展趋势和预后的信息；要提供可能的治疗信息或对患儿的教养

笔记

方法；要提供遗传风险和可采取的最佳预防措施。

（二）不伤害原则

应充分尊重人的尊严、人权和基本自由，个人的生存权益和福祉高于单纯的科学利益或社会利益。遵守保密原则，保护受检者和咨询者的隐私权。在优生学遗传服务中尽可能避免对受检者和咨询者造成不必要的损伤，或将损伤降低到最小的程度。

（三）自主原则

即应当尊重人们在负责并尊重他人自主权的前提下自己作出决定的自主权。优生学遗传服务要遵循自主自愿的原则，避免由政府、社会或医生施加的强制，妇女是生育上的重要决定者，未来的父母应自主决定是否值得进行产前诊断，或终止有缺陷的胎儿孕育降生。在家庭和国家法律、文化即社会结构框架内，妇女或夫妻对有先天缺陷胎儿的选择决定应得到尊重和保护，对有先天缺陷胎儿的处理方式应由父母作出决定，而不应由医务人员决定。

（四）公正原则

一是公平公正地分配优生学遗传服务的公共资源给最需要的人，首先要给予最需要医疗服务的人群，而不管他们的支付能力或任何其他因素，无医学指征仅为宽慰母亲焦虑而采取的产前诊断，应次于有医学指征的产前诊断。二是提供准确无误的诊断信息，应全部告知检验结果，包括模棱两可的实验结果、新的和有争议的解释，以及在专业同事间对检测结果的不同解释。对风险应客观地使用百分率或比率描述，还应预先告知任何产前诊断的检测不能完全保证有一个健康的婴儿。

第二节　生育控制的道德要求

一、生育控制的概述

生育控制（fertilization control）是指用生物的、医学的、社会和法律的手段干预人类生殖的过程，是对人的生育权利的限制，包括对正常人生育权利的限制和异常特定人的生育权的限制。前者往往是国家为控制人口数量而制定的一种普遍的政策和法令（如计划生育政策）；后者往往是从优生，即从提高人口质量、提高未来人口素质考虑，对一些严重影响后代生命质量的特定的育龄夫妇，如严重精神分裂症患者、各类智力低下的痴呆傻人、严重遗传性疾病以及其他患有医学上认为不宜生育的疾病的人实行生育的社会控制和医学控制。

生育控制主要采取的方法有：避孕、人工流产、绝育等。

二、生育控制的伦理依据

人类对自身生育的控制是人类生育史上的一大进步，其伦理依据有以下两个方面。

（一）生育控制符合控制人口数量的价值目标

世界的人口危机已经是不争的事实，世界人口在 1650 年时仅 5 亿，到 1850 年上升为 10 亿，翻番用了 200 年的时间。但是，到 1930 年上升为 20 亿，这次翻番前后用了 80 年时间。到 1960 年上升为 30 亿，到 1976 年增加到 40 亿，这次翻番才用了 46 年。到 1999 年，世界人口已达到 60 亿。预计到 2025 年时，将达到 85 亿。世界人口

笔记

的迅速增长，造成人类的生存的种种困境，诸如生态环境的恶化，自然资源的破坏，耕地的减少，粮食供应的相对不足等。控制人口数量已成为世界各国非常关注的重大问题之一。尤其是在我国，由于人口过多，粮食、住宅、教育、交通、就业、医疗、环境都成了严重问题，导致人民群众生活水平和生活质量难以大幅度提高。控制人口数量符合国家利益，符合民族利益和公众利益。

（二）生育控制有利于提高人口生育质量

现实生活中，先天性、遗传性疾病威胁着不少的家庭和人群。至今为止，人类已发现先天性、遗传性疾病有4000多种；发病率2%～4%。中国内地每年约有20万～30万例裸眼可见的先天畸形儿出生，加上出生后数月或数年才显现出来的缺陷，先天残疾儿童高达80万～120万人，占每年总出生人口的4%～6%。这些婴儿长大后，不仅不能创造财富，而且还将给整个社会和每个家庭带来沉重的负担。因此，提高人口质量已成为当务之急。生育控制符合提高人口质量的利益，符合人类生存质量提高的利益。

（三）生育控制有利于实现家庭幸福，减轻社会负担

对于一对夫妇来讲，生育一个健康、聪明的孩子，对于他们实现家庭幸福是至关重要的。通过生育控制避免和减少有缺陷和遗传病儿的出生，减轻了抚养这些病儿给整个社会和每个家庭带来的沉重负担，有利于实现家庭幸福，有助于节约有限的社会资源。

三、生育控制的伦理问题

在当代社会，人口生育调控的主要形式是要控制人口盲目地过度增长。无论是政策调控，还是道德调控，抑或其他调控手段，最终必然要落实到每一个生育者身上，落实到为避免出生不适度的生命数量的具体控制的各个环节上，于是便产生了一些不可避免的生育伦理问题。目前争议的焦点主要集中在生育控制与生育权、生命权的关系问题上。

（一）生育控制是否破坏了人的生育权

生育权是指符合法定生育条件的自然人拥有的决定是否生育、生育多少以及如何生育的自由或资格，它包括生育的自由和不生育的自由。人类社会在相当漫长的历史岁月中对人口生育一直保持顺乎自然、鼓励多生的态度，社会普遍通行的是“能生多少就生多少”的模式，在这种社会背景下的人口生产领域便无所谓人的生育权利问题。当人口生育由个人自发调节过渡到社会调节，由无节制过渡到有控制的阶段时，生育权便应运而生，成为生育控制遭遇的第一个道德难题。在生育控制和人的权利关系问题上目前主要有4种观点：

1. 人权主义的观点　认为生育是个人的私事，政府有意识地控制人口出生的政策违背了基本的人权和伦理法则。

2. 多元化的观点　认为生育控制政策涉及不同的价值观念，各国的情况不同，人们的意见很难取得一致，是个难有定论的问题。

3. 国家主权的观点　认为在国家与个人的关系上，国家要求与个人愿望之间的矛盾长期且普遍存在，政府的功能之一就是制定符合本国国情的人口政策，这是各国的内政，他国无权也不应该干涉。

4. 女权主义的观点　认为计划生育造成的代价在性别之间的分布是不平衡的，妇女几乎担负了计划生育的全部代价；生育是妇女的权利，妇女有权自主决定，而不应

笔记

受国家的控制。

这四种观点表明对生育控制与人权的关系可以站在不同的主体如同家、个人、妇女等角度作出不同评价。目前联合国《人口行动计划》的原则是："人口政策的制定和执行是一个国家的主权。"1984 年联合国《关于人口与发展的墨西哥城声明》也规定："凡认定其人口增长妨碍国家发展计划的国家，都应当采取适当的人口政策和方案。"我们认为，生育控制是否干预、侵犯、剥夺了个人的生育权利这一问题，必须结合各国的具体情况，在国家民族利益优先同时兼顾个人生育权利的基础上来予以作答。

（二）生育控制是否剥夺了人的出生权、贬低了人的生命价值

生育控制以人为的方式避免一些新生命的孕育和诞生，在传统的人口价值观、生命价值观看来，以减少"人的生命数量"为手段的生育控制否定了人的崇高存在，剥夺了胎儿的出生权利，是对人的生命尊严和价值的贬损，有违人道主义原则强调的"尊重、爱惜和维护人的生命价值"伦理要求。而现代人口观和生命价值观认为，减少"多余"生命的诞生，是对全人类长远生存权利的尊重，是社会和父母考虑未出生人的未来健康、教育、情感、物质等需要后作出的理性抉择，恰恰体现了尊重、爱惜和维护全人类的以及未来出生的人的生命的价值和尊严。

四、生育控制的伦理原则

生育控制是人类对自身的生育从自然选择转向人工选择的开端，它不仅仅是一个单纯的技术问题，而是影响到生命的遗传、家庭的稳固、社会的发展、国家的兴旺、人类的进步。因此，在生育控制中应遵循一定的伦理原则。

1. 有利原则　生育控制应有利于育龄妇女和男子的身心健康，有利于人的全面发展，有利于家庭的幸福和生活质量的提高。

2. 尊重原则　人不仅仅是生育控制的对象，而且是主体，在生育控制中要将人本身看做是目的，而不是将她或他当做仅仅是达到其他目的的手段。要尊重妇女和男子在生育问题上的自主权。

3. 公正原则　应公正地对待所有育龄妇女和男子，而不能因性别、年龄、民族、社会地位、经济状况、文化程度及其他方面的区别而在提供服务方面有所歧视。

4. 宏观控制原则　计划生育的目的是在宏观上控制人口增长，是有利于社会可持续发展、减少环境污染和提高总人口的生活质量的。但在达到人口宏观目标从而对社会带来总体正面效益时，不应忽视对某些个人或人群可能或实际带来的负面效益并给予应有的补偿。

五、生育控制技术的伦理风险

（一）避孕

避孕（contraception）是用一定的技术和方法防止怀孕、以满足社会调节人口和其他医学与非医学需要的一系列措施。避孕是生育控制的主要手段之一，尽管避孕在今天已为越来越多的人所接受，成为许多国家控制人口数量、提高人口质量的有效手段。但是，在很长一段时期内，避孕一直未被广泛地使用，非但得不到社会的承认，甚至被指责为不道德的。究其原因主要有以下 4 个方面：①社会因素：在人口问题没有成为影响经济发展的因素时，社会没有节制人口的迫切需要。另外，有一些长期被压制的

笔记

民族，如犹太民族，为了本民族的生存也反对避孕。随着世界人口的迅猛增长，由此引发的一系列社会问题接踵而来，控制人口数量便成了世界各国关注的重大问题，而避孕则是控制生育的有效方法之一。②宗教因素：如基督教从婚姻和生育不可分的观念出发，认为结婚必须生儿育女，没有生育意向的婚姻是一种罪行，避孕恰恰切断了性交与生育之间自然而神圣的联系。同时认为避孕是预先扼杀了一个人的生命，甚至谴责避孕破坏潜在的生命、损害性交的功能和违反了婚姻的主要目的。直至20世纪30年代，教皇庇乌斯十一世发布的《婚姻法》还认为，避孕是剥夺人繁殖生命的自然力，破坏上帝和自然的法律，干这种事的人犯了严重的、致命的过失。事实上，随着宗教的世俗化趋势，今天已有越来越多的宗教人士改变了先前对避孕的看法而逐渐承认了避孕的合理性。③文化因素：西方人在反对神学的世俗禁欲枷锁之后，所坚守的人性论观点认为，生育是人性自由的一部分，不应受到任何的约束，干涉人的生育是不道德的。中国传统的文化理念中，特别看重人生中结婚生子、传宗接代这一大事，儒家思想认为，性“非为色也，而为后也”。性是为了实现儒家对孝的要求——传宗接代，避免最大的不孝——无后（“不孝有三，无后为大。”）④技术因素：在历史上反对避孕真正站得住脚的理由是以前所谓的避孕药或避孕装置不但无效，而且可能不安全、有毒。随着高效、安全、无痛苦的避孕技术和方法问世，人们已改变了对避孕的认识。

此外，在伦理学中，避孕还存在或需要解决以下的认识问题：

第一，避孕术的推广使用会不会引起性关系的混乱？

这种可能性在一定范围内是存在的。避孕使性行为同生育过程可以完全分离开来，人们可以“享受纯粹的性快乐”，而不必顾虑令人沮丧的意外受孕和生殖，更不会有抚养婚外子女的负担和分割遗产的麻烦，这就减轻了对性交后担心的心理压力，从而改变了人们的性观念，使性关系远比过去自由。特别是20世纪70年代的美国，避孕成了性解放的工具，性滥交如同洪水猛兽冲击着美国的家庭与社会，严重腐蚀着人们的灵魂，摧残着人们的肉体。但是，我们必须看到这并不是避孕本身的过错，规范性关系是人类社会发展必然面临的难题，问题解决的关键在于通过教育改变人们对性的态度，以道德和法律来约束和控制人们的性行为。

第二，鼓励避孕会不会导致更多的人工流产？

人工流产是避孕失败的补救措施，这使一部分人担忧，鼓励避孕会不会导致更多的人工流产产生。事实上，无论是鼓励避孕还是禁止避孕都有可能导致更多的人工流产，二者不存在必然关联，这主要取决于当时的社会文化氛围和个体所处的现实环境。尤其是现在，人们已普遍认为生育不是绝对义务，万一避孕失败就一定会求助于人工流产。所以认为避孕导致人工流产的增加是没有根据的。

第三，避孕会不会使人们放弃生育的义务？

避孕的产生，将妇女从沉重的生育负担中解脱出来，越来越多受过良好教育和有事业心的女性选择不生或少生孩子。避孕的产生也使一部分人可以逃避婚姻的义务和责任而单纯去享受性生活，这导致了越来越多同居、独身以及丁克家庭的产生。社会学家不禁担忧，大量的人们放弃生育的义务会不会影响到社会和国家的利益以及人类人种的延续，人类会不会由此面临灭顶之灾。事实上，这是过分夸大了避孕可能出现的副作用，避孕不至于使多数人放弃生育的义务，避孕与生育的内在统一性在于：避孕是为了有节制的生育，更合理的生育。

笔记

（二）人工流产的伦理争议

人工流产是指由孕妇或他人（通常是医生或助产士）有意施行堕胎，人为地结束妊娠。它包括治疗性人工流产和非治疗性人工流产两种类型。早期的人工流产往往出于抢救孕妇的需要，又称之为治疗性人工流产，其伦理争议不多。非治疗性人工流产的主要目的在于控制人口出生，其伦理争议较多：以罗马天主教会为代表的"保守派"认为生命始于受孕，主张人的生命从受精卵形成就已经开始，胎儿就是人，应具有与已经出生的人一样的权利，人工流产是不道德的；而自由派则认为胎儿还不是人，只不过是母腹中的一块组织，不具备独立于母体的权利，因此人工流产在伦理学上是可以被接受的。上述泾渭分明的不同观点至今仍影响着当代西方对人工流产等生命伦理学问题的论争：胎儿是不是人？它有没有出生的权利？这正是现代西方人士对人工流产道德争议中，最集中、最本质、最深刻的问题，由于它已经转化为高度抽象的哲学、伦理学，甚至社会学和法学的问题，因此成为无法简单回答和轻率处理的问题。人工流产在现实中经常被视为一种选择后代性别的有效技术手段。因此，评价人工流产的伦理学价值往往无法回避其特定的职能和背景。

（三）绝育

绝育（sterilization）是用手术等医学手段使有生育能力的男性或女性永久丧失生育能力的生育控制办法。现代社会绝育的目的主要包括治疗、避孕、优生三种，如为了治疗某些妇女的疾病、避免某些情况下怀孕对母亲造成的生命威胁、为了控制人口数量和提高人口质量等。

一般而言，无论是出于个人动机，还是出于社会动机，只要是合理的，如个人不愿多育、甚至为了事业不愿生育、为了疾病的治疗和预防、为了控制人口数量和提高人口质量等，这类绝育在伦理学上是可接受的，甚至应该鼓励。但是对某些严重的遗传病患者尤其是智力严重低下者的非自愿绝育存在着较大的伦理争议。这个问题可以从有利、尊重、公正、互助和知情同意等原则进行分析和评价。

第一，对智力严重低下者施行绝育是否符合他们的最佳利益，或可以给他们带来哪些利益或好处？给家庭、社会带来哪些好处？

智力严重低下者生育有严重缺陷子女的比例很高。这些有严重缺陷的孩子势必给父母、家庭和社会带来沉重的负担。当然，这里不能仅仅从减轻家庭或社会负担来考虑这一问题。但也并不是不考虑家庭社会负担，尤其是如果这个负担影响到有限医疗资源分配时，我们就不能不考虑当事人、家庭以及社会的利益。

第二，对智力严重低下者施行绝育是否侵犯了他们的生殖权利或生育权利？生殖或生育权利是不是绝对的？

生育和结婚不同，生育会给他人或社会增加生存和发展的负担，无限制地行使生育权利就会带来严重消极后果，对全社会不利，对生育者本人及孩子也很不利。同时，生育权利的行使也常带来相应的对子女养育的义务。智力严重低下者有性的生物学欲望，但他们不具备对后代尽养育义务的能力，这样，就会造成一些对他们自己、对他们的孩子、对他们的家庭都不幸的悲剧性后果。因此，采取限制智力严重低下者生育权利的绝育是可以允许的。

第三，对智力严重低下者施行绝育是否有利于对资源的公正分配？

在一个智力低下者人数较多的地区，他们对生活费用、医药费用占的份额很大，肯

笔记

定会影响这些地区的发展,造成对资源分配的不公,这也是导致这些地区贫困、落后的一个根源,反过来也影响了对智力低下者的支持和照顾。智力严重低下者对他们家庭的经济、资源的侵占造成了许多众所周知问题和损害。

第四,对智力严重低下者施行绝育是否有利于社会的互助、团结?

对智力低下者施行绝育,能解除他们因生育带来的种种不幸,也就促进了家庭和社会利益,这样做能有利于更公正地分配资源,当然也就有利于社会的互助和团结。

第五,社会对绝育措施的控制,是否应做到知情同意?

必须强调对未成年人不得施行绝育术;除对某些有严重遗传病和精神病患者应进行义务绝育外,一般都应得到本人和配偶或家庭的知情同意,自愿进行绝育,即便是自愿的也需经过一定的医学和法律程序。

第三节　人类辅助生殖技术的道德要求

人类辅助生殖技术(assisted reproductive technology,ART),指采用医疗辅助手段使不育夫妇妊娠的技术,包括人工授精(artificial insemination,AI)和体外受精-胚胎移植(in vitro fertilization and embryo transfer,IVF-ET)及其衍生技术两大类。

一、人工授精

人工授精是用人工技术将精子注入母体,在输卵管受精以达到受孕目的的一种方法。这一技术主要用来解决男性不育症。人工授精按照精子的来源不同可分为夫精人工授精(artificial insemination husband,AIH)和供体人工受精(artifical insemination donor,AID)。

(一)人工授精的伦理价值

人工授精是一种造福于人类的生殖技术,其伦理价值是应当充分肯定的。

1. 人工授精技术解决男方无法自然受精之不育症　据世界卫生组织报告,全世界育龄夫妇中大约有5%~15%是不育症患者,其中男性不育患者占1/3~1/2,而且有逐年增高的趋势。男性不育有两种情况:一是精液正常,但由于器质性病变或性功能障碍,使精子不能进入或不易进入子宫颈,造成不育;二是精液异常,精子数量在3000万/ml以下,精子活动力低下,或精液液化不全而导致的不育。第一种情况可采用夫精人工授精(AIH)的方法,第二种情况可采用供精人工授精(AID)进行治疗。

2. 人工授精可以帮助夫妇都是遗传病基因携带者或男方是严重遗传病患者的家庭获得健康后代　一对夫妇如果都是隐性遗传疾病同一致病基因的携带者(杂合子),那么他们生出患儿(纯合子)的概率为1/4。如果丈夫是某种显性遗传病患者,那么他们生出患儿的概率为1/2。这类家庭的痛苦和烦恼是难以想象的。供精人工授精(AID)则可给这些家庭送去福音:前者可以使用非携带者提供的精液人工授精,后者可以使用非遗传病患者提供的精液人工授精,从而得到理想的、健康的后代。

3. 人工授精可作为生育保险技术为人类谋幸福　如已婚男子可在行绝育术之前,将自己的精液储存于精子库中。术后如因后代夭折或婚姻变化等而希望再生育时,可使用储存的精液人工授精以达到生育的目的。再如军人在出征之前,探险家在探险出发之前,从事某种影响生育的职业(如接触放射性物质)之前,因病必须应用某

笔记

些影响生育的药物之前，接受影响生育的放射治疗和手术治疗之前等，都可以将自己的精液储存于精子库中，作为生育保险。

4. 人工授精有利于优生　应用冰冻精液人工授精始于1953年，20世纪70年代初开始建立精子库冷藏精液，以备人工授精使用。精子库将精液加入等量的介质溶液中（常用介质是葡萄糖、甘油、枸橼酸卵黄及二甲基亚砜等），将pH校正到7.2～7.4，置入安瓿内采用液氮储藏，低温达－196℃。这样，精液经过冷藏的大幅度降温过程以及融化使用的大幅度升温过程，许多异常发育的精子都可以被杀灭，留下的是健康精子，而且精子的遗传物质并不受影响。所以，采用精库精液人工授精，胎儿发生畸形的机会很少。

（二）人工授精的伦理问题

1. 生育与婚姻的分离　自古以来，生儿育女是婚姻与爱情结合的永恒体现，人们常把孩子比作爱情的结晶。然而，人工授精切断了生育与婚姻的联系，切断了生育与性行为的联系。由于人工授精不需要夫妻间的性行为就可以培养后代，以人工操作代替了性交，因而有人提出，人工授精把生儿育女变成了“配种”，与夫妻间的结合分开，把家庭的神圣殿堂变成了一个“生物实验室”，使妻子认为无需丈夫和家庭就可以满足生孩子的愿望，从而破坏了婚姻关系。

2. 亲子关系的破裂　采用供体人工授精技术在客观上造成了所生的孩子有两个父亲：一个是养育他（她）的父亲，也称社会学父亲；一个是提供他（她）一半遗传物质的父亲，也称生物学父亲。由此，就必然提出了谁是真正的父亲的问题。

传统伦理道德的亲子观念非常强调父母与子女之间的生物学联系，即血缘关系，而供体人工授精的应用却使父母与子女间的生物学联系发生了分离。生物学父亲与社会学父亲的分离、遗传学父亲与法律父亲的分离，扰乱了传统的血缘关系和人伦关系，使传统的婚姻、家庭、亲子观等道德观念受到强烈的冲击。到底谁是孩子真正的父亲，涉及了遗传学、生物学、伦理学和法学诸多方面的问题，引起了全社会的关注。

3. 其他问题

（1）未婚女子人工授精：未婚妇女可借助AID技术无需丈夫而得到后代，这样，婚姻和生育的必然联系被AID技术切断了。对于那些只是为了满足生儿育女的愿望才结婚的妇女，AID技术使他们不必结婚而照样生儿育女。对此，学术界也存在两种不同的态度。有人赞成将一辈子不愿结婚的非婚妇女列入人工授精的适应者之列，认为这些妇女有选择独身、放弃婚姻的权利，也有要求生育的权利。反对者从正常的家庭结构和孩子成长的环境角度考虑，认为没有父亲的家庭是残缺的家庭，更重要的是，孩子在没有父亲的家庭中对其身心健康和成长是极为不利的。作为治疗不育症为目的的人工授精，不应满足这些妇女的要求，而是要严格限制或禁止。

（2）血亲通婚：如果用同一供精者精液为数位妇女作了AID，那么，从生物-遗传的角度来看，这几位妇女所生的孩子，都是同父异母的兄弟姐妹。这些孩子长大后如果相互婚配，即形成“血亲通婚”。这是违反优生原则的，是法律上不允许而已限制的。为此在进行AID时应采取相应措施：一是限制同一供体的供精次数；二是限制同一供体的精液的使用次数；三是同一供体的精液要在地区上分散使用。

（3）精液的商业化：精液商品化，即允许供体出卖自己的精液，这无疑会大量增加精液的来源，解决精源不足的问题，但由此而带来的负面问题也很多。精液商品化可

笔记

能使供精者不关心其行为上的缺陷，如隐瞒遗传疾病史或性病史，或为了竞争或追求盈利而忽视精子的质量，或追求高质量而使人类基因库变得单调而缺乏多样化，最终影响人类生存质量。因此，国内外大多数学者认为，把精子作为商品是不合适的。有正常生育能力的健康男性自愿捐出精液用于人工授精，不仅给不育症夫妇带来福音，而且服务于优生，促进他人家庭幸福和社会进步，是值得赞赏的人道行为，不应是为了谋求金钱作为报答的。

二、体外受精

体外受精（俗称试管婴儿）是用人工的方法使精子、卵子在体外（如试管）结合形成胚泡并培养，然后植入子宫自行发育的技术。包括了诱发超排卵、人工授精与体外培养以及胚胎移植 3 个关键性步骤。

自世界上第 1 例“试管婴儿”于 1978 年 7 月 26 日在英国诞生，此后，体外受精在全世界各国得到迅速发展，成功率从 1% ~2% 提高到 40%，从剖腹产发展为自然分娩。我国于 1988 年 3 月 10 日诞生了第 1 例试管婴儿。

（一）体外受精伦理价值

体外受精主要是解决妇女不育问题。该技术最初只是用于输卵管阻塞造成的妇女不孕症。随着体外受精技术的发展，其应用范围也在扩大。与代理母亲结合，可解决妇女因子宫病患或已切除子宫而不能妊娠患者。

体外受精技术还可以与遗传学研究和优生学研究密切联系来造福人类。比如，对有遗传病的患者胚胎进行着床前遗传学诊断，发现遗传缺陷者则不用于胚胎移植；也可为早期胚胎进行基因治疗提供可能性；对严重少精或弱精症患者，可通过显微操作技术，选择一个健康的精子直接注射到卵中使卵受精；甚至可能把某些优秀基因植入受精卵内。体外受精技术还可以帮助那些已做输卵管结扎手术的妇女，当孩子不幸失去时恢复生育功能，起到完善计划生育政策、为自觉实施绝育术的妇女提供了“生育保险”作用。

（二）体外受精伦理问题

1. 代孕母亲　代孕母亲是体外受精技术应用和发展的产物，她是体外受精技术应用于解决妇女某些特殊不孕症如无子宫而出现的。代孕母亲又叫代理孕母，是指按委托协议代人妊娠分娩的妇女，这些人或用自己的卵人工授精妊娠、分娩后交别人抚养，或用他人的受精卵植入自己的子宫妊娠、分娩后交人抚养。

代孕母亲由于能给人们带来裨益而受到欢迎。它可以满足特定夫妇抚养一个健康孩子的愿望，尤其是抚养一个具有夫妇一方基因的孩子的愿望。有些妇女由于患有染色体显形或伴性遗传病，如血友病而不能孕育；有些由于妻子患有其他人工生殖方法不能解决的不孕症如无子宫，但夫妇迫切需要孩子。在这种情况下，代孕母亲是唯一出入路。

同时，代孕母亲的出现，也带来不少伦理问题：

(1)生育动机的变化：代孕母亲之所以替人生子，原因是多方面的。国外曾进行过调查，在为何要做代孕母亲一览中有如下的内容：“我喜欢怀孕”，“为了分享做母亲的快乐”，“赎我过去人工流产的罪”，“家里需要钱”等。而且大多数代孕母亲承认，她们之所以做代孕母亲是因为它提供了一个比其他职业更好的经济来源。代孕母亲在美国已经成为全国性现象。有的代孕母亲尽管声称自己不是为了钱，但实际上有不少代孕母亲通过提供这种服务得到了报酬。这使人类的生育动机产生了巨大的变化，这种变化，使婴儿变成了商品，使人类的生殖器官变成制造和加工婴儿这种特殊商品的机器，从而导致子宫工具化、婴儿商品化，代孕商业化。

(2)母子关系的淡化："母爱"是人类的一种高尚情感，它被誉为"圣洁的爱"、"神圣的爱"、"真正的爱"。生育是母爱的基础，母爱的产生，生育因素比遗传因素重要得多。代孕母亲经过十月妊娠，会不可避免的对孩子产生母爱，如果是一个健康漂亮的孩子，这种爱就更强烈。而养育母亲没有亲身经历生育过程，会不可避免的影响到对孩子的爱，如果是个"令人讨厌"的孩子，如相貌丑陋、过分顽皮等，这种爱就更成问题。如果这位养育母亲有生育能力，但不愿生育才通过代孕母亲生了这个孩子，那么，这个孩子的命运就更令人担忧了。

因此，对代孕母亲应进行有效控制，使其真正发挥有益于人类的作用。现在，大多数国家反对代孕母亲，更禁止商业性代孕母亲。例如，法国禁止代孕母亲，德国发现代孕母亲要罚款，中国从 2001 年 8 月 1 日起禁止实施任何形式的代孕技术，中国香港地区允许代孕但不允许商业化，各国在法律上禁止了商业性代孕母亲在医疗机构的实施。尽管如此，代孕母亲在有些国家实际存在，有时还发生有关代孕母亲的法律案件，这至少表明对这项技术社会需求的存在。就目前而言，代孕母亲只应作为人类自然生殖过程的补充手段，使用中应遵循以下伦理原则：一是有妊娠能力的妇女禁止使用代孕母亲；二是未婚女子或男子禁止使用代孕母亲；三是选择代孕母亲应考虑其动机，应选择无获利动机者。

2. 父母的身份　体外受精，再加上人工授精技术，在代理母亲的帮助下生育的子女其父母亲最多可达 5 人，即提供遗传物质的父母亲、履行了养育职能的父母亲以及实施孕育功能的代理母亲。5 人中，谁是真正的父母亲？在此，应遵循的是父母-子女间的法律原则，即抚养-赡养原则。负责养育的社会父母是道德上、法律上的合法父母，因为养育比提供遗传物质更重要，也比提供胚胎营养、发育场所更重要。亲子关系是通过长期养育行为建立的，现代生殖技术产生的养育父母比其他人尽了更多的义务，与子女的关系更为密切，孩子的父母应该是养育父母。

三、人类辅助生殖技术的伦理原则

（一）有利于患者的原则

医务人员有义务告诉患者目前可供选择的治疗手段、利弊及其所承担的风险，在患者充分知情的情况下，提出有医学指征的选择和最有利于患者的治疗方案；禁止以多胎和商业化供卵为目的的促排卵；不育夫妇对实施人类辅助生殖技术过程中获得的配子、胚胎拥有其选择处理方式的权利，技术服务机构必须对此有详细的记录，并获得夫、妇或双方的书面知情同意；患者的配子和胚胎在未征得其知情同意情况下，不得进行任何处理，更不得进行买卖。

（二）知情同意的原则

人类辅助生殖技术必须在夫妇双方自愿同意并签署书面知情同意书后方可实施；医务人员对人类辅助生殖技术适应证的夫妇，须使其了解实施该技术的必要性、实施程序、可能承受的风险以及为降低这些风险所采取的措施、该机构稳定的成功率、每周

笔记

期大致的总费用及进口、国产药物选择等与患者作出合理选择相关的实质性信息；接受人类辅助生殖技术的夫妇在任何时候都有权提出中止该技术的实施，并且不会影响对其今后的治疗；医务人员必须告知接受人类辅助生殖技术的夫妇及其已出生的孩子随访的必要性；医务人员有义务告知捐赠者对其进行健康检查的必要性，并获取书面知情同意书。

（三）保护后代的原则

医务人员有义务告知受者通过人类辅助生殖技术出生的后代与自然受孕分娩的后代享有同样的法律权利和义务，包括后代的继承权、受教育权、赡养父母的义务、父母离异时对孩子监护权的裁定等；医务人员有义务告知接受人类辅助生殖技术治疗的夫妇，他们通过对该技术出生的孩子（包括对出生有缺陷的孩子）负有伦理、道德和法律上的权利和义务；如果有证据表明实施人类辅助生殖技术将会对后代产生严重的生理、心理和社会损害，医务人员有义务停止该技术的实施；医务人员不得对近亲间及任何不符合伦理、道德原则的精子和卵子实施人类辅助生殖技术；医务人员不得实施代孕技术；医务人员不得实施胚胎赠送助孕技术；在尚未解决人卵胞浆移植和人卵核移植技术安全性问题之前，医务人员不得实施以治疗不育为目的的人卵胞浆移植和人卵核移植技术；同一供者的精子、卵子最多只能使 5 名妇女受孕；医务人员不得实施以生育为目的的嵌合体胚胎技术。

（四）社会公益原则

医务人员必须严格贯彻国家人口和计划生育法律法规，不得对不符合国家人口和计划生育法规和条例规定的夫妇和单身妇女实施人类辅助生殖技术；医务人员不得实施非医学需要的性别选择；医务人员不得实施生殖性克隆技术；医务人员不得将异种配子和胚胎用于人类辅助生殖技术；医务人员不得进行各种违反伦理、道德原则的配子和胚胎实验研究及临床工作。

（五）保密原则

凡使用供精实施的人类辅助生殖技术，供方与受方夫妇应保持互盲、供方与实施人类辅助生殖技术的医务人员应保持互盲、供方与后代保持互盲；机构和医务人员对使用人类辅助生殖技术的所有参与者有实行匿名和保密的义务。匿名是藏匿供体的身份；保密是藏匿受体参与配子捐赠的事实以及对受者有关信息的保密；医务人员有义务告知捐赠者不可查询受者及其后代的一切信息，并签署书面知情同意书。

（六）严防商业化的原则

机构和医务人员对要求实施人类辅助生殖技术的夫妇，要严格掌握适应证，不能受经济利益驱动而滥用人类辅助生殖技术；供精、供卵只能是以捐赠助人为目的，禁止买卖，但是可以给予捐赠者必要的误工、交通和医疗补偿。

（七）伦理监督的原则

为确保以上原则的实施，实施人类辅助生殖技术的机构应建立生殖医学伦理委员会，并接受其指导和监督；生殖医学伦理委员会应由医学伦理学、心理学、社会学、法学、生殖医学、护理学专家和群众代表等组成；生殖医学伦理委员会应依据上述原则对人类辅助生殖技术的全过程和有关研究进行监督，开展生殖医学伦理宣传教育，并对实施中遇到的伦理问题进行审查、咨询、论证和建议。

笔记

推荐阅读书目

1. 许志伟,朱晓红. 生命伦理对当代生命科技的道德评估[M]. 北京:中国社会科学院出版社,2006

2. 肖君华. 现代生育伦理问题研究[M]. 长沙:湖南人民出版社,2005

3. 王延光. 中西方遗传伦理的理论与实践[M]. 北京:中国社会科学出版社,2011.

学习小结

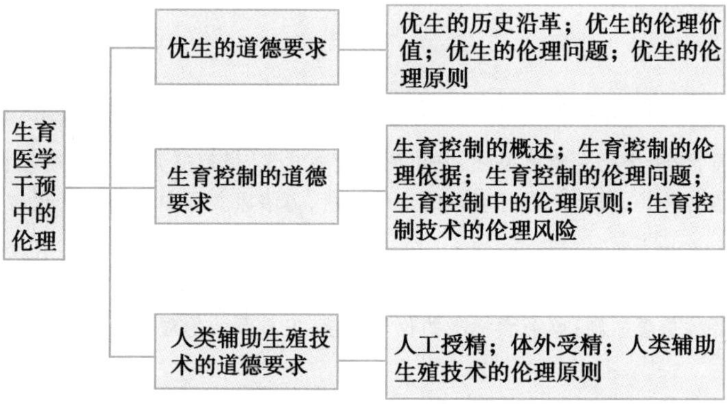

（于　雷）

复习思考题

1. 生命的内涵是什么？
2. 优生应遵循哪些伦理准则？
3. 生育控制应遵循哪些伦理原则？
4. 人工授精应遵循哪些伦理原则？
5. 体外受精涉及哪些伦理问题？

第十二章

死亡伦理与临终关怀

学习目的

通过学习，使医学生对临终关怀、安乐死的道德意义、道德原则有清晰的把握；学会在医学实践中对临终关怀、安乐死进行理性的伦理分析，为临床实践中遇到的伦理难题的选择判断打下基础。

学习要点

临终关怀的伦理原则；脑死亡标准的伦理价值；安乐死的伦理问题及其社会意义。

导入案例

2007年，年近八旬的曾婆婆摔了一跤后瘫痪在床，后被送到二儿子家中赡养，76岁的邻居宋某经常跟曾婆婆聊天。曾婆婆多次表露出，瘫痪在床不仅拖累后人，本人也受苦，希望早点死了算了。2008年11月下旬，曾婆婆向宋某提出，给她买点农药来自杀。"看到她活着痛苦，又是多次求我了，我就心一软，答应了。"宋某说。不久后，他就在邻村一店铺买了5颗"豌豆药"（一种形似豌豆的农药）。初时，宋某还有些犹豫，直到12月7日傍晚，才悄悄将已压碎的"豌豆药"放在曾婆婆旁边的一个桌子上，随后离开。当晚，曾婆婆服毒身亡。宋某因涉嫌故意杀人罪，被警方刑拘。

讨论与思考：什么叫安乐死？临床上如病人要求安乐死，医护人员应该怎么办？

临终患者最终都要走向死亡，但是怎样死才能体现人的权利和尊严呢？对于死亡道德问题的研究，已成为具有世界性、时代性的课题。临终关怀是帮助病人安然度过临终阶段，而安乐死则是一种特殊的临终关怀。

第一节　死亡伦理概述

一、死亡标准的转变

传统的死亡标准是指由于心肺功能丧失而导致的呼吸心跳停止，就是死亡。这一标准受到了现代医学科学的挑战。在很多情况下，符合这一死亡标准的个体，通过应用现代心肺复苏技术，恢复了生命体征，甚至痊愈出院。特别是心脏起搏器、人工呼吸机和人工血液循环等现代生命支持系统的出现和普及，以及器官移植的成功和发展，使一些丧失自主心跳、自主呼吸的个体，获得了存活、甚至恢复健康的机会。于是，传统的死亡标准在现代医学实践的挑战下发生了动摇。

1968 年，在世界第 22 届医学大会上，美国哈佛大学医学院特设委员会提出了"脑死亡"的现代死亡标准，并制定了 4 条诊断标准，即"哈佛标准"：一是对外部刺激和身体的内部需求毫无知觉和完全没有反应；二是无自主运动和自主呼吸；三是脑干反射消失；四是脑电波平直。并要求待以上标准持续 24 小时，反复观察和测试结果无变化，而且要排除体温过低（<32.2℃）或刚大量服用中枢神经抑制剂两种情况。

二、脑死亡标准的道德意义

脑死亡标准的提出，使死亡定义、人们对死亡的认识和死亡判断标准发生了根本变化，也标志着人们对生命与死亡的认识上得到飞跃。其伦理价值在于更加科学、更加道德地对待死亡。

（一）死亡标准更加科学化

国内外的研究表明，就当前的医学水平而言，真正脑死亡的病人是无法复苏的，因此，以脑死亡作为死亡的判断标准是科学的。应用脑死亡标准，还可以及时地抢救在传统的心肺标准下，进入假死状态的患者，维护人的生命。

（二）有利于卫生资源的合理有效利用

既然脑死亡是不可逆转的，就不应该再为其花费巨大的卫生资源，否则就是对生者的不人道。特别是像我国这样的发展中国家，医疗资源有限，更应该合理有效地利用有限的卫生资源，体现医学的公正性与公益性。

（三）有利于器官移植的开展

如果脑死即人死能以法律的形式固定下来，那么，就为合法取用脑死者的器官用于器官移植提供了前提条件。

（四）维护了死者尊严

人的生存不仅具有生物学功能，更有社会学功能。当人处于脑死状态时，虽然可能尚存部分生物学功能，但其社会学功能完全丧失。对脑死者的过度抢救，不仅不能使其死而复生，反而有损死者的形象和尊严，也是很不人道的。

三、中国脑死亡概况

根据什么标准来判断人的死亡，这是一个医学问题。脑死亡标准取代心肺死亡标准，在许多国家还未成为现实。即使是在首先提出脑死亡标准的美国，在推行过程中也遇到了不少阻力。在欧洲一些国家、日本等，也引起了较大的争论。目前，有的国家已执行脑死亡标准，有的国家仍然执行心肺功能标准，还有的国家是心肺功能标准和脑死亡标准并存。执行脑死亡标准需要医学会和法律的认可和支持，也需要改变公众的观念。在没有接受脑死亡标准的国家，医务人员遇到脑死亡的病人是否救治，往往处于伦理的两难境地：继续救治，显然是白白浪费卫生资源，延长患者的死亡过程和痛苦，增加死亡患者家庭的负担等；停止救治，医务人员面临患者家属诉讼的风险等。既然脑死亡是现代医学发展的必然产物，观念转变和执行脑死亡标准势在必行。

我国医学界最早提出脑死亡问题的时间是在 20 世纪 80 年代。1986 年，在南京

笔记

召开的心肺脑复苏座谈会上，急救、麻醉、神经内、外科等与会专家倡议并草拟了我国第一个《脑死亡诊断标准（草案）》，至2002年此草案已六易其稿。

2002年10月26日，由国家卫生部脑死亡法起草小组制定的《中国脑死亡诊断标准（成人）》，在武汉举行的全国器官移植学术会议上首次披露，现代死亡标准——脑死亡，终于在伦理、法律、情感等社会各方面的纷争中浮出了水面。随即也引发了我国关于生命价值、死亡伦理等问题的新一轮辩论。人体死亡的多重属性和在判断上的复杂性，决定了脑死亡立法的困难重重。脑死亡和器官捐献、人体器官移植、安乐死、人体细胞克隆等立法一样，因涉及生命科学领域应该慎之又慎。但目前，我国脑死亡立法在世界上已落后了几十年，与之相关的诸多医学实践的发展都因此受到了影响，如器官捐献、器官移植、安乐死等。

脑死亡在我国难以立法，还涉及国人的死亡文化观。我国历来善于论“生”，而忌讳谈“死”，国人缺乏死亡教育，也拒绝死亡领域的种种变革。脑死亡者每天救治的昂贵费用，也涉及医疗体制中一个不可回避的问题，医疗服务如何保证其公益、公正性，这是医改必须面对的问题。代表着医学科学巨大进步的脑死亡立法，冲击着东方伦理中的生死观。在生命科学与传统伦理、法律的博弈中，中国死亡判断必然配合着代表先进科学与先进文化的脑死亡标准，进入一个新的阶段。

第二节　安乐死的伦理问题

一、安乐死的定义与分类

安乐死的理论和实践都有很长久的历史。在史前时代，斯巴达人为了保持健康与活力，处死生来就存在病态的儿童。在古希腊、古罗马普遍允许病人及残废人“自由辞世”。古希腊的亚里士多德、柏拉图等许多哲人、学者、政治家都认为在道德上对老人与虚弱者，实施自愿的安乐死是合理的，赞成把自杀作为解除无法治疗的痛苦的一种办法。20世纪30年代，安乐死被德国纳粹主义者利用，并大肆宣传和广泛推行，在安乐死的借口下，纳粹分子实行种族灭绝政策。纳粹罪行的揭发使人们在讨论安乐死和优生学问题时有所忌讳。

安乐死一词源于希腊文，本意是“无痛苦的幸福死亡”或“快乐的死亡”。现代意义上的安乐死通常是指病人在危重濒死状态时，因精神和躯体的极度痛苦，在病人或家属真诚委托的前提下，用医学的方法使病人在无痛苦状态下度过死亡阶段而终结生命的全过程。安乐死的实施必须符合下列条件：接受安乐死者必须是当时医学上公认的已患绝症、濒临死亡且痛苦不堪的病人；病人真诚表达了安乐死的意愿；安乐死的实施必须是出于对病人的同情和帮助，出于对病人死亡权利与尊严的尊重；安乐死必须由权威的医学专家确认、符合法律程序、由专职人员实施。

目前，一般把安乐死分为主动（积极）安乐死、被动（消极）安乐死、自愿安乐死和非自愿安乐死。

根据实施的方式不同，可分为主动安乐死和被动安乐死。主动安乐死也叫积极安乐死，是指符合安乐死条件的病人，根据濒死患者或家属的请求，有意识地对不可逆转的患者采取某种处理方式，如施用药物等手段主动结束病人痛苦的生命，让其安然无

笔记

痛苦地死去，迅速完成死亡过程。这个过程也叫无痛促死术或“仁慈助死”。被动安乐死也叫消极安乐死，是指对符合安乐死条件的病人，在濒死患者或家属的要求下，终止维持生命的手段，停止无望的治疗和抢救措施，任其自然死亡，即不以医学干预的方式延长病人的死亡过程，结束患者的痛苦。被动安乐死又叫“听任死亡”，国内不少医疗单位实际上应许多患者或家属的要求，在临床上已在实施。

根据临终病人是否有安乐死的意愿表达，又可将安乐死分为自愿安乐死和非自愿安乐死。自愿安乐死是指病人请求或同意实施安乐死，患者本人要求安乐死，或明确表达过安乐死的愿望，或对安乐死表示过同意；非自愿安乐死是指患者没有表达过同意安乐死的意愿，这种情况主要针对无行为能力的患者，如婴儿、昏迷不醒的患者、精神病患者、能力低下者，他们无法表达安乐死的意愿，只能由医生根据实际情况来作出选择，有人把非自愿安乐死称为“仁慈杀人”，非自愿安乐死面临的伦理、法律问题更多、更复杂。

二、安乐死的伦理分析

生命的意义何在？一直在拷问着现代人类文明的心灵。从本意上说，安乐死是为处于痛苦、濒临死亡的人们提供的一种临终关怀，是一种善意的措施，因而无论从情感还是道德层面都有可操作的基础。但是，安乐死毕竟与现在的道德伦理原则有冲突的地方，引起了人们很多的争论是合乎逻辑的。目前，关于安乐死的伦理之争，主要有针锋相对的两大派：即支持派和反对派。

（一）支持派的主要观点

1. 安乐死是对患者生命权的尊重　一个人既有追求“好生”的权利，也应有要求“好死”的权利。一旦当生命个体处于濒临死亡状态，现代医学又无回天之力时，对生命的保护已经失去任何意义。此时，对人的真正尊重就是给患者选择“好死”的权利。反之，不顾濒死患者的感受，甚至在患者丧失尊严的情况下，进行毫无意义的救治，则恰恰是不人道的。安乐死反映了人类追求无痛苦死亡、尊重死亡的愿望，是人道主义的进一步延伸。

2. 安乐死符合社会、家庭利益　如果对那些已失去生命价值的人施行安乐死，则可使社会将有限的资源合理使用于人类防病治病的急需之处，这符合医学公正性、公益性原则，有利于社会的稳定和发展。实施安乐死也有助于维护死者家属的利益。安乐死减轻了病人家属的精神和经济负担，把病人家属从无意义的经济和身心消耗中解脱出来，是符合情理的。

3. 安乐死是人类自身生产文明化的必要环节　从生向死的转化，是每一个人类个体必须面对的过程。计划生育、优生优育等都是人类自身文明化的产物和表现，是人类对自身生产的调节和控制。那么，为什么不能在患者自愿前提下通过科学的方法对人的死亡过程进行优化调节，使人在死亡过程中避免精神和肉体上的折磨，使其死得科学、死得安乐。讨论死亡是一个社会文明的表现，人们敢于面对死亡，敢于以理性的态度来理解死亡和选择死亡的方式，以提高“死”的质量，是社会文明的进步。

（二）反对派的主要观点

1. 违背传统道德　尊老爱幼、孝敬父母是我们民族的传统美德。在传统观念上，只要病者有一息尚存，不论其疾病的预后如何，亲人总是要求医生抢救，直到生命彻底

笔记

结束。这样，亡者逝去后，亲人们才会心安。主动放弃亲人的生命，有悖于中华传统道德。生命对于每个人只有一次，如果失去了将永远不会回来，何况很多时候，不管生命状态如何，只要活着其生命本身就有意义，是对亲人或者朋友的一种精神上的安慰和寄托。

2. 违背了医学人道主义宗旨　生命是神圣和至高无上的，救死扶伤是医务人员的神圣职责，在任何情况下，医生必须尽一切可能救助病人的生命，而不是促进其死亡。

3. 阻碍了医学的发展　“不可救治”、“不可逆转”在现代科学发展的背景中是一个相对的概念，安乐死将势必会使一些病人错过一些可存活、可改善，甚至新技术、新方法的产生使该病得到治疗的机会。对“不治之症”的放弃治疗，削弱了医学攻克“不治之症”的努力，阻碍了医学在这方面的发展。

（三）安乐死的伦理分析

国外现在承认和赞成安乐死的人越来越多。美国医学会宣布：“在有确切根据证明病人已经接近死亡时，医生建议或决定停止使用特别手段延长病人肉体的生命，病人和家属可以自由采纳”，并承认病人死亡迫近时，至少病人和家属有权要求停止治疗。一些医生表示愿意尊重患者或家属的意愿，不再使用特殊手段延长不可救治、且痛苦不堪患者的生命。安乐死在英国、法国、日本、瑞士、加拿大、荷兰、比利时等许多国家获得了伦理、法律的支持或认同。

安乐死是一个涉及医学、伦理学、社会学、心理学和法学等多学科的复杂问题，很难对其作出科学的道德评价。持绝对肯定的、绝对否定的态度都不足取。我国近年对安乐死问题也展开了激烈的讨论，同样存在支持、反对和中间三方面意见。安乐死问题久经争论，但至今尚未获得普遍的认同和接受，尤其是在我国，原因是多方面的。首先，安乐死实际上是一个意识形态范围的问题，受到社会意识、经济文化及科学发展程度的影响，尤其是传统观念、风俗习惯的影响。其次，安乐死问题本身存在一些模棱两可之处，对于不同情况、不同种类的安乐死，人们的认识、理解也不一样，造成评价、判断的困难。目前，国外比较容易接受的是自愿的、消极的安乐死，而难于接受的是非自愿的积极安乐死。在我国，消极安乐死也获得普遍的认同，在临床实践中已有应用。

在看待安乐死时不能离开两个前提，即病人极端痛苦和病人的疾病无可挽救。如果疾病尚可救治，对于治疗来说就是主要矛盾，医生在治疗中即使暂时增加病人的痛苦也是可行的。但疾病没有救治的希望，死亡已不可避免的时候，主要矛盾就转为病人死亡过程中的痛苦，这时全力解除患者死亡过程中的痛苦，才是人道主义的体现，而安乐死则不失为最好的选择。这是因为：安乐死的对象是患不治之症而濒临死亡的病人。对于这些痛苦不堪的病人来说，或者作为社会的人已经消失，或者生命价值、生命质量已经失去，有意义的生命已经不存在了，延长他们的生命，实际上只是延长死亡、延长痛苦。因此，实行安乐死是符合他们的自身利益的，也是符合生命价值、生命质量原则的。其次，安乐死有利于死者家属。家属对家庭成员负有照料的义务，但是，为了一个无意义的生命去消耗有意义的生命是过分的要求，会使家属承受极大的感情和经济压力，还会使之处于十分为难的境地。死亡对个人来说是痛苦的终止，对活着的亲友来说是痛苦的开端。安乐死可以把他们从这种压力和处境中解脱出来，是符合医学道德和社会道德的。再次，涉及医疗资源的合理分配。安乐死可使社会将医疗资源合

笔记

理应用于急需之处，有利于社会的稳定和发展。为抢救一个毫无救治希望的病人而消耗巨大的财力，是医药资源的浪费，违背了公益论的原则。

三、安乐死立法问题

法律实现的是大多数人的意志，安乐死是否符合大多数人的意志，眼下尚无科学性的调查结果。而且法律付诸实践，就有极大的强迫性。一旦安乐死立法，就有可能成为一把双刃剑，用得好，就可以真正解除病人的痛苦；用得不好，就可能成为剥夺病人生命的借口，被不法不义之徒滥用。为了保证患者安乐死权利的正当行使，避免医学领域、社会上利用安乐死发生新型的犯罪，特别是限制医务人员安乐死权利的滥用，世界各国均对安乐死合法化问题持审慎的态度，安乐死立法步履艰难。

从 20 世纪 30 年代，西方国家就有人要求在法律上允许安乐死。1976 年，美国加利福尼亚州颁布了《自然死亡法》，这是人类历史上第一个有关安乐死的法案。1996 年，澳大利亚北部地区议会通过了《晚期病人权利法》，是人类第一部允许安乐死的法律。荷兰是世界上对安乐死最为宽容的国家，荷兰近 90% 的民众对安乐死持支持的态度。1999 年，荷兰政府正式向议会提交了承认安乐死合法的法案，2000 年 11 月 28 日，荷兰国会议员以绝对多数票通过了安乐死法案，即《根据请求终止生命和帮助自杀（审查程序）法》的最后一次的辩论和投票。这标志着荷兰成为世界上第一个安乐死合法化的国家。继荷兰之后，比利时议会众议院通过一项法案，允许医生在特殊情况下对病人实行安乐死，从而成为世界上第二个使安乐死合法化的国家。比利时该法规明确提出：实施安乐死的前提是病人的病情已经无法挽回，他们遭受着“持续的和难以忍受的生理和心理痛苦”；实施安乐死的要求必须是由“成年和意识正常”的病人在没有外界压力的情况下经过深思熟虑后自己提出来的。法案同时规定，病人有权选择使用止痛药进行治疗，以免贫困或无依无靠的病人因为无力负担治疗费用而寻死。

我国有关安乐死的立法起步较晚，1987 年 4 月，在六届全国人大第五次会议上有 32 名代表建议制定《安乐死条例》，这标志着中国安乐死的立法问题从那时起就被提到立法机关的议事范围之内。目前，在我国安乐死要合法化还有一定难度，无论是人们的传统道德观念、死亡观念，还是我国现阶段的经济发展水平，还不符合安乐死合法化的要求。

安乐死合法化的思想基础尚不具备。我国是一个有着五千年古老文明的国家，“孝”在传统文化中有着很崇高的地位。人们总是希望自己的父母能够“福如东海，寿比南山”，即便是父母身患绝症，也总是想尽办法医治，尽可能地延长其寿命。到最后实在是回天乏术，人们也坚持认为只要活着就有机会，也总是期盼着奇迹的出现。另一方面，安乐死合法化的技术基础尚不稳固。我国脑死亡标准尚未立法，生与死的法律界限尚不明晰；市场经济发展过程中的利益关系导致的医患关系日益紧张等等，说明安乐死合法化的技术基础有待巩固。因此，安乐死立法应结合中国国情，提高全民族文化、科学知识水平，进行安乐死知识的科普宣传和死亡教育，破除“生就是一切”的传统观念，树立生命神圣论、质量论与价值论统一的全新的生命观和科学的生死观。医务人员还应全面提高医学科技水平和医德修养，在医疗实践中真正实现医患关系的和谐化，增强医患间的忠诚度和信任度。

即使安乐死在未来被法制化后，其具体实施的程度也取决于人们对安乐死的认识

笔记

水平和心理承受能力的大小。随着人们科学文化水平的提高和社会文明的进一步发展以及立法的解决，安乐死必然会被越来越多的人理解和接受。

人是自然界的一部分，出生与死亡是每一个生命个体必然面对的过程。临终关怀、死亡标准和安乐死的伦理之争，表达的是人类对生命本质、人生意义、人生价值的深刻思考，是人类在追求优生的同时，对优死的追索。随着科学的进步，我们一定会在这一领域达成更多的共识，人的生命在有了善始的同时，也一定会有一个善终。

第三节 临终关怀伦理

一、临终关怀概述

临终关怀的含义与实践

现代意义上的临终关怀是一种特殊服务，是针对临终患者及其家属所面对的诸多问题和痛苦，所提供的一种全面照顾，包括医疗、护理、心理、社会等各方面。临终关怀的核心是对临终病人及其家属提供全面的协作医疗、护理及其他综合服务，满足他们合理的要求，同时为病人和他们的家人提供身体、心理、感情、精神方面的支持和照料。其目的在于提高临终病人的生存质量，使其在舒适、安宁与无憾中走完人生的最后旅程，并使家属得到慰藉和居丧照护，减轻他们失去亲人的痛苦和悲伤。

对临终病人进行照顾不是现代医学的新发现。胡佛兰德在《十二箴言录》中提到："当你不能救他时，也应该去安慰他。"临终关怀的历史在西方可追溯到中世纪修道院为重病濒死的朝圣者、旅游者所提供的照顾。在中国可追溯到春秋战国时期人们对老者和濒死者的关怀和照顾。现代临终关怀的创始人是英国的桑德斯博士，她是一名从事护理和社会工作的人员。和危重病人的频繁接触，使她了解到病人的真正痛苦与需要，对濒临死亡病人未能得到充分照顾而深感内疚。她决心为临终病人创造一种舒适、安宁的环境与气氛，进行善前善后的良好服务，让老年人安心地回归大自然。1967 年，桑德斯博士在英国伦敦创办了世界上第一个临终关怀机构——圣克里斯多弗临终关怀医院。自此，这项崇高的事业迅速发展。目前，世界上已有 70 多个国家和地区建有临终关怀机构。临终关怀也在不断的发展中形成了一套较完善的、科学的临终照顾方式。

在我国，天津医学院于 1988 年创办了临终关怀研究中心，同年上海也诞生了临终关怀医院——南汇护理院。1991 年，北京松堂医院开设了临终关怀病房。自 1991 年 3 月全国成功举办首届临终关怀研究会及 1995 年 5 月发行了专门的期刊《临终关怀》以来，临终关怀研究理论不断深入，临终关怀临床实践服务也进入一个全面发展阶段。目前，全国成立的临终关怀医院或病房有数百家，医学院校开设了相关的临终关怀课程，这些都推动着临终关怀事业的进一步发展。由于临终关怀与我国传统道德观念有着高度的一致性，临终关怀普遍受到了社会、病人及家属的欢迎和支持。

二、临终关怀的道德原则

（一）临终关怀的服务模式

作为一项特殊的服务，临终关怀以对每个生命的尊重和爱护为指导思想。其工作

笔记

内容主要是:针对病人的病痛对病人进行全面心身的照顾;为病人家属亲友提供温暖的照顾和帮助;推行居家护理等。临终关怀与临床医疗相比最大的特点是:服务的对象主要是临终病人,特别是以临终死亡前 3 ~6 个月的晚期肿瘤病人或患有类似疾病,身心正遭受痛苦折磨的病人为对象;工作目标不是为延长病人的生存时间,而是以解除临终患者的病痛为中心,提高其生命质量,维护病人的生命尊严;工作方式不是以治疗疾病为主,而是通过营造温馨、和谐的环境,提供充分、全面的生活和心理护理,以缓解疼痛为目的,姑息治疗和全面护理为手段;工作范围不仅涉及照顾、关怀临终病人,而且涉及对病人家属精神上的支持,关心家属的身心健康,使病人和家属始终感受到家庭般的温暖,共同坦然、宁静地面对即将到来的死亡。

(二)临终关怀的道德要求

临终关怀的目的主要是控制疼痛及缓解心理问题,帮助病人解除心理负担,并帮助家属解决关心的问题。做好临终关怀工作,要遵循特殊的道德原则。

1. 尊重、理解病人的感受,帮助病人减轻对死亡的恐惧,接受死亡的事实　在临终阶段,病人除了生理上的痛苦之外,更重要的是对死亡的恐惧。很多患者在临死前精神上的痛苦大于肉体上的痛苦。美国医学博士 Kubler. rose 把临终病人的心理发展分为 5 个阶段:否认、愤怒、乞求、抑郁、接受。病人进入濒死阶段时,开始为心理否认期,这时病人往往不承认自己病情的严重,总希望有治疗的奇迹出现以挽救死亡。当病人得知病情确无挽救希望,预感已面临死亡时,则表现出烦躁、愤怒和恐惧等情绪特征。

对于临终患者常常出现的这些心理、行为表现,医务人员应给予充分的尊重和关怀,应设身处地认识和理解临终病人的心境和需要,以真挚、亲切、慈爱的态度对待他们,并以理解和鼓励的态度坦诚与之交流,一定要在控制和减轻患者肌体上痛苦的同时,做好临终患者的心理关怀。满足其心理需要,使他们得到精神上的安慰,帮助其坦然地、冷静地面对、接受死亡。

2. 尊重临终病人的生活需要和权利　只要一个人还活着,就有尊严的需要,哪怕是临终病人。为此,医务人员应为临终患者创造有尊严的生活环境。包括:整洁、安静的病房;为病人和家属提供相处、沟通的条件,使他们感受天伦之乐;医务人员尽量延长和患者及家属的交谈时间,倾听他们的叙述。在工作过程中要表现出爱心、细心和耐心,使患者及家属享受到被尊重和被关怀的感觉;尊重病人的权利,包括尊重病人的知情权,与患者及家属共同讨论医护方案,为患者保守秘密与隐私。允许病人保留一些自己的生活方式的权利等。

3. 做好临终病人的善后及其家属的安抚工作　临终病人去世后,首先要敬重死者,及时、严肃、妥善地料理好尸体,维护死者死后的尊严;其次,对病人家属给予劝慰、解释、安抚,帮助家属从悲哀中解脱出来。此外,还需尊重死者生前及家属意愿,支持遗体捐献,并协助办理相关手续。

三、临终关怀的伦理价值

(一)人道主义精神在医学领域的升华

长期以来,医学一直是以维护人的生命和促进人类的生命健康为宗旨。医学更多的是关注生,而不关注死亡。一些无法救治的病人,他们所面临的生理、心理和精神问

笔记

题都不能很好地得到慰藉。而临终关怀从多方面照顾病人，且回避了安乐死的道德难题和法律困惑，可以使病人在临终时活得有尊严、有质量；死得坦然、安详。同时还对临终者家属进行慰藉、关怀与帮助。因此，临终关怀使人道主义具有了新的内容与活力，是人道主义在医学领域的深化与升华。

（二）体现了生命神圣、生命质量、生命价值的真正统一，是社会文明的进步

一个人为自身、为他人、为社会、为后代创造、奋斗、拼搏了一生，当生命快要结束时，受到了应有的关心和照顾，这体现了生命的神圣。同时，他们在一个舒适、无痛苦的环境中度过临终生活，提高了生命质量。最后，有尊严地离开人间。因此，临终关怀体现了生命神圣、质量、价值的真正统一。临终关怀照料模式的出现，已经对家庭和社会生活产生很大的影响，对临终病人进行照顾的观念已经渐次被社会接受。尊敬老人，善待临终病人，彰显了人类社会的文明与进步。

（三）促进了现代医学观的确立和卫生保健系统的完善

临终关怀改变了传统的“活人至上”的观念，医学的人文精神在临终关怀实践中充分被体现出来，使医务人员重新审视医学，重新审视人类生命的意义与价值，促进了新的医学观的确立。临终关怀也使我国的卫生保健体系进一步完善，形成了从出生到死亡的生命全过程覆盖体系。

（四）体现了医学道德的崇高

医学道德的核心内容就是尊重患者的价值，包括生命价值和人格尊严。临终关怀则通过对患者实施整体照顾，用科学的心理关怀方法、高超精湛的临床护理手段，以及姑息、支持疗法，最大限度地帮助患者减轻躯体和精神上的痛苦，提高生命质量，平静地走完生命的最后阶段。医护人员作为具体实施者，充分体现了以提高生命价值和生命质量为服务宗旨的高尚医学道德。随着临终关怀运动的蓬勃发展，其中的道德思想和行为必然会辐射到医疗卫生的各个领域乃至全社会，其结果是医德医风水平大大提高，社会道德风尚大为改善。

（五）符合国情，顺应了社会发展需求

随着医疗保健条件的改善和生活水平的提高，人类的预期寿命也在增长，整个世界面临人口老龄化的问题。我国的许多地区已经先期进入了老龄化社会。由于多年来计划生育政策的影响，我国现代社会生活模式的一个重要表现是“四二一”家庭的增多。如果临终病人单靠家庭照顾，无论是经济上，还是精力上，小家庭都难承受。临终关怀把原来需要单个家庭承担的个体生命终结所带来的精神和经济的压力，转化为由全社会有爱心的人来共同负担。在这种背景中，临终关怀就表达了它的顺应社会发展需要的道德意义。

推荐阅读书目

1. 徐宗良. 面对死亡：死亡伦理[M]. 上海：上海科技教育出版社，2011.
2. 于娟. 此生未完成[M]. 长沙：湖南科学技术出版社，2011.
3. （美）肯·威尔伯. 超越死亡：恩宠与勇气[M]. 胡因梦，刘清彦，译. 上海：三联书店，2008.
4. 孟宪武. 临终关怀[M]. 天津：天津科学技术出版社，2002.

笔记

学习小结

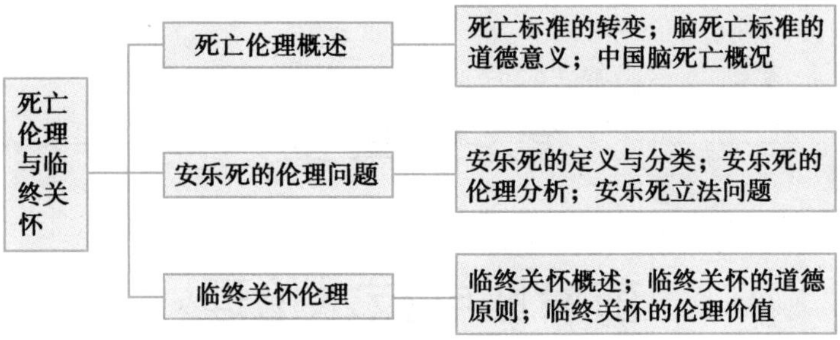

（才　岩）

复习思考题

1. 临终关怀的道德原则是什么？
2. 脑死亡标准的道德意义是什么？

笔记

第十三章

前沿医学技术伦理

学习目的

通过学习现代生命医学科学的伦理道德，了解生命医学发展中的主要伦理问题，学会用自己的思维分析和判断生命医学中的前沿问题，探索正确答案。

学习要点

生命科学发展中的伦理规范；器官移植的伦理规范；人类克隆技术的伦理规范。

导入案例

西班牙是全世界器官捐献率最高的国家，2011 年器官捐献者达 1667 名，创下了新的历史纪录。根据西班牙国家移植协会（ONT）的数据，目前全球每 100 名器官捐献者中，至少有 7 名是西班牙人。正是因为有了这些捐献者的无私奉献，2011 年有 4218 例器官移植手术成功完成，445 名患者通过器官移植得到了救治。从 20 世纪 80 年代开始，西班牙的器官捐献率就持续攀升，ONT 在 1989 年成立之初，仅有 550 名志愿捐献器官者登记在册，到 2011 年上升至 1667 名。西班牙主要通过以下方法提高捐献率：1979 年就通过了器官捐献法；打破器官捐献的年龄界限；持续不断地开展器官捐献宣传活动等。

讨论与思考：你如何看待器官捐献的意义？西班牙的经验对我国开展器官捐献活动有何启示？

生命科学和生物技术的迅速发展对人类社会产生了深刻影响，特别是由基因治疗、人类干细胞研究、器官移植、克隆技术等生命科学和生物技术前沿领域的研究而引发的伦理问题，已成为全世界普遍关注的热点之一。

第一节　生命科学发展中的伦理规范

当今世界科学技术的发展日新月异，特别是生命科学研究硕果累累，出现了前所未有的进展，器官移植、基因工程、干细胞研究、人类克隆技术等现代医学科学的进步为人类征服疾病、延长寿命，提高生命质量带来了福祉。然而，在现代生命医学科学的发展及其应用为人类带来利益的同时，也引发了一系列的伦理问题。

笔记

一、科学技术发展与道德

科学技术的发展极大地提高了劳动生产率,加速了社会经济的发展,为社会创造了丰富的物质财富。同时,也对社会道德产生了深刻的影响。

科学技术促进了道德的发展。首先,科学技术的发展拓展了道德的范围。不仅是拓展了人与人交往的空间、加快了人与人交往的速度,强化了人与人之间的道德关系,而且使道德的范围从过去人与人之间扩大到人与自然、人与社会的道德关系,形成了诸如普世伦理、环境伦理、社会职业道德和代际伦理等。其次,科学技术的发展加深了道德的内涵。科学技术的发展使道德从过去简单的是与非的选择到现代生活中人们面临何者更优、何者危害更小的最佳选择,由此道德理论逐步深入。如医学道德理论逐步由传统的单纯"生命神圣论"发展到现代医学"生命神圣论"、"生命质量论"和"生命价值论"相统一的理论。第三,科学技术的发展提高了社会对人的道德责任要求。科学技术使人控制自然,控制社会的能力加强了,这就给人们特别是科学技术的掌握者和应用者提出了更高的道德要求,应当利用科学技术造福人类,而不是用它的反面。

生命科学技术的应用与其他领域高新技术应用一样,都具有两面性:它既可以造福于人类,应用不当就会给人类带来负面影响,包括危及到人类健康、生存,以及对生态环境的破坏。比如科学家和公众反对制作克隆人,其中最重要的原因是,在现有技术条件下,可能会出生有严重残疾的孩子;严格审批转基因生物回归自然界,就是顾及到它可能给人类健康和环境带来危害。为防止此类事件发生,就必须对某些科学研究加以限制,制定出相应伦理道德要求和法律法规。

二、生命科学研究应遵循的伦理准则

生命科学研究的伦理准则,首先是要坚持医学伦理学的基本原则(即尊重、自主、不伤害和公正的原则)。结合生命科学研究的具体要求,应体现如下的准则。

(一)维护人的生命尊严

人是世界上唯一有理性、有情感、有建立和维持人际-社会关系能力、有目的、有价值、有信念的实体。维护人的生命尊严就是要尊重人和人类的生命及其内在的价值。人不能被无辜杀死、被伤害、被买卖、被当做工具利用和制造。也就是说,人是具有主体性的,人不仅仅是个客体,不能把人当成一个物体、一种工具和手段来对待。因此,生命科学无论发展到何种水平,它都是为人类服务的,要保证人的生命尊严。

(二)尊重人的自主权

尊重人的自主权就是要尊重人的独立性和自己作出决定的权利。医务人员和科学研究者有义务主动提供适宜的环境和必要的条件,保证病人自己做主、理性地选择诊治;保证科学研究的受试者自主决定是否参加或退出。任何威胁、利诱、瞒骗和强制都是违反伦理准则的。

(三)尊重人的知情同意

知情同意包含了知情和同意(不同意)两个要素。知情,就是由研究者向受试者提供充分的信息,使之真正了解和理解科学研究的目的、方法和风险,知情的核心问题是让受试者真正知情。同意,就是让受试者有自己的选择权和终止参与权。知情是同

笔记

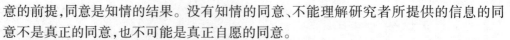

意的前提，同意是知情的结果。没有知情的同意、不能理解研究者所提供的信息的同意不是真正的同意，也不可能是真正自愿的同意。

（四）保护人的不受伤害

在生物医学中，伤害主要是指身体上的伤害，包括疼痛和痛苦、残疾和死亡以及精神上的伤害以及其他损害，如经济上的损失。

不伤害的义务包括有意的伤害和伤害的风险。伤害是指在治疗（或研究）时实际发生的伤害，风险是指在治疗（或研究）时可能发生的伤害。这就要求医务（研究）人员把患者（或受试者）的健康放在首位，坚持为患者（或受试者）的健康和福利服务的动机和意向，充分进行风险或伤害的评估，权衡利弊，以最小的代价获得最佳的效果。

第二节 基因治疗的伦理规范

一、基因治疗的概述

基因治疗（gene therapy）是基因工程的最重要部分。它是以分子遗传技术为基础，将克隆的正常基因序列（目的基因）导入该基因有缺陷的患者体内，使导入的基因发挥作用以纠正、代替缺陷基因，以改善或恢复这种基因的正常表达，从而达到治疗疾病、增进健康的目的。

基因治疗的设想早在20世纪60年代就有人提出了。20世纪50年代初对遗传物质的确立、DNA双螺旋结模型的建立以及对基因结构和功能取得的新认识，使人们对自身的遗传机制有了了解，认识到基因作为机体内的遗传单位，不仅可以决定我们的相貌、高矮，而且它的异常将会导致各种疾病。遗传病就是由于先天性遗传基因缺陷所致，因此，遗传病的治疗只有通过纠正有缺陷的基因才能真正奏效。这一设想由于20世纪70年代基因工程技术的创立和各种转基因技术的发展而得以付诸实践。1980年，人类进行了第一例真正基因治疗的尝试；1990年9月美国科学家首次对一名患有腺苷脱氨酶（ADA）缺乏症的4岁女孩施行基因治疗取得成功；我国于1991年进行基因治疗并取得初步效果。

目前开展基因治疗主要有遗传病的基因治疗、肿瘤的基因治疗，同时扩展到艾滋病、某些传染病、心血管疾病的基因治疗。

二、基因治疗的伦理问题

基因治疗可分为3种类型：体细胞基因治疗、生殖细胞基因治疗和基因增强工程。

从伦理角度而言，比较可以接受的是体细胞基因治疗即对体细胞基因缺陷进行矫正，因为这样仅对治疗的个体而不对其后代产生影响，特别是在目前，针对病情危重且无更好的常规疗法的疾病，如一些血液系统疾病和遗传性疾病，由于基因治疗的益处，公众大多乐于接受。但此种治疗同样存在许多不确定因素而可能对人体带来损害，如反转录病毒随机整合入人体染色体中，有可能激活隐性致癌基因或导致某些重要活性物质的缺乏，也可能因基因重组而产生具有感染力的野生复制型病毒而危害患者、医务工作者乃至公众。因此，体细胞基因治疗在实施中还应考虑三个伦理问题：第

笔记

一，不应伤害患者，如增加患者的健康风险、产生有害基因突变和治疗导致的传染性的传播等；第二，不能伤害医务人员和患者家属，伤害形式是治疗导致的致病感染、法律责任和心理伤害等；第三，不能伤害一般公众，这种可能的伤害是新病毒的产生并传染的危害、治疗费用的负担、治疗带来的进化效应（如对生殖细胞的意外感染）及其他意外事件。

生殖细胞基因治疗从理论上讲既可治疗遗传病患者，又可使其后代不再患这种遗传病，它实际上是比体细胞基因治疗更为有效、彻底的治疗方法。但生殖细胞基因治疗受目前技术和知识水平的限制，存在许多涉及可遗传至未来世代的复杂的不确定改变，接受转基因的受体生殖细胞发生随机整合并可垂直传播给下一代，产生不可预知的远期的严重副作用，如使后代变成癌症易感者及其他疾病易感者，甚至有可能产生非人类的一些特征和性状。这在伦理学上是不允许的，社会也不会接受。因为，我们对未来世代担负有责任，我们今天的行为必须符合后代的最佳利益，我们有责任去做对后代肯定有利的事。因此，目前各国政府都采取措施，禁止将生殖细胞基因治疗用于临床，是合乎理性的、明智的。既便基因治疗技术和知识发展到了足以消除对后代可能造成损害的各种不确定因素，生殖细胞基因治疗应用于临床也必须符合下列条件：第一，已经对某疾病相应的体细胞治疗有了多年经验，并是安全有效的；第二，已有足够数量的动物实验证明此生殖细胞基因治疗是可靠的、安全的和可重复的；第三，病人对这种方法表示知情同意；第四，大多数公众了解并赞成这种治疗；第五，社会有相应有力的管理和法律手段防止滥用。

基因增强工程在严格意义上不属于治疗性的，而是植入一个补充的正常基因，使人的某些特征得到人们所需要的改变，如插入额外的生长激素基因以使身体长高。这种基因治疗在某些情况下有其合理性：如将补充的低密度脂蛋白（LDL）受体基因植入正常人，可大大降低动脉粥样硬化引起的疾病的发病率和死亡率而不会扰乱体内生理平衡。然而人们担心的是这种非治疗的基因增强工程运用（或滥用）会导致严重的社会伦理后果，尤其是如果把增强的基因工程用于生殖细胞，是否意味着现代人将他们的价值强加于未来人，我们有没有这个权利？基因增强工程会不会导致纳粹那种优生学做法以及对具有未被增强性状的人的羞辱或歧视？我们还无法想象增强基因尤其是增强生殖基因可能导致的各种严重后果。就目前来看，应当禁止将基因工程尤其是将生殖细胞基因工程用于增强目的的实际应用。

一般认为，体细胞基因治疗只涉及患者个体，而生殖细胞基因治疗尤其是基因增强工程则对人类未来存在深远影响，因此引起人们在社会伦理方面更广泛、更深刻的关注：人能否改变人？如果可以，又以什么标准来改变人？如果允许以某种标准去改变人的话，那么人的尊严何在？试想如不加以限制地任其发展，是否会发生违背自然规律、违背伦理道德的问题？法律对此应如何发挥作用？最使人无法接受的是人与动物的混合，即将人的基因植入动物或将动物的基因植入人体，这已成为目前一些研究机构的课题。荷兰科学家已成功将人乳铁素基因植入牛胚胎中，孕育出一头名为“海尔曼”的转基因公牛。这头公牛的雌性后代具有抗乳腺炎的能力，因而可使乳牛场生产更好的牛乳供应市场。此项成果引起生物学家们的巨大震撼和激烈争论。反对者认为，人（基因）与动物（基因）杂交本身就是一种伦理上的反动。人类经过了几万乃至几十万年的进化，才成为与其他动物截然不同的高级动物，这种漫长的进化既是文

笔记

明的又是艰难的，可如今却要反其道而行之，将人与动物合而为一，这就是倒退。而且人与动物基因融合说不准会发生突变，产生非人非牛非猪非马的动物？对这些问题应进行深入探讨，以求得科学解决，促进医学科技的健康发展。

三、基因治疗的伦理原则

21 世纪生物技术中，人类基因治疗的研究和应用将使医学发生一场根本性的革命，基因治疗将成为治疗疾病的主要方法之一。然而，由于基因治疗的研究现状和高风险性，对基因治疗的研究和应用都必须进行严格的监督管理和完善的伦理规范。1997 年联合国教科文组织发布了《世界人类基因组与人权宣言》等一系列文件，我国自 1998 年以来发布了《人类遗传资源管理暂行办法》和《关于人胚干细胞研究的伦理原则》等文件。

这些文件中关于基因组学伦理原则主要包括以下内容：人类基因组是人类共同遗产的一部分；必须遵守人权的国际规范；必须尊重参与者的价值、传统、文化和完整性；必须尊重人的尊严，隐私和自由；人类基因组的研究成果应该用于公共利益及和平目的，个人、家庭、社区、企业、研究机构和政府部门应该促进这一公共利益做贡献；必须保证个人、家庭、社区，使其不受歧视；研究者、研究机构和企业有权为他们对遗传数据库所做的智力和经济贡献，得到公平的回报等。

在临床实验和治疗中，必须遵守医学伦理学的基本要求：尊重原则、自主原则、不伤害原则和公正原则等。另外，在基因治疗过程中还应坚持以下伦理准则：

（一）安全性原则

基于基因治疗的研究现状和其固有的高风险性，目前开展基因治疗首先应该考虑其安全性。要做到这一点，就必须有严谨的科学态度，不能急功近利，更不能为经济利益所驱使而放弃科学安全伦理原则。在临床中必须具备以下条件才能进行：具备合适的靶基因，即作为替代、恢复或控制的目标基因；具有合适的靶细胞，即接受靶基因的细胞；具有高效专一的基因转移方法，以使外源靶基因导入靶细胞内；基因转移后对组织、细胞无害；在动物模型实验中具有安全、有效的治疗效果；过渡到临床实验或应用前需向国家有关审批部门报批。

安全原则不仅指向患者个体，更重要的是指向人类，因此，对涉及有可能影响人类未来的基因治疗应慎之又慎，严格遵循安全原则。

（二）知情同意原则

基因治疗仍处于理论完善与技术改进阶段，目前采用的任何基因治疗技术都是实验性的。技术的不确定性及预后的不可预测性存在对患者产生潜在伤害的可能性，因此必须坚持知情同意原则，让患者意识到即将采取的基因治疗方案对他本人有何益处，同时亦可能导致哪些伤害，让患者主动地决定，自愿地接受治疗，并自觉承担治疗所产生的一切后果。

后代有权利保护自己的基因不被人工操纵，后代有知情同意的权利；所有现代人类应尊重后代人的权利，拒绝对生殖细胞进行基因治疗。是否进行基因治疗，由他们成人之后自行决定。

（三）社会责任和社会公正原则

基因治疗往往不只是患者个人的治疗问题，还会引起社会对此的关注，医疗者必

笔记

须有基本的社会责任感，对待患者合理的分配医疗资源，使“人人享有健康保健”的权利得到公正的体现。

（四）保密原则

基因治疗的前提是必须获得患者的全部遗传信息，要求运用症状前测试、隐性基因携体筛查、产前诊断等诊疗技术提供充分的遗传信息。通过遗传信息的揭示，人们可以确定一个人的才能、智力、身体状况及其他特征。如果把患者的遗传信息尤其是遗传缺陷泄露给外界，有可能影响患者的升学、就业和保险申请，产生社会歧视等社会问题。为了避免社会歧视，保证患者平等的人格权利，应当在基因治疗中严格保守患者的遗传秘密。

（五）优后原则

只有当各种现有的治疗方法都无效时，才能考虑基因治疗的手段。

此外，应该严格区分“基因治疗”和“基因改良”。基因治疗仍处于实验阶段，存在一定的风险，但前景良好，值得继续实验。不过有关实验应在严格的管理之下进行，同时还应正确地向公众宣传基因治疗所能带来的利益和风险。而改造人体基因、使“优良的”特征遗传下去，这种做法的益处和安全性缺乏可靠的科学依据，有可能对人类后代带来危害，在伦理上是不能接受的。

第三节　人类干细胞研究的伦理规范

一、人类干细胞研究概述

（一）概念

人类干细跑是人体内一种独特的基本细胞类型，是一类具有自我更新和高度分化潜能的细胞。干细胞可以分化成各种专门的细胞或组织，可以用于治疗疾病或损伤。

（二）分类

1. 按照生存阶段　干细胞可分为成体干细胞和胚胎干细胞。

(1)成体干细胞：是指成体出生以后，为替代和修复因机体疾病、损伤或者正常死亡而丧失的细胞而产生的干细胞。在特定条件下，成体干细胞或者产生新的干细胞，或者按一定的程序分化，形成新的功能细胞，从而使组织和器官保持生长和衰退的动态平衡。

(2)胚胎干细胞：由胚胎内细胞团或原始生殖细胞经培养而产生干细胞。具有分化为各种组织的潜能。

2. 根据分化潜能　干细胞可分为全能干细胞、多能干细胞和专能干细胞 3 种类型。

(1)全能干细胞：受精卵和它头三次分裂产生的 8 个细胞，不仅能够形成构成生物体的各种类型的细胞，而且也都能发育成一个完整的生物个体，因此，这些胚胎细胞都是全能性细胞，被称作“全能干细胞”。

(2)多能干细胞：当人的 8 细胞期继续分裂，卵裂进行到 5 ~7 天，就进入胚泡期。胚泡的外层形成胎盘，而内层大约 50 个干细胞团形成发育胚胎的各种组织，把这些内

笔记

层细胞团(ICM)分离出来进行培养后，就形成了胚胎干细胞(ES)。这些细胞能够制造大多数形式的胚胎细胞，但不能制造完全发育所需要的所有组织，无法发育成真正的胚胎。因此，ES细胞就称为"多能干细胞"。由于上述全能干细胞和多能干细胞都只存在于胚胎组织中，因此，均属于胚胎干细胞。

(3)专职干细胞：是指与特定器官和特定功能相关的一类干细胞。在胎儿的组织中以及婴儿和成年人体内都存在。比如来自胎儿脑组织的神经干细胞、来自血液的造血干细胞等。专职干细胞的功能是取代那些损耗和受损的完全分化的细胞，如骨髓干细胞补充不同类型的血细胞，其他类型的干细胞更新内脏内膜等。

(三) 干细胞研究状况

干细胞是人体内最原始的细胞，具有较强的再生能力，在干细胞因子和多种白细胞介素的联合作用下可扩增出各类细胞。从理论上讲，人类胚胎干细胞具有全功能性，在一定的诱导条件下，即可发育分化为感受和传导生物电信号的神经组织，也可分化为携带氧的血细胞，还可分化为提供血液循环动力的心肌细胞。目前，已经发现人们可以从骨髓、胚胎、脂肪、胎盘和脐带等渠道获得干细胞。科学家已成功地分离出人类多能干细胞，并且已经在实验室里培养它们，建立了干细胞系。

在临床运用中，造血干细胞应用较早。20世纪50年代，临床上就开始应用骨髓抑制来治疗血液系统疾病。20世纪80年代外周血干细胞移植技术逐渐推广。目前许多研究工作都是以小鼠胚胎干细胞为研究对象展开的，随着胚胎干细胞的研究日益深入，生命科学家对人类胚胎干细胞的了解迈入了一个新的阶段。

二、人类干细胞研究和应用意义

干细胞通过体外培养、定向分化，就可能变成人体的各种细胞、组织，这就可以应用于修复或更新受到损伤的组织或器官，甚至用于体外再造人体器官。干细胞研究在医学和生物学领域都将产生巨大的积极作用。

(一) 细胞治疗

干细胞最广泛、意义最深远的用途，就是将干细胞定向分化为特定的细胞或组织之后，再移植给病人，以达到治疗目前人类无法治愈的各种疑难疾病。从理论上讲，干细胞应该可以用来治疗几乎所有的组织坏死性或退行性疾病。

例如：将干细胞在体外分化成人的胰岛细胞，然后再把它注射移植入病人的胰脏，该胰岛细胞通过增殖，构成病人新的胰岛组织，代替病人功能受损的胰岛组织后，使胰岛素依赖性糖尿病得到根治；把干细胞分化成心肌细胞植入病人心脏，代替病人病变的心脏组织，治疗心肌受损的心脏病；干细胞分化成肝细胞，用于治疗肝硬化；干细胞分化成纯化的神经细胞，用于治疗神经细胞缺失所致的帕金森综合征、脊髓损伤等神经系统疑难疾病等。

(二) 基因治疗和基因功能分析

干细胞是基因治疗的良好靶细胞，利用基因打靶载体使外源DNA与胚胎干细胞中相应部分发生重组或靶向破坏等位基因，造成基因纯合失效来治疗疾病，具有基因转移效率高、易于操作的特点。胚胎干细胞与基因打靶技术结合对于人胚胎干细胞进行基因重组、特定基因删除或突变，有助于人类基因功能研究。

笔记

（三）药物的筛选和毒性检测

利用干细胞可以分化成各种细胞系的特点，可以对不同药物进行不同细胞类型的细胞水平的致畸实验和药物筛选，亦可选择某一细胞系进行新的治疗方法实验。使药物研制过程和新治疗方法应用更趋合理有效，并避免消耗大量实验动物。

（四）促进人体发育机制研究

研究干细胞分化过程中基因表达的时空关系，可以帮助我们认识人类发育中的复杂事件以及基因控制。特别是由于近几年基因芯片、蛋白质芯片、组织芯片、细胞芯片等先进技术的使用，极大加深了对干细胞分化与基因表达之间关系的了解。此外，对干细胞分化机制的了解，有助于人类研究细胞癌变以及先天性缺陷的成因。

三、人类干细胞研究的伦理问题

由于人类胚胎干细胞来源于人工授精中的多余胚胎、体细胞核移植技术制造的胚胎以及死亡胎儿的尸体，因此，涉及关于人类胚胎的伦理地位——即胚胎是不是人的问题。由于研究者的生活环境、文化背景和宗教信仰不同，对人类胚胎地位的认识就不同。目前有两种观点：一种认为人的生命是从受精卵开始的，人类胚胎实验就是对人的不尊重，是侵犯人权，毁坏胎儿就等于谋杀生命。因此极力反对人类干细胞的一切研究。另一种与之相对立的则认为人类胚胎并不具备现实生活中人的特征，特别是在胚胎早期阶段，它不具有意识和自我意识，它只不过是没有独立道德地位的一团细胞，因此，进行人类胚胎干细胞的研究是完全允许的。综合以上两种观点，更多的研究者认为：人类胚胎尽管还不具备与人一样的意义，但它已经具有了人的生物学意义，具有发展成人格生命的潜力。所以，它应该享有一定的伦理地位，并得到应有的尊重。处置它要符合一定的程序和要求。对于胚胎实验，不能超过卵子受精后 14 天。因为 14 天后人的系统发育开始，这时的胚胎逐步发育了神经感觉系统，具有了人格生命。所以前胚胎期（卵子受精后 14 天内）在严格管理调控下进行胚胎干细胞的研究，伦理上是可以接受的。

此外，人类胚胎干细胞研究还存在其他伦理问题。诸如：捐献胚胎用于干细胞研究，捐献者能否知情或者捐献者是否充分知情？例如使用捐献者的胚胎产生永久存活的干细胞株的可能性，来自捐献胚胎的科学发现的商业化可能性，捐献基因物质可能与捐献者隐私有关的问题等等。

四、人类干细胞研究的伦理原则

（一）尊重原则

人类胚胎是人类的生物学生命，具有一定的价值应该得到人的尊重，没有充分的理由不能随便操纵和毁掉人类胚胎。人类胚胎干细胞研究对于治疗人类多种疾病具有潜在价值，因此有理由允许和支持利用人类胚胎进行干细胞研究。

（二）知情同意原则

必须告知人工流产的胎儿组织或体外受精成功后剩余的胎盘的潜在捐献者，配子或体细胞的潜在捐献者有关干细胞研究的信息，获得他们自由表示的同意，并予以保密；同样，将来在将干细胞研究用于临床时，也必须将有关信息告知受试病人及其家属，获得他们的自由同意并予以保密。

笔记

（三）安全有效原则

必须设法避免给病人带来伤害，在使用人类胚胎干细胞治疗疾病前，必须先进行动物实验，在证明对动物安全有效后，方可进行临床实验。临床实验应严格执行政府有关药物临床实验和基因治疗的规范以及相应的法律法规。

（四）防止商品化原则

坚持自愿捐献的原则征集用于人类胚胎干细胞研究所需的组织和细胞，禁止一切形式的买卖配子、胚胎和胎儿组织。

第四节　器官移植的伦理规范

一、器官移植的概述

器官移植（organ transplant）是用一个具有完好功能的器官置换一个由于疾病等原因损坏而无法医治的脏器，来抢救该病人的治疗方法。按照受体不同可分为自体移植、同种异体移植、异种移植；根据移植位置不同可分为原位移植和异位移植。

19 世纪人们便开始了器官移植的实验研究。20 世纪以来，由于显微外科技术的不断提高，低温生物学不断发展，免疫抑制剂的产生以及外科麻醉的进展，才使脏器移植作为治疗某些疾病的手段运用于临床。1954 年，美国波士顿医院的约瑟夫·默里（Joseph Moni）医生首次在一些孪生兄弟间移植肾脏成功，开创了人类器官移植的新时代；1963 年，美国的斯塔兹尔（Starzl）第一次在临床上施行原位肝移植；1967 年，南非巴纳德（Barnard）进行了首例临床心脏移植，将一位 24 岁女性心脏移植到 56 岁男性身上，使之存活了 19 天。目前各种类型的脏器移植已成为人类医治某些疾病的有效手段。据统计，肾移植 1 年有功能存活达 95% 以上，肝移植达 79～80%，心移植达 80%，出现了大批 5 年、10 年甚至 20 年以上移植器官功能完好、有充分生活能力、工作能力及正常精神与生理状态的长期存活者。

我国器官移植较国外晚 10 年左右，但近些年发展很快，已陆续开展了肾、心、肝、肺、胰腺、胰岛、甲状旁腺、肾上腺、骨髓、脾、角膜、睾丸、胸腺、甲状腺、肝细胞、脾细胞、脑组织以及多器官联合移植等 30 种移植，其中应用成人器官 17 种以上，应用胚胎器官 9 种以上，并且在某些领域具有自己的特色居世界领先水平。

二、器官移植供体选择的伦理问题

器官移植是现代生命科学中最为引人注目的高新医疗技术之一，它的临床应用使许多本来难以恢复健康的病人得以康复，使许多不治之症患者获得了生的希望。但遗憾的是，器官移植在其发展的道路上面临着重重困难：供体器官来源匮乏、器官难以长期保存、各种并发症难以预防、移植免疫问题复杂、手术难度大等。其中，供体器官奇缺是阻碍器官移植发展的最大障碍。因此，解决供体器官问题便成了发展器官移植技术的首要问题。从医学角度看，人体供体器官是最佳的供体器官，而人体器官供体可来源于 3 种形式，即活体器官、尸体器官和胎儿器官。近年来，为了解决器官移植供不应求的现象，又发展了异种动物器官移植、人造器官。由于来源不同，围绕供体器官的一系列伦理问题也由此而生。

笔记

（一）活体器官的利用

围绕活体供体器官的争论来自于两个层面：一是少部分双器官（肾）、再生器官（骨髓）的器官移植，医学为了挽救一个病人而伤害一个健康人，这种伤害是否道德？而对于如心脑等体内生命必不可少的单一脏器的器官移植，等于用一个人的生命去换另一个人的生命，这类器官移植其供体器官能来自于活体吗？对此，存在两种观点。

一种观点认为，对于受体来说，肾衰竭病人除了选择移植手术外，还可以选择继续肾透析代替移植，而肝衰竭患者只能选择移植手术，否则将面临死亡，活供体给肝移植受体提供了更多的生存机会；另一方面活体肝移植的存活率比尸体肝移植高，活体肝移植有利于受体的生存利益；对于供体来说，在不危害自己的生命及降低自己的生活质量的前提下，自愿把自己的器官组织捐献给一个生命垂危的病人，并能使其生命得以拯救，这本身就是一种最大的利他行为。

另一种观点认为，人体的重要单一器官如心、肺、脾、肝，在任何时候出于任何理由在健康活体身上摘取都是不允许的，无论在伦理上还是法律上都是难以接受的。而成对的器官如活体肾的移植主要以亲属间的移植为主。一般认为，活体器官移植无论对受体还是供体都存在难以避免的风险性，在该项手术实施的过程中，使风险性降低到最小限度，恪守伦理原则是至关重要的。

（二）尸体器官的利用

使用没有生命的尸体器官，似乎不存在什么伦理问题。但恰恰相反，尸体器官的利用，存在着比活体器官更为复杂、更难解决的伦理问题。

1. “心在跳动”的尸体　使用活体器官的伦理问题，主要存在于肾脏移植和部分肝脏移植之中；而使用尸体器官的伦理问题则由于心脏移植而引起。这是因为，心脏移植对供体的要求是特殊的，按人们的常识来说是极其矛盾的：①供体必须是已经死亡的尸体。心脏是人体极其主要的单一器官，从活体摘取，必然导致供体的死亡。所以心脏移植与肾脏移植不同，器官供体只能是尸体而不能是活体。②供体的心脏必须还在跳动。心脏移植要求供体的心脏必须正常。而且在移植前要采取各种措施维持供体的生理血压，以保持心跳。

供体只能是尸体，而这具尸体的心脏还在跳动。这对以心跳判生死的人类常识来说的确是一个悖论问题。所以，脑死亡标准的确立成为尸体器官利用的关键。

2. 脑死亡标准的意义　从科学的角度讲，为了使移植手术成功，从摘除器官到实施移植手术的间隔时间越短越好，一般心脏是4小时以内，肝脏20小时以内，肾脏48小时以内，超过这个时间成功率极小。新鲜而有活力的供体器官移植不仅可以提高器官移植的成功率，而且有利于病人术后的恢复和存活期。但如果按照传统心肺功能的丧失作为死亡的判断标准，呼吸循环停止后往往导致体内各个器官的热缺血损害。用这些器官进行心、肺和其他重要脏器的移植几乎是不可能的。脑死亡标准的确立可以为器官移植的开展和供体器官的来源提供可靠的保障。因为，大脑死亡后体内其他器官还可存活一段时间，或应用现代医学技术延缓其他器官的死亡时间而为移植所用。

（三）胎儿器官的利用

胎儿器官移植即把胎儿作为器官供体进行的器官移植。医学研究者希望能将人工流产胎儿的某些组织移植到一些病人身上治疗某些疾病。因其在器官移植上有着

笔记

特殊的优点:胎儿组织抗原弱、排异反应小,成功的可能性大,并且能扩大器官来源。近几年在这一领域取得巨大进展,为解除人类许多疾病带来了希望。

但是,胎儿供体的情况非常复杂。如果利用已发生脑死亡的无脑儿作供体一般不存在争议,无论从胎儿的双亲、医学需要,还是从社会的心理、国家的法律及伦理学角度,都可以得到认可。但是,如果用有脑并有严重缺陷的胎儿作为供体,或是用引产、流产产生的淘汰性胎儿作为器官移植的供体,这就是一个相当复杂的生命伦理难题。且不说"胎儿是不是人?"在伦理学界尚争论不休,晚期妊娠引产本身在国际上就是普遍受到禁止的。

胎儿组织器官移植治病的伦理问题主要在于怎样做才合乎道德。一些妇女可能出于经济原因而有意流产出卖婴儿,因此怀孕的目的就是为了流产胎儿。另外,如果一些妇女怀孕后对流产举棋不定时,一旦知道流产会带来经济好处而选择流产。这就可能造成流产泛滥,危及妇女和胎儿。因此有必要制定出专门的伦理规范和法律,保证来自选择性流产的胎儿组织器官,以道德上可以接受的方式使用。1986 年,瑞典提出了胎儿材料用于移植的使用道德准则。1987 年,北京市神经外科研究所在进行胎儿黑质组织尾状核内移植治疗帕金森病时,制定出获取胎儿脑组织的原则,其中包括:不违背现行法律;得到有关部门批准;进行流产孕妇因特殊原因必须终止妊娠;孕妇自愿贡献胎儿;胎龄小于 16 周、现代技术无法保证其存活;流产胎儿胎心停跳 30 分钟后取得组织。1990 年,美国科学事务委员会定出的道德准则主要是尽可能使产妇决定流产与她同意将死后胎儿组织供移植用分开,其中包括遵守有关临床研究和器官移植的准则,供给胎儿所得经济价值不超过合理费用,胎儿组织器官受体不应由供者指定,流产的最后决定是在讨论将胎儿组织器官供移植用之前,根据孕妇的安全来考虑决定人工流产的技术和时间,参与终止妊娠者不参加移植,也不应收取任何利益,应得到受者和供者双方同意。

此外,对供体胎儿及孕妇健康状况也应该有相应的标准,以保证受体的安全。通过立法禁止买卖胎儿组织器官,杜绝胎儿组织器官黑市交易。使用胎儿组织器官应取得夫妇双方同意,避免以后的法律和道德争议。公布胎儿组织器官移植的过程、批准、实施等,以便在公开监督下防止不道德行为的产生。

(四)异种器官的利用

异种器官移植,即将动物的器官移植到人体上,以达到治病救人的目的。

将不同物种的部分器官结合起来——这在中西方的古代神话中都有过类似的描述。在医学科学高度发展的今天,神话已经成为现实。自 1905 年,一位法国外科医生把兔肾的一块切片植入患者肾中,完成首例异种器官移植后的 100 多年的时间里,人类进行多种动物器官用于人体器官移植的研究。但由于异种间组织差异太大,排异反应激烈,现有的免疫抑制药物无法有效控制,使异种器官移植举步维艰。然而,随着基因工程的发展,异种器官移植又出现了新的转机,科学家们改变思路:防止排异反应从过去在人体上下功夫,转变为在改良提供器官的动物体上下功夫,带有人类基因的转基因动物应运而生。当第一只这种转基因猪在伦敦诞生时,英国舆论哗然。人们置疑:带上人类基因的猪究竟算人还是算猪?将来还会有多少人类基因植入猪体?如此下去,人与其他动物的区别到底在哪?食用含人类基因的猪肉,是否算"吃人"?等等。

笔记

异种器官移植引起了比同种更为敏感和复杂的伦理道德问题。其中至少有三个问题应特别引起人们的注意：第一，移植器官的种类应受到限制，部分腺体（如睾丸、卵巢）不能异种移植，否则将严重违背伦理。有些器官（如脑）也是不能移植的，其他器官能否移植，要以该器官移植后能否引起人的特性的改变为伦理准则。第二，由于考虑器官功能和减少排异反应，灵长类异种器官成为首选。但其中黑猩猩和狒狒属于受《动物保护法》保护的珍稀动物，因此，应将动物实验和临床实验的重点放在不受法律保护的容易得到的动物身上。第三，动物器官供体可能带有未知病原病毒，这些病原病毒可能会通过感染被移植的患者而扩散到整个人群，引起流行病。

为此，英国政府已明令，暂禁转基因猪器官在人体内的应用研究。美国政府于2000年特别制定了《异种器官移植的准则草案》，主要内容有：

（1）对异种器官移植的临床计划：要求移植工作者应包括例如外科医生、传染病医生、兽医、移植免疫学家、感染控制学家以及临床微生物学家等。临床中心应该与质量合格的病毒学和微生物学实验室协作。临床计划书应由临床中心的生物安全委员会审查，计划书接受食品药物管理局的审查和批准。计划书应该描述在移植前筛查已知感染源的方法。知情同意过程应该包括对接受者、家庭或关系（尤其是性关系）亲密者揭示潜在风险以及在移植前后保存血清标本以备长期追踪的需要。

（2）对于动物来源：要求动物应取自经过筛选的、封闭的、特性良好的牧群或群落，尽可能没有传染因子。动物应该有记载的谱系，并是圈生圈养的。其他问题有关于动物的设施，包括保存记录、筛选已知传染源、动物条件以及动物病例和标本档案。

（3）对于临床问题：要求应该通过临床和实验室检查监测异种器官移植接受者的健康状况。在器官移植完成前应该建立和记录实验室检查方法。应该告诉接受者他们自己及其关系密切者感染疾病的潜在风险。医院感染控制程序应该到位，实验室应该做培养以鉴定已知或新的传染因子。应该就传染病的潜在风险教育医务人员。血清样本应该存档，以便对可能的感染进行回顾调查。医疗记录应该妥善保管，以保护接受者的秘密。

（4）对于公共卫生需要：建议进行全国性登记以提供评估长期安全性以及有助于流行病学的调查。食品药物管理局、疾病控制和预防中心以及国立卫生研究院与人类资源和服务部相协作，拟定一项先行规划，以界定全国性登记的范围、重点和优先设计。这种登记将有助于鉴定与异种器官移植相关的具有公共卫生意义的健康问题。

三、获取供体器官的途径及伦理原则

（一）自愿捐献

自愿捐献是人体器官最理想的收集方式。自愿捐献的道德合理性在于强调了鼓励自愿和充分的知情同意前提下的利他目的。任何人，在任何情况下，使用强迫的手段获取他人的器官，都是不道德的。1968 年美国制定的《统一组织捐献法》，体现了“自愿捐献”的伦理原则。该法的基本条款是：

1. 任何超过 18 岁的个人可以捐献他身体的全部或一部分用于教学、研究、治疗或移植的目的。

2. 如果个人在死前未做此捐献表示，他的近亲可以如此做，除非已知死者反对。

笔记

3. 如果个人已作出这种捐献表示，不能被亲属取消。

该法强调了“自愿”的原则。如果个人生前反对捐献尸体，死后任何人也不得捐献；同样，如果个人生前自愿捐献尸体，死后任何人也无权阻止。

（二）推定同意

推定同意是由政府授权给医生，允许他们在尸体身上收集所需的组织和器官。随着器官移植的普遍开展，自愿捐献的器官远不能满足临床需要。因此许多欧美国家实行了推定同意政策，以增加器官来源。

推定同意有两种形式：一种是国家和法律给予医生以全权来摘除有用的组织和器官，不考虑死者或亲属的意愿；另一种是法律推定，即如果没有来自死者本人或家庭成员特殊声明或登记表示不愿意捐献时，就被认为是愿意捐献，医生可以进行器官的摘取。

在我国，为了解决器官来源的问题，除了鼓励自愿捐献外，还可以采取推定同意的政策。有关专家建议，在我国现有公费医疗范围内可采取第一种形式的推定同意；在自费医疗范围内采取第二种推定同意形式。在采取第二种形式时，要注意方式和时机，不应该在病人将死或刚死时去询问家属是否反对，而应该提前在另外场合下进行。例如，可以在填写户口登记表时征求意见，并且要经过核准。

（三）器官商品化

一种观点认为，建立器官市场，允许个人买卖器官可以增加器官供应，解决短缺。个人或委托代理人应有权使用和处置他们的身体。另外，器官市场的建立将改善移植质量，也可以缓和医务人员与供体家属之间的矛盾。反对的观点认为：以盈利为目的的器官市场的必然结果是两极分化，穷人只能出卖器官而享受不到器官移植的好处；穷人在绝望条件下被迫出卖器官，不可能做到真正的自愿同意。器官的市场化最终将导致器官和移植质量的下降。目前，买卖器官被大多数国家和地区法律所禁止，这是明智的。无论在我国或在其他国家，都有一些人会有自愿捐献的想法，如果再有合适的政策鼓励和法律保障，自愿捐献必定成为供体器官的最大来源；同时，按严格法律和医学程序的捐献可以最大限度地保证器官的高质量。当然，通过国家政策的支持、以一定形式的补偿措施来鼓励器官捐献，如减免部分治疗费、丧葬费、家属成员有优先得到移植的器官的做法也会被社会和公众所接受。

四、器官移植受体选择的伦理标准

既然移植器官“供不应求”，就必然存在如何分配的问题。应先救哪些人？器官移植受体选择的标准，可分为医学和非医学两个方面。

（一）医学标准

医学标准所重视的是尽量保持手术的成功。主要包括以下几个方面：

1. 年龄时宜　高年患者手术后恢复能力差，也容易出现并发症。所以，受者年龄一般应小于60岁。

2. 无影响移植成功的疾病　全身严重感染、活动性结核病、肝炎、消化道溃疡等患者，使用免疫药物可使病灶发展，造成严重后果。所以，不能耐受术后的免疫抑制治疗，从而影响到移植的成功。

笔记

3. 组织配型良好　为了降低排斥反应，在器官移植前，供者、受者间要进行严格的组织配型，受者在移植前必须用免疫抑制剂预处理。

另外，各种器官的移植，各自还有一些特殊的医学标准。

（二）非医学标准

如果医学标准都一样，就要以非医学标准来选择了。在供体器官严重短缺的情况下，对选择起决定性作用的往往是非医学标准。

1. 预期寿命即患者术后可能存活的时间　在一般情况下，手术后青年要比老年存活时间长一些。所以，一般来讲，一位 20 多岁的患者就应当比一位 60 岁的患者优先得到手术的机会。

2. 生命质量即患者术后可能的健康状况　患者术后是"痛苦异常，度日如年"，还是能幸福地生活，是衡量生命质量的依据。痛苦与生命质量成反比。痛苦越大，生命质量就越低。器官移植追求的生命价值，不仅是生命的延长，更重要的是生命的质量。

3. 手术的代价　生命神圣论者认为人的生命是无价的，这只是一种美好的理想。实际上，不惜一切代价挽救生命，只是人类中极个别分子的特权，并没有普遍意义。因此，我们对上述标准进行权衡时，应当考虑到手术的代价。如下式所示：

$$受体选择的标准 = P \times Q \times L/C$$

P：医学标准，主要指手术成功的概率　　Q：患者术后的生命质量

L：患者术后的预期寿命　　C：手术的代价

比值大的，先选；比值小者，后选。

第五节　人类克隆技术的伦理规范

一、克隆技术的概况

克隆是英文"clone"的音译，是指利用生物技术由无性生殖产生与原个体有完全相同基因的个体或群体。生物体通过体细胞进行的无性繁殖，以及这种无性繁殖生物技术叫克隆技术。克隆技术在现代生物学中被称为"生物放大技术"。

克隆技术，已经经历了 3 个发展时期：第一个时期是微生物克隆，即用一个细菌很快复制出成千上万个和它一模一样的细菌，而变成一个细菌群；第二个时期是生物技术克隆，如用遗传基因-DNA 克隆；第三个时期是动物克隆，即由一个细胞克隆成一个动物。克隆绵羊"多利"由一头母羊的体细胞克隆而来，使用的便是动物克隆技术。

克隆技术的设想是由德国胚胎学家于 1938 年首次提出的。1952 年，科学家首先用青蛙开展克隆实验，之后不断有人利用各种动物进行克隆技术研究。由于该项技术几乎没有取得进展，研究工作在 20 世纪 80 年代初期一度进入低谷。后来，有人用哺乳动物胚胎细胞进行克隆取得成功。1997 年 2 月 27 日《自然》杂志报道英国科学家用成年羊体细胞克隆出一只活体羊，给克隆技术研究带来了重大突破，它突破了以往只能用胚胎细胞进行动物克隆的技术难关，首次实现了用体细胞进行动物克隆的目标，实现了更高意义上的动物复制。此后，克隆牛、克隆猪以及克隆猴等相继产生。

二、克隆技术的社会价值

克隆技术是现代生物技术的重大突破，具有划时代意义，应用前景是十分广阔的。

（一）克隆技术应用于工农业生产将引起工农业生产的革命

1. 应用于传统农业　传统农业是一种种植业，它离不开土地和阳光，利用克隆技术等生物技术，可以在无需土壤和阳光的工厂里生产人们所需的产品。

2. 应用于传统工业　传统工业运用物理和化学的方法生产产品，效率较低。利用无性生殖等生物技术可高效率地生产出过去难以制造的物品，如干扰素、白介素、乙肝疫苗、狂犬疫苗、胰岛素等生物活性物质。

3. 利用克隆技术等生物技术改变农作物的基因型　可生产大量的抗病、抗虫、抗碱盐的新品种，从而提高农作物的产量，扩大农作物的生态适应区域。同样，该技术也可以对动物品种进行改良，利用克隆技术可以培养动物的优良种系，如培养一些产奶量高、奶中富含人体所需营养物质的奶牛，以满足人类对营养的需要。

（二）克隆技术促进生命科学研究和医疗卫生保健事业发展

1. 在致病机制的研究中，克隆技术在揭示疾病的分子生物学机制的过程中起了不可替代的作用　现已查明，人类的基因疾病约有6000多种，其中单基因疾病占30%，多基因疾病占70%。多基因疾病不遵循孟德尔的遗传定律，要搞清这些治病基因，就要用到无性生殖技术。

2. 改变“药物”的观念，模糊了食品和药品的界限　可将满足人的需要的基因导入动物细胞内，再克隆产生转基因动物，使吃药成为一种饮食享受。

3. 治疗性克隆给病人带来福音　治疗性克隆通过建立胚胎多能细胞系，从中提取胚胎干细胞，并在体外诱导分化成病人所需的特定细胞、组织乃至器官，再将之移植到发病部位，起到修复病人的组织或器官的作用。

4. 在体外受精手术中大大提高妊娠成功率　医生常常需要将多个受精卵植入子宫，以从中筛选一个进入妊娠阶段。但许多女性只能提供一个卵子用于受精。通过克隆可以很好地解决这一问题。这个卵细胞可以克隆成为多个用于受精，从而大大提高妊娠成功率。

另外，克隆技术还可用于生产大量人类疾病的动物模型，以供实验研究。

（三）克隆技术为促进自然界物质循环，保护生态环境、拯救濒危生物开辟了一条新路

1. 利用无性生殖技术培养特定微生物，可以高效、低成本地解决众多有机污染物（如生活污水、泄漏的石油、塑料等）的分解净化问题。

2. 改良生物品种，减少杀虫剂等危害环境的化学制品的生产和使用，以生物防治代替药物防治。

3. 对于一些在自然条件下已丧失繁殖能力的濒危物种，可以从这些动物个体身上选择适当的体细胞进行克隆技术，从而达到有效保护濒危物种的目的。

三、克隆技术的伦理问题

克隆技术的伦理问题主要集中在将该技术应用于人类的研究，即“克隆人”伦理问题。

笔记

1. 克隆人的出现会搞乱世代关系　克隆人破坏了传统的家庭结构和人伦关系，解体正常的亲情关系和标准。克隆人使人类的生产和性爱分离，瓦解了男女之间基于性爱获得后代的情感，由此改变了人类基本的性伦理关系。在自然生殖中，由于染色体结合的机会均等，男女比例是平衡的。利用克隆技术，人类可以控制后代的性别，一旦男女比例出现大规模的失衡，传统的婚姻、家庭、社会规范必然受到极大破坏。

2. 克隆人违背了自然的本质　克隆人把神圣的人降格为物，从而使人成为技术操纵的对象，成为可以在流水线上大量复制的产品，损害了人的独特性。

3. 克隆人会极大地破坏人类基因的多样性　克隆人是对生物多样性的挑战，由于没有父母双方遗传基因相混合，单靠体细胞克隆技术，个体质量永远无法超越母体，极大破坏了人类基因的多样性。这将导致人类物种的退化，直接威胁人类的生存。

四、对克隆技术的伦理态度

克隆技术作为当代高新技术，它的应用具有重大的社会意义，包括可能导致社会关系的新的调整，并提出了新的伦理要求。对此，应该采取正确态度进行积极的研究。

首先，生物技术革命是 20 世纪和 21 世纪科学技术革命的中心和热点之一，以克隆羊为标志的克隆技术的成功正是这场生物技术革命的重大突破。我们要重视克隆技术的重要意义，要关注为了人类的正当利益有效的发展和使用克隆技术为人类幸福服务，如以克隆技术培养优良的家畜品种，挽救濒危动物，为器官移植提供无排斥反应的组织和器官，研究对罕见遗传疾病进行防治的新途径、新方法等，使这一尖端技术为增进人类利益和促进生命质量服务，开发克隆技术在社会物质生产、维护人体健康、保护环境和增进生物多样性方面的价值。

其次，克隆技术作为新的生殖技术，仅在用于治疗不育症或遗传性疾病这种特殊情况时，它才是正当的。在这里克隆人首先是某种意愿的产物，在特殊情况下这种意愿是正当的。例如为了医治不育症，对于不孕夫妇来说，过去的生殖技术只能依靠他人捐赠的精子和卵子才能生育，没有自己的遗传特性。应用克隆技术，则可以通过克隆自己的 DNA 达到生育的目的。这种基因选择不违背人的责任，它解决了当今人类生育所面临的最大问题。在这个意义上，我们对克隆人的研究不妨采取一种宽容的态度，通过克隆人的研究和实践，提高人类的生命素质。

再次，克隆技术有可能向着异化的方向发展，使之被滥用来为统治他人、剥削他人、损害他人的利益服务，用来作为谋取个人利益的工具。我们反对这种不道德的行为。在对待克隆人问题上，应在技术、伦理、法律、心理、社会文化等多个层面进行探索，通过立法和制定明确的伦理规范，严格限制去应用的范围，制约和禁止不道德或违法的行为。

推荐阅读书目

1. 丘祥兴. 小小鼠和多利羊的神话——干细胞和克隆伦理[M]. 上海：上海科技教育出版社，2012.

2. 陈元方，邱仁宗. 生物医学研究伦理学[M]. 北京：中国协和医科大学出版社，2003.

笔记

学习小结

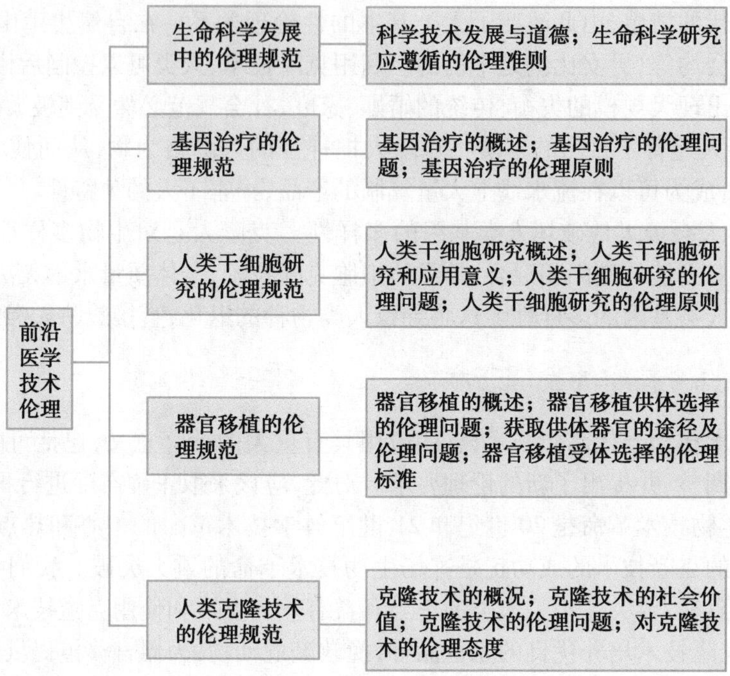

（于　雷）

复习思考题

1. 生命伦理学产生的因素有哪些？
2. 生命科学研究应遵循哪些伦理原则？
3. 基因治疗应遵循哪些伦理原则？
4. 人类胚胎干细胞研究产生的伦理争论的核心问题是什么？
5. 器官移植的伦理问题有哪些？
6. 人类克隆技术的伦理问题的焦点是什么？如何看待克隆人的问题？

笔记

第十四章

医学科学研究伦理

学习目的

通过学习医学科学研究伦理规范，了解医学科学研究的基本特点，掌握医学科学研究的基本伦理准则和人体实验的伦理要求，熟悉动物实验的伦理要求，为医学生毕业后从事医学科学研究，尤其是进行人体实验奠定伦理理论基础。

学习要点

医学科学研究的基本伦理准则；人体实验的伦理原则；动物实验的伦理。

导入案例

塔斯基吉梅毒实验是美国公共卫生部自1932年起授权塔斯基吉研究所启动的一项人体实验，其全称为“针对未经治疗的男性黑人梅毒患者的实验”。在这项实验中，医生们以免费体检、免费治疗所谓“坏血病”、免费提供丧葬保险等条件，吸引当地400余名黑人男子在不清楚实验真正目的的情况下加入该“实验计划”，研究梅毒对人体的危害。目的在于确定慢性梅毒的损伤哪些是由感染引起的，哪些是由治疗引起的。因为当时的梅毒治疗应用的是重金属如砷、汞等对人体有害的物质。1945年青霉素已经广泛使用，这是一种治疗梅毒既安全又有效的药物。然而，原先的梅毒研究方式并未停止，依然在继续，一直到1971年一家媒体的记者揭露了此事，此项实验才被迫中止。当事人被隐瞒长达40年，大批受害人及其亲属付出了健康乃至生命的代价。

讨论与思考：

1. 人体实验的伦理原则有哪些？
2. 应如何按照医学科学研究的伦理准则进行人体实验？

医学科学研究是探求人类生命自身活动的本质和规律及其与外界环境的相互关系，揭示疾病发生发展的客观过程，探寻防病治病、增进健康的途径和方法的探索活动。科学和伦理是相互作用的，科学家在科学研究中应当自觉关注伦理问题，必须遵循科学研究服务于人类、造福于人类的根本伦理原则。秉持医学科研道德是端正科研动机，把握医学科研方向的重要保障。

笔记

第一节　医学科学研究及其伦理准则

一、医学科学研究的基本特点

医学科学研究是人们为了认识和掌握人类自身生命、健康、疾病及其防治中的本质和规律以及与外界环境的相互关系，探索防病治病、提高健康质量的方法和途径而进行的一系列的实践活动。医学科学研究的基本任务是认识和揭示人类生命活动及其与外界环境的相互关系，寻找疾病发生、发展和转归过程的规律，提出防治疾病、增进人类健康的有效措施和方法，提高医学科学水平，促进人类健康，保障社会的稳定、繁荣和发展。

（一）研究对象的特殊性

医学科学所研究的对象是与自然、与社会均有联系的人，每个人不仅具有自然属性，而且具有社会属性。医学科研人员的研究需要考虑自然属性和社会属性两方面因素的影响。而且，人作为主宰世界的高等动物，生命只有一次。因此，医学研究人员在面对这样具有特殊性的研究对象时，应从多角度进行思考和研究，并慎重对待。

（二）研究方法的多样性

医学科学研究的方法是多种多样的，既包括传统研究方法，又从其他学科吸收了很多的研究方法运用于医学研究中。如使用医学心理学中的观察法、实验法、测验法和临床评估法等；社会医学的现场调查法、社会考察法、社会实验法、流行病学法等；医学工程技术中的技术预测法、技术原理构思法、技术设计法、技术实验法；在进行医学综合思维时使用分析法、综合法、信息法、反馈法、功能摸拟法、黑箱法和系统规划法等。

（三）研究内容的广泛性

现代医学包括基础医学、临床医学、预防医学、康复医学和社会人文医学等不同的众多门类，各门类又有自己不同的专业领域和亚专业领域。同时，医学研究促使各专业间交叉渗透，形成交叉学科、边缘学科，使医学科学研究内容广泛，既有医学本身研究，还有医学与其他学科交叉渗透后形成的研究内容。另外，随着医学科学研究的不断深化，医学科学研究逐步冲破国界、跨越地域，国与国之间、地域之间的合作逐渐增多，开始走上全球化的道路。

（四）研究结果的两重性

医学科学研究的结果是为了维护人的生命和健康，然而任何一项医学科学研究都具有两重性，利弊相生，会产生局部的或广泛的、近期的或远期的两重研究结果。因此，在使用医学科学研究结果时需特别慎重，必须以维护患者的最大利益为道德标准，一旦有充分事实说明弊大于利时，应立即停止使用。

二、医学科学研究的基本伦理准则

（一）动机纯正，勇攀高峰

医学科学研究的目标是为推进医学发展，造福人类，因此，只有具有纯正的动机和目的，才能使医学科学研究服从国家、社会和人民群众的利益和需要。医学科学研究

笔记

是一项复杂而艰巨的工作，纯正的动机和目的，能激励医学科研人员勇于献身医学科研事业，发扬创造力，勇攀医学高峰，使医学科研人员在科学研究时，坚持以救死扶伤、防治疾病、促进人类健康为目标，以饱满的热情，不畏艰险、百折不挠地拼搏，接受各种挑战，终生为之奋斗。

（二）尊重科学，严谨治学

医学科学所揭示的是关于人的生命、健康、疾病的规律，这是任何个人的主观意志不能取代的，是要对人的生命、健康负责。所以，医学科学研究需要医学科研人员求实的工作态度，尊重医学科学的发展规律，实事求是。医学科研需要进行大量的实验，许多医学科学的成果都是在实验基础上，经过认真严密的综合、分析、概括总结后产生的。实验成为医学科学研究中一个十分重要的环节。实验取用的各种材料、数据等是否精确、可靠、真实，将影响到实验能否顺利地开展及其结论的正确性，而且在临床使用时可能会影响到患者的健康，甚至患者的生命安全。因此，在医学科研过程中，应以严谨治学的态度，严格按照实验设计的方案，完成全部实验步骤，不能以任何原因为借口取消或停止其中的项目或步骤，或者按照自己的主观愿望和要求，随心所欲地修改其中的数据，甚至伪造资料，撰写一些虚假的结果。

（三）谦虚谨慎，团结协作

科研成果的取得，离不开个人的作用。因此，个人在研究中的地位和作用应当得到充分的尊重和肯定。如果忽视和否定这一点，既不利于调动个人的积极性和创造精神，也不利于医学科学研究的开展。我们在肯定个人作用的同时，又不能忽略集体的力量在医学研究中的作用，随着新知识、新技术、新学科的不断涌现，现代医学科学的研究需要多学科、多方面力量的通力合作，才能取得研究的成果。团结协作的精神不仅表现为谦虚谨慎、互相尊重、和睦相处，而且表现为甘当配角的精神。对重大课题的攻关，往往需要数个单位和科室密切协作进行，其中必有主攻单位和协作单位之分，同一科室的科研人员也会有不同的分工。分工的不同，并无高低优劣之分，彼此间应按分工共同完成科研项目，互相配合，努力工作，才是应有的道德风尚。科研成果或科学著作、论文发表或成果公布的时候，项目的主要参加者和主要指导者应该排列首位，学术上的成果不应以职位的高低、资历的深浅作为标准。根据实际工作情况来确定署名的排列顺序，反对争名夺利。

（四）反对垄断，合理保密

医学科学是为人类健康服务的事业，它的每一个进展、发现和成果，都是为人类谋利益的，都是为了医学科学的发展和进步。从这个意义上讲，医学科学是公开的，是面向全世界、全人类的，没有绝对的保密。可是，由于现实社会生活和世界局势的复杂性，医学科研活动常常会受到社会、政治、经济等多种关系的影响和制约，医学科研都会在一定时期或一定范围内存在保密的问题。一些新发现、新成果，发明者对其拥有知识产权，应当给予保护，进行保密是完全必要的。

第二节　动物实验的伦理

一、动物实验概述

动物实验是指在实验室内，为了获得有关生物学、医学等方面的新知识或解决具

笔记

体问题而使用动物进行的科学研究。生物医学的每一次重大发展与进步，几乎都与动物实验相关，动物实验在整个生物、医学发展的历程中具有举足轻重的作用。动物实验是人体实验的基础，对动物本身生命现象的研究，才能进而对人体进行进一步的研究，探求人体疾病的发生、发展规律。因此，动物实验是生命科学研究中不得不使用的手段，对于生物医学、生物技术的发展起着非常重要的作用，但同时也受到动物权益保护主义的挑战。动物实验伦理是一种指导人们合理协调和处理人类权利与动物权利关系，正确应用动物开展科学研究的行为规范。

二、动物实验伦理

动物实验的伦理争议主要集中在实验动物的权利问题，主要观点来自动物权利主义和动物福利主义。动物权利主义是生态伦理学的一个流派，主张把道德关怀运用于非人类身上。认为动物也是生命的道德主体，与人拥有平等的权利，应得到尊重。如果以一种导致痛苦、难受和死亡的方式对待动物是错误的。动物福利主义认为人类应避免对动物造成不必要的伤害，反对和防止对动物的虐待，让动物在康乐的状态下生存。如何使动物权利主义和动物福利主义达到合理范围内的平衡，就需要强调对待实验动物的伦理原则。

从1966年美国首次出台关于实验动物福利的法律以来，众多国家和国际组织也纷纷制定相关法律，明确对待实验动物的基本规定，归纳起来为3R原则，即替代（replacement）、减少（reduction）和优化（refinement）。

替代是指不使用活的脊椎动物进行实验和其他科学研究，而是采用替代的方法达到研究目的。常用的替代有相对替代和绝对替代。相对替代是使用比较低等的动物或者动物的细胞、组织、器官等替代动物，绝对替代是指不使用动物，而是使用计算机模型等模拟动物进行研究和实验。

减少是指尽量减少使用动物的数量。尽量使用低等动物，减少高等动物的使用数量；尽量使用高质量的动物，以质量减少数量；采用正确的实验设计和统计学方法，科学计算使用动物的数量，避免不必要的过度使用。

优化是指改善动物的生存环境，精心设计实验方案，优化实验操作技术，减少实验过程中对动物机体和情感的伤害，减轻动物的痛苦和应激反应。

第三节　人体实验的伦理

一、人体实验的概念

人体实验是直接以人体作为受试对象，用科学的方法，有控制地对受试者进行观察和研究，以判断假说真理性的生物医学研究过程。它在医学研究中有着极其重要的地位。

人类的医学发展史表明，中西医学发端于人体实验。在人类与疾病作斗争的起始阶段，人们都是通过亲身的尝试、体验来发现、研究各种针药的治疗效果。现代医学的发展，同样依赖于人体实验。因此，没有人体实验，就不会有医学的进步。

人体实验是医学基础研究和动物实验之后，常规临床应用之前不可缺少的中间环

笔记

节。在研制一项新技术或新药物时，一般程序为选题、查阅文献、建立方法和指标等理论文献研究，然后进行反复多次的实验取证及动物实验等实验室研究，最后进行临床实验性研究。任何一项新的医学成就，包括新技术和新药物，不论通过理论研究和动物实验创立了多少假说，也不管在动物身上重复了多少次实验，在应用到临床以前，都必须经过人体实验。这是由于人和动物有着本质的差异，人既有生物属性，又具有社会属性；既有生理活动，又有心理活动。而且，人体的生命现象和疾病现象是最高级、最复杂的物质运动形式，个体之间也存在着很大的差异。排斥人体实验，将没有经过临床研究的技术和药物应用到临床，将直接危害患者的健康和生命。

二、人体实验的伦理

人体实验中存在许多伦理难题，又决定着我们必须通过伦理规范解决这些伦理矛盾，以保证人体实验符合人类伦理。为此，国际社会和许多国家非常重视对人体实验的规范，制定了大量的伦理规范文件。

《纽伦堡法典》是国际上著名的有关人体实验的伦理规范之一，是在第二次世界大战后提出的关于人体医学研究行为准则的第一个国际性公约。在第二次世界大战期间，德国纳粹分子借用科学实验和优生之名，用人体实验杀死了600万名犹太人、战俘及其他无辜者。德国战败后，在纽伦堡对德国法西斯首要战犯进行了国际审判，其中有23名医学方面的战犯。随后，纽伦堡法庭制定了人体实验的基本原则，作为国际上进行人体实验的行为规范，即《纽伦堡法典》。

《赫尔辛基宣言》是第一个由世界医学协会所采用的、涉及以人体为对象的医学研究道德原则的伦理文件。它是1964年6月在芬兰赫尔辛基第18届世界医学协会大会正式通过，并于第29届、35届、41届、48届和52届世界医学协会大会予以修订。目前，《赫尔辛基宣言》成为人体实验医学研究的国际指南。

我国非常重视人体实验医学研究和相关技术应用的管理，原卫生部依据《中华人民共和国执业医师法》和《医疗机构管理条例》的有关规定，于2007年1月11日颁布实施了《涉及人的生物医学研究伦理审查办法（试行）》。该办法规定了为了保护人的生命和健康，维护人的尊严，尊重和保护受试者的合法权益，涉及人的医学研究应进行伦理审查。

人体实验医学研究除必须遵守《赫尔辛基宣言》所一再肯定的医学人体实验伦理原则，还应遵循医学伦理学和生命伦理学的“尊重”、“有利”、“无害”、“公正”等共同原则。这些原则体现在上述国际、国内的涉及人体实验医学研究的伦理和法律规范文件中，具体来讲，人体实验医学研究应包括如下几个具体的伦理原则。

（一）医学目的原则

医学目的是人体实验的唯一目的，医学目的原则是人体实验的根本原则，因此，人体实验必须是为了研究人体的生理机制和疾病的原因、机制，改进疾病的预防、诊治措施，维护和增进人民群众的健康。开展人体实验之前，必须严格审查其是否符合医学目的，凡是真正为了提高诊疗水平、改进诊疗措施、加深对疾病病因及机制的了解，增进人类健康的人体实验是合乎医学道德的。医学目的性原则是人体实验合乎伦理的必要条件，而出于政治、军事、经济、个人成功等非医学目的的人体实验，已经被历史证明是严重违背人类伦理的。

笔记

应该承认，作为医学科研人员追求自我价值的实现，作为公司的医药企业追求经济效益也是合情合理的。但医学目的性原则要求，科研人员必须把实现自我价值的目的、医药公司及科研人员必须把追求经济效益的目的与医学目的性原则有机地统一起来，把医学目的性原则作为前提和必要条件。那种忽视医学目的性原则，而单纯追求个人自我价值实现和经济效益的行为是违背医学伦理的。

医学目的性原则是人体实验研究合乎伦理的必要条件，但并非充分条件。维护受试者利益原则的首要性和至上性，决定着在具体的人体实验中，面对"受试者利益与科学发展之间"的伦理矛盾时，医学目的性原则必须服从于维护受试者利益原则。

（二）科学性原则

科学性原则，要求人体实验科学研究的设计、过程、评价等必须符合普遍认可的科学原理，要使实验的整个过程自始至终有严密的设计和计划。人体实验设计必须严谨科学，设计前必须充分查阅相关的文献资料。在此基础上，实验设计应符合随机、对照、重复和均衡等科学原则，实验程序的设计应得到科学的说明等。

人体实验前必须制定严密科学的实验方案，应在实验前详细了解病人的生理条件及心理条件，充分估计可能发生的突发事件及应急对策，应有周密严谨的医学监护和医疗保护措施。为保证实验的科学性，实验主持人和参与人应是具有较深厚医学专门知识，并且具有较高的医学科研水平的医学专家。

人体实验是医学科学研究中一个极其重要、极其严肃的科学实践活动。因此，必须以动物实验为基础，这是人体实验前的一个重要环节。经过动物实验并获得真实的充分科学依据，其中包括某项医疗方法、新药物或者免疫制剂等，经证明的确对动物的机体无毒、无害时，才能推向人体实验阶段。

人体实验结束后必须作出科学报告，实验者在实验中探求真理、寻求规律，所做的实验完成后应当进行总结，得出科学的报告。在报告中，要尊重实验所得的各种事实和数据，力求数据的完整、准确、无误，忠于事实、忠于结果，所得科研资料要妥善保管。

采用对照试验方法是科学性原则的特殊要求，它是医学科学发展的需要。人体实验既受实验条件和机体内在状态的制约，也受社会文化、心理、习俗等因素的影响。设置对照组，进行科学对照，是为了消除偏倚和主观偏因，正确判断实验结果客观效应。在进行对照试验时，要特别注意对照组和实验组的齐同性和可比性。

（三）维护受试者利益原则

维护受试者利益，是人体实验的前提和必须遵循的最基本的原则。凡涉及人体实验的医学研究，首先考虑到的是维护受试者的健康利益必须有利于改进疾病的诊治和了解疾病的病因和发病机制。当这一原则与人体实验的其他原则发生矛盾的时候，应该遵循这一原则，把维护受试者利益原则放在高于科学与社会利益的位置。

根据维护受试者利益原则，人体实验在实施前必须进行受益与代价评估，对实验预计的风险和压力相对于预计的给受试者或他人的好处进行详细评估，只有当研究目的的重要性超过实验给受试者所带来的风险和压力时，涉及人体的生物医学研究才能得以进行。如果实验有可能对受试者造成身体上和精神上较为严重的伤害，那么无论这项实验的科学价值有多大，无论这项实验对医学的发展和人类的健康具有多么重要的意义，这项实验也不能进行，只有当研究结果有可能有益于受试者时才是合理的。在实施人体实验前，必须首先进行毒副作用实验，只有在明确其毒副作用后，才能进行

笔记

有效性实验。

在人体实验过程中，必须有充分的安全措施，保证受试者在身体上、精神上受到的不良影响减少到最低限度，这是“无伤”医学道德原则的体现。当实验过程中出现严重危害受试者利益时，无论实验多么重要，都应该立即终止。为了维护受试者的利益，人体实验必须在有关专家和具有丰富医学研究及临床经验的医生参与，或在他们的指导下进行。

（四）知情同意原则

知情同意原则，要求人体实验研究者要尊重受试者的知情同意权利。受试者知情同意权，是指受试者对人体实验研究的性质、目的、期限、经费来源、实验方法、采用的手段，以及任何可能的利益冲突、科研工作者与其他单位之间的从属关系、课题预计的好处以及潜在的风险和可能造成的痛苦等信息，有充分知悉并在此基础上自主、理性地表达同意或拒绝参加人体实验的意愿的权利。因此，研究者要向受试者提供关于人体实验的真实、完整信息，包括：①人体实验医学研究目的和方法；②受试者参加研究的时间；③合理地预期研究最终将会给受试者和其他人带来哪些收益；④参加研究会给受试者带来哪些可预见的风险和不适；⑤对受试者可能给予的有益的替换治疗方法；⑥对能够识别出受试者的资料的保密程度；⑦研究者为受试者提供医疗服务责任的大小；⑧对因研究而导致的某些伤害所提供的免费治疗；⑨对研究而导致的残疾或死亡，是否为受试者本人、受试者家庭或其亲属提供赔偿；⑩受试者有权自由拒绝参加研究，可以在不被惩罚、不失去应得利益情况下，随时退出研究；⑪视具体情况向受试者告知，比如选择他作为受试者的特殊理由、研究设计的某些特征（例如双盲法、对照组、随机抽样）等。使受试者清楚地了解实验的目的、方法、过程以及对他们自身可能造成的各种影响。在他们充分知情的前提下，在没有任何外界影响的情况下，自主地选择自己的行为，必须禁止欺骗性实验、强迫性实验。

受试者知情同意有书面和口头两种形式，一般情况采用书面形式的知情同意，无法获得书面知情同意的，应当事先获得口头知情同意，并提交获得口头知情同意的证明材料。对于一个缺乏法律行为能力，身体和精神上无能力同意的受试者或未成年的受试者，必须按照法律规定从合法代理人处获取知情同意。

社会伦理学的利他原则，要求社会成员要有勇于牺牲个人利益造福于公众的精神，但这并不意味着无视个人的基本权益和尊严。知情同意原则，强调受试者有权参加或者拒绝、退出人体实验，他们享有完全的自主权利。医学科学研究人员必须尊重他们的这种权利，不能因此对他们进行任何的非难或者歧视。

（五）伦理审查原则

人体实验的医学目的性原则、科学性原则、维护受试者利益原则、知情同意原则等是实体性伦理原则，伦理审查原则是程序性伦理原则，通过这个程序性伦理原则才能保证实体性伦理原则得以实现。

人体实验的伦理审查应遵守国家法律、法规和规章制度，以及公认的生命伦理原则，伦理审查过程应当独立、客观、公正和透明。伦理委员会应按照审查程序，对人体实验报告进行审查，包括：①研究者的资格、经验是否符合实验要求；②研究方案是否符合科学性和伦理原则的要求；③受试者可能遭受的风险程度与研究预期的受益相比是否合适；④在办理知情同意过程中，向受试者（或其家属、监护人、法定代理人）提供

笔记

的有关信息资料是否完整易懂，获得知情同意的方法是否适当；⑤对受试者的资料是否采取了保密措施；⑥受试者入选和排除的标准是否合适和公平；⑦是否向受试者明确告知他们应该享有的权益，包括在研究过程中可以随时退出而无须提出理由且不受歧视的权利；⑧受试者是否因参加研究而获得合理补偿，如因参加研究而受到损害甚至死亡时，给予的治疗及赔偿是否合适；⑨研究人员中是否有专人负责处理知情同意和受试者安全的问题；⑩对受试者在研究中可能承受的风险是否采取了保护措施；⑪研究人员与受试者之间有无利益冲突。

经伦理审查后，伦理委员会可以作出批准、不批准或作必要修改后再审查的决定。没有获得伦理委员会审查批准的人体实验研究项目，坚决不得开展。人体实验医学研究项目进行结题验收时，应要求项目负责人出具经过相应的伦理委员会审查的证明。在医学期刊发表涉及人体实验的医学研究成果时，研究人员应出具该项目经过伦理委员会审查同意的证明。

推荐阅读书目

1. (美)哈罗德·瓦穆斯.妙趣横生的通识读本：科学中的艺术与政治[M].章俊，徐志东，焦俊芳，译.北京：中国人民大学出版社，2013.

2. (法)巴斯卡尔·博尼法斯.造假的知识分子：谎言专家们的媒体胜利[M].和清，译.北京：商务印书馆，2013.

学习小结

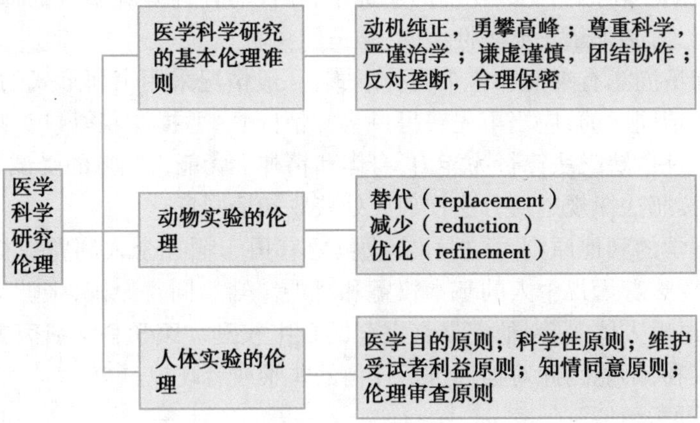

（张锦玉）

复习思考题

1. 医学科学研究的基本伦理准则有哪些？
2. 动物实验的伦理要求有哪些？
3. 人体实验的伦理原则有哪些？

第十五章

卫生管理伦理

学习目的

通过本章的学习，了解卫生管理工作中的伦理道德要求，以提高管理效能，促进卫生事业的和谐发展。

学习要点

卫生管理的特点和基本伦理原则；卫生政策和卫生改革的伦理导向；医院管理伦理。

导入案例

60多岁的朱阿婆患有肿瘤疾病多年，以前住院，床头总有一张写着她病情的卡片插着，来来往往的人都能看到。本月她又因乳房发现肿块住进了某医院，不过这次那张暴露她隐私的卡片没了，医生来查房也总是很小声，即便带教实习医生也不公开把其病情当教材。“这样我心里舒服了。”朱阿姨说。

以前带教医生查房时在患者床边讲解和分析病情，很少考虑患者的感受。如今，带教老师只在病房介绍患者的病史，进行必要的检查示教，然后回到示教室再作详细的病情分析。医生、护士在查房和治疗时，会为患者添置一个遮蔽的屏风；床头卡上不注明病情诊断内容；改变直呼患者床号的做法，称患者为“老王”、“张老师”等……目前，全国很多医疗机构都开展了伦理查房，将患者的生命伦理需求和疾病治疗需求同等看待。

讨论与思考：“伦理查房”查什么？如何认识“伦理查房”在卫生管理中的重要性？

医学的直接目的就是维护和促进人类的身心健康，而卫生管理正是为这一医学的整体目标服务的。在卫生管理中，无论是卫生政策的制定、卫生体制的改革，还是卫生资源的分配、医院等卫生行政机构的具体管理，都涉及伦理问题。卫生管理工作中的伦理道德建设，直接关系到卫生事业的健康发展和人民群众的切身利益，因此，卫生管理工作中的伦理的研究已成为新时期医学伦理学研究的重点。

第一节 卫生管理伦理概述

一、卫生管理的含义、内容和特点

（一）卫生管理的含义

卫生管理是指运用现代管理理论和方法以及国家行政、经济和法律等手段，对卫

笔记

生领域的人力、物力、财力、信息、时间等要素进行计划、组织、协调和控制的行为。

卫生管理的目的是通过科学的管理活动来制定卫生政策，合理配置卫生资源、加强组织机构和队伍的建设，提高医务人员的积极性、创造性，健全各项制度、法规、标准，促进医疗卫生事业的发展。也就是要在有限的资源条件下创造出最大的效益，最大限度地保障人民健康。

（二）卫生管理的内容

卫生管理主要分为政策管理、组织管理和资源管理三大部分。卫生政策是国家和社会为保障国民的健康而制定的一系列方针、措施和法律等。卫生政策管理涉及公共政策、公共管理、政府与卫生政策的制定、分析、评价等。卫生组织是贯彻实施卫生政策的主体，组织管理包括组织机构与设计、组织文化、组织环境、组织绩效、组织变革与创新、组织再造等。卫生资源是指提供各种卫生服务所使用的投入要素的总和，包括人力、物力、财力、信息等资源。卫生资源管理包括卫生人力资源管理、卫生投资决策、卫生预算管理与财政补贴、医疗设备和医疗技术准入与管理和卫生信息管理等。

（三）当前我国卫生管理的特点

1. 卫生管理具有专业技术性　无论是卫生政策的制定、卫生改革的推行，还是医院具体的管理都和医学科学技术紧密联系在一起。卫生管理学已成为一门独立的学科，对卫生管理专业人才的培养受到社会高度重视。

2. 卫生管理具有社会服务性　我国的卫生事业是政府实行一定福利政策的社会公益性事业，总目的是增进全体社会成员的健康水平，所以卫生管理要着眼全社会成员并从中确定目标、任务及举措，是一项很强的社会服务性管理。

3. 卫生管理具有手段多样性　卫生管理需要综合运用行政的、经济的、法律的、教育的手段进行综合管理。同时还需借助现代信息技术来进一步提高管理效能。

4. 卫生管理体制机制处于不断探索完善阶段　目前我国正在加快探索卫生服务体系、医疗保障体系、药品生产流通体系、疾病预防体系、卫生监督体系、医院经营机制、人才管理体制等的改革。卫生管理职能已从强化计划、分配职能转变为主要发挥规划功能、准入功能、监管功能、经济政策调控功能和信息发布功能。

二、伦理道德建设在卫生管理中的作用

管理本身就是一种伦理价值选择活动，其顺利实施必须有伦理道德的牵引与约束。而医学和道德从来是相依相伴的，道德性是医学的内在属性，它决定了医学的伦理价值是一切价值的基础，因此，卫生管理更是不能没有伦理属性。历史上，人们一直把道德作为卫生管理的目标和手段。早期的医院曾是病人和穷人的收容所。尽管时世变迁，但在卫生管理中，人道主义精神永恒。卫生事业的性质和宗旨决定了在卫生管理中不仅需要规章制度的硬约束，更需要伦理道德的软约束。

（一）伦理道德建设决定卫生管理的价值取向

我国卫生事业的目标是增进全体社会成员的健康水平，提高全民族的健康素质，促进经济和社会协调发展。这一目标高度集中地反映了我国当代卫生服务所具有的伦理本质。因此，卫生政策、法规、标准的制定，卫生改革的推行，卫生资源的分配都应以“救死扶伤、防病治病，实行社会主义的人道主义，全心全意为人民的身心健康服务”的伦理宗旨为出发点和归宿。评判卫生政策的好坏、卫生改革的成败、卫生管理

笔记

的效能都要看是否符合社会主义医德宗旨。

（二）伦理道德建设是卫生管理的主要内容

管理的目的就是协调好各方利益，合理配置资源，提高效益。抓好伦理道德建设，有助于提高诊疗效果，构建良好的医患关系，促进社会和谐。虽然医疗质量的高低有赖于医学技术和设备，但是如何运用技术和设备，使它们发挥最大的效能，则取决于医务人员的医德水平。卫生管理水平的提高和伦理道德建设的程度密切相关。因此，各级卫生行政主管部门都应该抓好医德医风建设和精神文明建设。

（三）伦理道德建设是卫生管理的重要手段

卫生管理功能的发挥和提高，需要依靠有效的管理手段。卫生管理除了要依靠行政、经济、法律的手段外，还要依靠伦理道德教育的手段。在各种管理政策、管理制度的执行中，伦理道德的作用是非常重要的，它是贯彻执行规章制度的重要前提和基础。医务人员的高尚医德是实现卫生管理手段的内在动力，否则，制度只能是一纸空文。在卫生管理中充分运用伦理道德手段，有助于协调各种利益关系，增进组织内部的凝聚力，保持良好的工作秩序。

三、卫生管理的基本伦理原则

（一）公益原则

我国卫生事业是政府实行一定福利政策的社会公益事业，其目标是让全体社会成员共同受益，具有非盈利性。这就要求在卫生管理中坚持以人为本，把维护人民健康权利放在第一位。无论是改革方案的设计、卫生制度的建立还是服务体系的建设都必须遵循公益性的原则，把基本医疗卫生制度作为公共产品向全民提供，着力解决群众反映强烈的突出问题，努力实现全体人民病有所医。坚持公益性原则，要求我们制定的医药卫生政策应为谋求大多数人健康利益的一种公正选择；医药卫生改革应着眼于满足社会最广大人民的根本利益；医院管理应着眼于推动人人享有基本卫生保健目标的实现。公益性是卫生管理最基本的道德要求，也是衡量任何一种卫生政策、卫生改革和管理制度是否合理、是否成功的道德尺度。

（二）公正原则

医疗卫生保健的公正性，是指每个社会成员在卫生保健权利上能得到公正的对待，即每个人都能够得到他应该得到的医疗资源。但公正绝不等同于绝对平均主义，区别主要在于是否需要。在卫生管理中公正原则的要求是人人享有健康的权利，人人享有基本的医疗保障，有同样医疗需求的病人，应该得到同样的医疗待遇，在医学服务中应公平正直地对待每位病人，平等待患。实现公正原则，主要是要求政府肩负起主要责任，构建全面覆盖、结构合理、功能互补的医疗保健格局，使各层次的医疗服务需求者各得其所。目前在我国，坚持卫生管理中的公正原则就应该优先发展和保证基本卫生服务，大力发展城市社区卫生服务，巩固农村“三级卫生网”，因地制宜，分类指导，努力缩小地区间的卫生事业发展差距。

（三）效益原则

我国卫生发展面临的一个突出问题是卫生资源的缺乏，而利用和管理不善，将进一步造成有限卫生资源的浪费。因此，卫生管理一定要注重对效益的追求，尽可能地达到卫生资源的有效配置和合理利用，让有限的资源尽可能地去满足人民群众的健康

笔记

需求。卫生管理的效益包括经济效益、技术效益和社会效益。提高卫生事业效益并开展综合效益评价，树立效益型的卫生发展观，已成为卫生管理部门的重要职责。目前在社会主义市场经济体制下，还要注意不要单纯追求经济效益或技术效益，忽略社会效益，应把社会效益放在首位，这是由我国卫生服务的性质和特点决定的。

第二节 医药卫生体制改革伦理

一、卫生政策的含义及功能

（一）卫生政策的含义

卫生政策是整个国家政策体系中的重要组成部分，属于公共政策的范畴。卫生政策是指国家或政府为了满足人民的健康需求而采取的行动方案和行为依据。世界卫生组织在其制定的“卫生发展管理程序”中把卫生政策定义为“改善卫生状况的目标，这些目标中的重点，以及实现这些重点目标的主要途径”。

（二）卫生政策的功能

1. 导向和教育功能　卫生政策对社会卫生行为及观念具有重要的引导和教化作用。卫生政策的导向功能体现在确立卫生工作的目标和重点并指明发展方向和实现路径上。卫生政策的教育功能体现在对公众的健康指导上，告诉人们应以什么为标准，统一认识。

2. 协调和控制功能　卫生事业发展过程中，不同的利益群体之间一定会产生矛盾冲突，卫生政策就是政府协调利益各方，控制消解矛盾冲突的有效武器。卫生政策可以有意识地调控人与人、人与自然、人与社会的关系，保证卫生管理的有序和公众健康利益的最大实现。

3. 组织和分配功能　通过制定与实施卫生政策，政府实现卫生组织结构的合理化和对卫生人员的管理，并对卫生资源进行公平、有效的分配，使有限的卫生资源发挥最大的功能，真正维护人类健康利益。

二、卫生政策制定的伦理基础

医学伦理是卫生政策制定的基础和追求目标，伦理道德和政策在调节社会关系中分别担负着不同的职能。一定的政策总是建立在一定的伦理道德基础之上的，而一定的伦理道德又总是体现着一定政治制度下的政策。二者相辅相成，缺一不可。

（一）卫生政策的制定目的和类型

1. 卫生政策的制定目的　使已有的卫生资源尽可能地合理分配，控制先进的医疗技术在治疗个人时对社会和经济的影响，利用医学知识来推进有利于人类的集体利益和社会理想。

2. 卫生政策的类型　一是社会需求导向型，其管理活动均以改善社会卫生状况和人人健康为目标来展开；二是卫生资源导向型，其管理活动主要考虑卫生资源，视卫生资源为卫生事业发展的主要标志；三是需求加资源的混合型，其发展目标既指向卫生资源又考虑卫生需求，这是包括我国在内的许多发展中国家采用的一种发展模式。

（二）卫生政策制定中的伦理选择

在制定卫生政策的过程中，决策者会面临诸多伦理的选择。如卫生政策的目标选择上，是为社会所有成员的健康服务，还是为社会的某一部分成员服务？卫生资源的配置上，是优先发展高精尖技术，还是优先发展初级卫生保健？医院在经费严重不足的情况下，如何处理社会效益和经济效益之间的矛盾？伦理道德价值取向在卫生政策制定中的作用主要体现在三方面：一是可以在不同的决策间选择，如生育政策，可以选择严格控制，也可以选择放任。二是可以在不同的决策者间进行选择，如是选择医学专家来做决策，还是选择行政干部来做决策？三是卫生政策赖以建立的医学事实也在很大程度上取决于一定的伦理价值观念。医学本身是中性的，但却是多种多样的，有时甚至是互相冲突的。决策者强调和选择哪些事实作为决策依据，直接受到伦理价值观念的影响。

（三）卫生政策分析的伦理评价

卫生政策分析是一种科学系统的分析方法，它帮助决策人员在研究、制定卫生政策时，对所面临的问题寻找解决方案，并对各种方案进行系统的比较分析。卫生政策分析的特点是重视把工作与规划的目的以及产生的效果等联系起来加以研究。

卫生政策分析的伦理评价主要有以下几个方面：

1. 合理性评价　对卫生政策是否符合社会经济发展的需要，是否与社会经济发展的总目标、总政策相一致，卫生政策与卫生目标是否体现了人民群众最根本的健康利益，卫生政策是否兼顾了国家、集体、个人三者的利益等进行伦理评价。

2. 情实性评价　对卫生政策是否符合国情、民情进行伦理评价。

3. 适宜性评价　对卫生政策人民群众的接受程度和承受能力进行伦理评价。一项政策尽管是合理合情的，但如果人民群众的思想意识跟不上，在心理和感情上不能接受，那么这项卫生政策就很难在实践中行得通。

4. 效用性评价　考察卫生政策在符合伦理的条件下所获取的社会效益和经济利益的大小，获利越大，效用就越高，在伦理上就应该给予肯定。

三、医药卫生体制改革伦理

（一）医药卫生体制改革的伦理意义

医药卫生改革的目的在于增强医药卫生事业发展的活力，充分调动医药卫生机构和医务工作者的积极性、主动性和创造性，不断提高医药卫生服务的质量和效率，从而更好地体现“救死扶伤”的医学人道主义精神，更好地为人民健康服务。医药卫生改革本身就是一种道德行为，具有重要的医学道德意义，可以促进医学道德的进步和发展。

1. 有利于满足人民群众多样化的健康需求　在医药卫生改革中，建立城镇医疗保险制度、农村合作医疗制度和大力发展社区服务，既扩大了覆盖面，又实现了社会互济、风险分担，从而更有利于人民群众享受方便而快捷的医疗服务，符合人民群众的根本利益。

2. 有利于提高卫生资源的配置效率　目前的医药卫生资源条块分割、重复建设且结构不合理，造成卫生资源短缺与浪费并存。医药卫生事业改革将打破卫生机构的行政隶属关系和所有制界限，逐步达到实施全行业管理，有利于节约卫生资源和有效

笔记

遏制卫生费用的不合理上涨。

3. 有利于医药公正的逐步实现 在卫生改革中实施广覆盖的医疗保险，使更多人获得医疗保障；将农村卫生工作作为重点，加大农村贫困地区和少数民族地区财政转移支付力度或卫生扶贫，缩小地区及城乡差距；药品采购中采取招标，减少中间环节等改革措施都有利于医药公正的逐步实现。

4. 有利于调动机构和员工的积极性 在医药卫生改革中引入竞争机制，如参保人员可以选择若干定点医院，病人就诊时可以选择医生，医院改革人事制度采取竞争上岗等，有利于调动各级医疗机构和医务人员的积极性，从而提高行业整体服务水平和效率。

5. 有利于社会主义精神文明建设 通过医药卫生事业改革，加强对医务工作者的职业道德教育和医学人文素养的培养，树立窗口形象和端正行业作风，有助于推动和谐社会建设和精神文明建设。

（二）我国医药卫生体制改革目前存在的主要问题

我国医药卫生改革已取得了很大进展和成就，但仍存在诸多问题，老百姓“看病难、看病贵”的矛盾没能从根本上缓解。

1. 卫生投入不足 目前我国卫生总投入还不能满足人民群众日益增长的健康需求，医药费用上涨过快，个人负担太重，人民群众反映强烈，医药卫生事业的公益性质没能得到充分体现。相比西方发达国家，我国的卫生投入明显不足。

2. 医疗机构的角色定位存在偏差 我国医疗体制改革从一开始就确立了市场化的改革方向。市场化的经济运行方式可以实现社会资源的合理配置和提高经济效益，但是也使得政府淡化了自己对医疗卫生行业的监管责任。用改革国有企业的方法来改革医疗卫生行业，将医疗卫生机构视同于一般的企业，自主经营、自负盈亏，势必会削弱其服务于保护公众基本健康权利的角色定位。

3. 医疗保障社会化程度较低 目前我国的医疗保障制度还不能覆盖全体社会成员。据调查，无论是农村还是城镇都有部分人群没有任何形式的保险来保障他们的基本健康。

4. 医德约束机制脆弱 医院忽略医德医风建设，医患关系日趋物化，“红包”、“回扣”屡禁不止，服务态度生硬，救死扶伤的医学人道主义精神淡化，医德行为失范。

（三）医药卫生体制改革伦理价值取向

1. 以人为本 卫生服务直接以人为服务对象，且大多是生理或心理上需要帮助的人，所以“以人为本”应是卫生改革中占主导地位的价值取向。“以人为本”，就要求制定卫生政策时，不能单纯以卫生资源及其增减作为卫生事业发展的主要衡量指标，片面强调发展卫生资源的必要性，盲目攀比卫生资源的高指标，而是优先发展和保证有利于人民健康的基本医疗卫生，重视卫生资源的外部性和社会性效益，使卫生资源发挥为人民健康服务的作用。“以人为本”，就要求衡量卫生机构和部门的服务效率，不是片面追求经济收益，而应着重考察其卫生资源利用和收支结构的合理性，以及卫生服务提供的合理性和服务效果，重视卫生事业的社会性和公益性。

2. 公平优先、兼顾效率 在我国当前卫生事业的改革中，基于卫生事业公益性的要求，应将公平性放在首位。因为公平对社会的稳定和谐发展会起到重要的促进作用。以公平为价值取向的卫生政策，应引导卫生资源向中西部地区、向农村、向基层配

笔记

置，统筹安排城乡居民的医疗卫生服务；应首先保证全体国民获得最基本的医疗卫生保健服务，重点关注弱势群体；应构建基于国情的城乡医疗保障制度，提高医疗保障可及性，公平地提高全体国民的健康水平。当然，强调公平原则，并不意味着忽视效率，因为效率是社会发展的基础，没有效率，公平也只能是低层次的公平。

3. 公共利益最大化　卫生问题涉及每个社会成员的利益。因此，卫生政策应以公共利益的维护和实现为价值导向，按照公共利益和公共服务的要求，保证最大多数人的意志和利益进入政策议程，协调整合多元复杂的利益冲突，为社会全面协调发展提供政策基础。在卫生事业改革中，应建立良好的利益均衡机制，保证医疗卫生服务机构有效运转；在制约违规行为以及控制利益冲突等方面，始终坚持兼顾医疗卫生服务供方与需方利益的原则，加强和改善监管措施，杜绝医疗卫生服务供方和其他社会利益集团利用信息等优势损害患者的利益；满足民众不断变化的卫生服务需求，从而实现公共利益的最大化。

第三节　卫生资源配置中的伦理

随着社会经济和科技的发展，人们对健康的认识更深刻，对卫生服务的要求也更高，如何让有限的卫生资源尽可能满足不断增长的卫生需求，是世界各国政府共同面对的难题，也是一个日益凸显的社会伦理问题。

一、卫生资源配置的含义

卫生资源是指社会在提供卫生服务的过程中所占用或消耗的各种生产要素的总称，包括卫生人力资源、卫生物力资源、卫生财力资源和卫生信息与技术资源等。

卫生资源配置是决定在何处筹集、组织和消耗卫生资源的一种决策过程。卫生资源的配置实际上就是在社会的各个卫生机构中合理并有效地分配卫生资源，以满足社会对卫生资源的需求，达到尽可能满足需求的目标。

卫生资源配置有两种类型：一是宏观卫生资源配置，是各级立法和行政机构所进行的资源分配，解决的是确定卫生保健投入占国民总支出的合理比例，以及此项总投入在预防医学与临床医学、基础研究与应用研究、高新技术与适宜技术、基本医疗与特需医疗等各层次、各领域的合理分配比例的问题。二是微观卫生资源配置，是由医院和医生对特定病人在临床诊治中的卫生资源进行分配。在我国目前主要是指住院床位、手术机会以及贵重稀缺医疗资源的分配。

二、我国卫生资源配置存在的主要问题

我国目前是一个卫生资源总体不足，卫生发展落后于经济发展的国家，卫生资源在配置上存在诸多问题。

（一）卫生资源配置的结构和布局不合理，城乡发展不平衡

卫生资源多集中在大中城市的大中型医院以及经济发达的地区，社区、农村等基层医院和经济落后的地区资源不足。

（二）卫生资源的投向上存在重医轻防的问题

医院在利益的驱使下，往往追求高精尖技术，忽略了基础治疗，使得一些本符合人

笔记

群健康需要、具有更好的社会利益的预防保健和基本卫生保健服务，往往因资源短缺而使其基础仍然薄弱，限制了其健康发展。在医疗设备配置上，忽视常规设备投入，重复购置大型设备，造成有限的卫生资源闲置和浪费。

（三）卫生资源的利用效益不高

目前，人们看病就医时都往大医院挤，造成大医院人满为患而基层卫生资源闲置的状况。本来一些基层医院可以以低成本就可以诊治的常见病、多发病，却因为病人盲目地向大医院集中，而使得基层医疗机构的卫生资源闲置、浪费。大医院也因接诊了这些病人而变得效率低下，甚至有些病人因过长时间的排队挂号而延误病情。另外，由于大医院的各种成本比小医院要高，病人在大医院看病所产生的医药费也相对较高，这也是产生浪费的另一个原因。

（四）医疗费用增长过快，医疗收入不合理

随着市场经济的建立和完善，政府对卫生事业的投入下降，宏观调控能力减弱，医疗机构只有通过提高业务收入来维持生存和发展，从而导致竞相购买大型医疗设备，乱收费和开大处方等现象，这使得医疗费用明显增加，药物费用也居高不下，加重了老百姓“看病难、看病贵”的问题。

（五）国家卫生费用投入不足，预防保健事业和农村卫生投入相对较少

目前，我国卫生投入力度明显加大，政府卫生支出占卫生总费用的比例、政府卫生支出占政府总支出的比例、人均政府卫生支出增长速度均大于中上收入国家和高收入国家平均水平，投入的卫生经费总量大幅度上升，但卫生经费占国民生产总值的比例很低，占政府卫生支出的比例也很低，预防保健事业和农村卫生投入相对较少。依据2008年至2013年《世界卫生统计年鉴》相关数据，从卫生总费用、政府卫生支出费用、人均卫生总费用等方面对比分析中国卫生投入与中上收入国家、高收入国家表明：中国与中上收入国家、高收入国家卫生总费用占GDP的比例均值分别为5.0%、6%、12.4%；政府卫生支出占卫生总费用的比例分别为54.3%、55.5%、61.8%；政府卫生支出占政府总支出的比例分别为12.1%、11.6%、17.3%；人均政府卫生支出分别为119美元、211美元、3026美元；人均卫生总费用分别为219美元、384美元、4828美元。

（六）卫生技术人员的素质不高，结构不合理

卫生技术人员素质不高，特别是乡镇卫生院的卫生人力素质不高更为突出。基层卫生服务技术人员学历、职称、专业结构不够合理，高层次人才短缺。具有大学及以上和中级职称及以上人员的比例较低，与世界卫生组织倡导的中等发达国家人力资源配置标准高级、中级、初级职称人员的比例为1∶3∶1相比，仍存在较大差距。此外，在基层卫生服务机构全科医生所占比例依然较小或者还没有建立全科医生的理念，难以满足人群健康需求的变化和健康管理模式转变的需要。

我国卫生资源配置上的种种不合理情形，严重影响了人人享有基本卫生保健服务目标的实现，影响了社会主义公平原则的实现。社会成员在享有社会提供的卫生保健服务上权利不平等、机会不平等、规则不统一、结果差异过大，部分社会成员过度消费有限的卫生资源，而大量农村人口得不到基本的卫生保健服务，使有限的卫生资源没有得到合理有效地利用。

三、卫生资源配置的伦理原则

卫生资源配置的关键就是如何处理好公平与效率的关系问题。医疗卫生领域的

笔记

公平是指卫生服务应按照居民的实际健康需要来进行分配，而不是取决于消费者的地位和收入。效率是指卫生资源的单位投入所获得的卫生服务产出量，所投入的单位卫生资源获得的卫生服务产出越大，说明卫生资源的使用效率越高。

效率与公平应作为一种平衡关系共同促进。卫生资源合理配置的原则应围绕着医学的目的来确定，只有能最大限度地达到医学目的的卫生资源配置原则才是正确的。因此，合理配置的原则应是“公平和效率”二者的有机结合。如果没有公平，效率的追求只会使社会误入歧途。不能实现医疗卫生服务的公平性，就不能促进和谐社会的建设，从而难以实现社会的进步和人的全面发展，也难以体现社会主义制度的优越性。当然，不讲效率的公平是平均主义的公平，这种公平也是难以持久的，公平必须靠效率来保障，靠效率来不断地积累卫生资源，从而把公平推上一个新的更高的台阶。

（一）宏观卫生资源配置的伦理原则

1. 保证初级卫生保健的原则　初级卫生保健是 WHO 提倡，得到许多国家认可的重大的卫生决策。把有限的卫生资源分配到初级卫生保健工作中去，让更多的人得到享受和利用，从而战胜疾病、恢复健康，这不仅符合“人人享有健康”的全球卫生策略，也能更有效地利用有限的卫生资源。

2. 照顾卫生服务不足和经济能力较弱的人群的原则　WHO 指出，各成员国应“根据需要重新分配现有的资源，或者如果不能这样做，则至少重新分配额外资源，将资源拨给初级卫生保健，特别是服务不足的人口群组”。在配置卫生资源时，要重视那些生活中经济不发达、卫生条件差而又迫切需要医疗服务的人群；应向农村、边远山区、经济欠发达地区、弱势贫困人群倾斜。

3. 重视预防的原则　预防比单纯的治疗能更有效地促进健康，并能节约资源，增加效益。因此，在分配资源时，应把预防放在重要地位加以考虑。

4. 可持续性原则　要对后代全面负责，为后代保留一定资源，对涉及人类未来健康的研究及保健项目分配足够的资源，以利于人类更健康地生存、延续和发展。

5. 实施国际援助的原则　在卫生资源上实施国际援助是各国政府的道德义务，是医学人道主义精神的体现。

（二）微观卫生资源配置的伦理原则

1. 基本权利人人平等的原则　人们在享受卫生保健方面是人人平等的，但这并不意味着把卫生资源拿来进行平均分配。而在任何制度环境下，卫生资源相对于人们的健康期望和医疗服务需要来讲都是稀缺的，因而在卫生资源的微观分配上要做到现实的公平，就应该允许一定的差等分配存在，在需要相同的情况下，平等对待所有患者，一视同仁，尊重所有患者的基本权利，既要综合平衡，又要保证重点。

2. 按照医学标准和社会价值标准分配的原则　生命价值论强调人的生命价值大小取决于人的生物学价值和社会学价值两个方面，判断生命价值不仅要重视生命的生物学价值，更应重视生命存在的社会意义。坚持生命价值论原则，体现在卫生资源的微观分配上，应当对生命个体的生物学价值和社会学价值进行判断，据此来决定卫生资源的投向和分配。分配稀有卫生资源时，要求医方依次按照医学标准—社会价值标准—家庭角色标准—科研价值标准—余年寿命标准综合权衡。一般而言，卫生资源应当对生命价值高的生命给予更多的支持和救助，如果将卫生资源大量运用于严重先天

笔记

畸形、生命质量十分低下、不可逆转死亡的生命个体上，不仅降低了卫生资源的效益，而且对病人、家庭和社会均无法体现道德价值。

总之，卫生资源配置与卫生伦理有着密切的关系，要实现对卫生资源的公平合理配置，就需要对伦理问题以及基本伦理原则有合理把握，只有这样才能使卫生事业符合增进人民健康的根本道德目的。

第四节　医院管理伦理

一、医院管理及其伦理内涵

医院管理是指按照医院工作的客观条件和客观规律，运用现代管理理论和方法，合理地组织医院的全部医疗经营活动，对人、财、物、信息、时间等资源进行计划、组织、协调、控制，充分发挥整体运行功能，以取得最佳综合效益的管理活动过程。医院管理的基本内容有人员的组织管理，医疗技术工作的管理，各种物质设备的管理，财务经济活动管理、信息交流发布管理等。医院管理的基本目标在于提高医疗质量、保证病人的生命安全、维护病人的正当利益、促进广大人民群众的健康和发展医学科学。

医院管理伦理就是研究管理与伦理的关系，研究管理过程中的道德现象，特别是研究与医院有关的人际道德关系，并从中引申出有关医院管理伦理的各种原则、规范、范畴等道德要求。医院管理伦理的任务就是以医院管理活动中的道德现象作为研究对象，以社会规范、法律法规、道德规范、传统习俗等评价医院管理活动中的人与事，协调各种利益关系，辨别善恶，规范服务行为，实现医疗工作维护人民身心健康的宗旨。

二、医院管理伦理的作用

（一）医院管理伦理具有导向作用

医院管理伦理具有进行判别善恶，实施扬善惩恶的作用，规范、引导着医院管理者与被管理者的行为。对符合社会规范，体现了“应当”的行为予以弘扬；而对于在管理活动中违背道德规范，出现了“不应当”的行为则从舆论上、精神上、物质上予以惩罚。

（二）医院管理伦理具有动力作用

医院管理的有效进行和各项医疗工作的正常运转离不开完善的规章制度，而规章制度又是在医院管理伦理的指导下建立起来的，其目的必须是维护病人利益。同时，规章制度还要靠医务人员以良好的道德信念去遵守和维护。良好的医德是贯彻实施规章制度的内在动力，如果离开了医务人员的道德自律，再好的制度也将是一纸空文。

（三）医院管理伦理具有保证作用

医院管理目标的实现取决于 3 个因素，即精湛的医疗技术、先进的医疗设备和良好的医疗道德，其中医疗技术和医疗设备是物质前提，医疗道德是精神保证。离开了人的觉悟，医疗质量的提高、技术和设备作用的发挥都将是一句空话。良好的医德是保证病人安全与利益必不可少的内在因素。

（四）医院管理伦理具有调节作用

医院管理伦理是协调医患关系的基础。一个道德素质好、对病人热情友善、视病人如亲人的医务人员，能获得病人及其家属的认同和信任；相反，就有可能造成医患矛盾或纠纷，不利于医疗服务工作的正常开展。医院管理伦理也是构建良好医际关系的基础。一种团结协作、互学互助、保障及时、运转协调的良好的医际关系，能充分调动医院员工的积极性，协调一致、齐心合力地履行为人类健康服务的责任。

（五）医院管理伦理具有增值作用

医院管理伦理遵循公平公正的准则协调各方利益，有利于在医院内创造一个人人平等竞争的优良环境，充分调动医院员工的积极性和创造性；有利于在社会上树立良好的医院形象，从而增强医院的综合竞争力，吸引更多的患者，也增加医院的收益，使医院的资产增加。

三、医院管理中的伦理原则

（一）以患者为中心

医务工作者要尊重、理解、关怀患者，将患者利益置于首位，想患者之所想，急患者之所急，努力了解患者的体验，对患者及时作出回应，注意倾听他们的呼声，重视与他们的交流，给予情感上真诚的关注和抚慰。在医疗技术服务过程中要注重医疗工作流程是否方便患者，医院的治疗环境和生活条件是否周全、安静、卫生、有序。

（二）以员工为本

以员工为本，要求管理者要在态度和意识上尊重员工，而不只是把他们视为创造价值的人力资本。医院应以所有员工利益为重，营造鼓励员工开拓创新的氛围，建立公开、公正的业绩考核评价机制和收入分配机制，激发员工潜能。员工是医院的主体，人力资源是医院核心竞争力的重要组成部分，而且医院员工大都是受过高等教育的知识分子，因此在医院管理上更要突出人性化。

（三）以和谐为要义

首先是强调医院内部要构建和谐的人际关系，形成一种荣辱与共的协作精神、团队精神。这就要求管理者在决策中尤其要注意公平性和民主性。营造公平竞争、民主决策的氛围。更重要的是要构建医患之间的和谐，力争做到以优良的技术让病人放心、以优质的服务让病人称心、以优美的环境让病人舒心。同时，提倡一种诚信的文化理念，在经营过程中，切实减轻病人的负担，规范开药、合理检查，严禁“红包”、“回扣”、“大处方”和开单提成，严格执行国家医疗收费标准，增加收费透明度。

（四）以医疗质量为第一

在医院管理中要树立医疗质量第一的观念，要教育全院职工在工作中增强质量意识，明确医疗质量是医院的生命线，医疗质量的优劣直接影响到病人的健康和安危，关系到医院的生存和发展。医院的各个方面、各个部门和各类人员的工作都要以医疗质量为核心来协调运作，各司其职，同心同德、协调运转。在医院管理中要严格规章制度，强化安全意识，坚持医疗质量标准。

（五）以社会效益优先

医疗卫生服务的基本目标是社会公众利益的最大化，具体来说在医院就是病人效益最大化，优先满足广大群众对这种利益的追求，是卫生服务中始终应该占主导地位

笔记

的价值取向。我国卫生事业的性质是具有福利性的社会公益事业，全心全意为人民健康服务是其根本宗旨，不能以盈利为目的。但医院在为病人服务的过程中又必须得到适当的经济补偿，以便促进医院的发展，激发医务工作者的工作积极性和创造性，提高医疗质量。因此，在医院管理中，我们必须坚持经济效益和社会效益统一、社会效益优先的原则。

四、医院管理中的伦理查房

（一）开展伦理查房的背景和意义

随着经济全球化、科技网络化以及文化多元化的全面渗透，医学的高科技化发展带来了诸多生命伦理难题，使得生命科学与医学的诸多领域充满了道德纷争和伦理挑战。为了规范医学科学技术发展，提高医疗服务质量，促进卫生事业科学发展，医学伦理委员会应运而生。医学伦理委员是一种建立在政府、医学科研单位和医院等医疗保健组织中的独立机构，由医学和非医学人员组成，根据医学伦理学理论与原则来审查、指导、研究、咨询医学科研和医疗实践的伦理问题，以确保医学科研和医疗实践符合道德要求。

20 世纪 60 年代以来，一些国际组织制定了有关医学伦理的原则和指南，提出建立医学伦理委员会的建议。1976 年美国新泽西州最高法院在判决卡伦·昆兰案时，建议医学伦理委员会在未来的案例中担任咨询角色，由此开创了成立医学伦理委员会的先河。1984 年，美国医师学会作出了每个医院建立一个医学伦理委员会的决定。到 20 世纪 80 年代末，美国 60% 以上的医院建立了医学伦理委员会。荷兰、澳大利亚、加拿大、西欧国家的医院也相继建立起这类组织。1985 年日本有 37 所医学院校设立了医学伦理委员会，到 1992 年日本已有 80% 以上的医学院校和 50% 以上的医院成立了伦理委员会组织。

目前，我国相关部门出台的一些法律法规中明确规定生物医学研究、新药临床实验、人工辅助生殖技术开展、人体器官移植等医学科研和医疗活动，必须成立医学伦理委员会进行伦理审查和监督，以确保患者和社会整体利益。1999 年 9 月 1 日国家药品监督管理局下达《药品临床试验管理规范（GCP）》（2003 年修订），原卫生部于 2001 年颁布了《实施人类辅助生殖技术的伦理原则》，推动我国医学伦理委员会的建设进入了实质性操作阶段。2014 年 4 月 30 日国家卫计委发布《涉及人的生物医学研究伦理审查办法》（征求意见稿）进一步对我国医学伦理委员会的设置、伦理审查、知情同意、监督与管理和法律责任等方面提出明确要求，促进了医学伦理委员会的规范化建设。至 2014 年，我国已有超过 400 家医院和研究机构建立了医学伦理委员会。

在医院管理中开展伦理查房是进行医学伦理委员会建设的重要工作手段。医学伦理查房主要是就医务人员在工作中是否以病人为中心、尊重病人的自主权，主动优化医疗服务、改善医患关系等进行考察和评价。进行伦理查房的主要意义在于：一方面，通过伦理查房可以及时发现和纠正医疗活动中存在的伦理道德问题，更深层次地检验医护的质量和水平，对医务人员的伦理道德起到监督、约束和指导作用，进一步保证患者的权利；另一方面，伦理委员会工作可以伦理查房为抓手，进一步让人文关怀落到实处，加强医学人文建设，营造和谐的医患沟通氛围，提高医院的竞争力。伦理查房不仅仅是医疗查房的延续，也不等同于精神文明检查；查房的对象不仅是病区，还深入到医院各部门的实际工作中，如在护理部的查房、在医院信息化的设计和实践中，都从伦理的角度检查，以改善医患关系、保护病人的权益。

（二）开展伦理查房的具体做法

医学伦理查房由医院伦理委员会组织实施，查房人员主要为医院伦理委员会的组成人员，包括医院的临床业务骨干、资深教授、社会人士、法律专家、科研和管理人员等，他们从不同的专业背景和角度来实施查房。伦理查房的主要程序包括：①伦理委员随机抽取一组病区，查房前先开预备会；②旁听病房医师查房；③观察医护人员治疗、检查等医疗行为及病区的医疗环境；④分组进行访谈：伦理委员会委员分成与医务人员访谈组、与患者及其家属沟通交流组、查看病史资料文本组3组，根据各组的评价表分别进行查房，从不同角度详细了解医患双方对于伦理问题的认知度及具体做法；⑤各组委员根据查房汇总各组发现的优缺点，针对问题提出改进措施；⑥发出伦理查房的评价和建议通知单。

（三）医学伦理查房的具体作用

1. 于细微处提供人性化服务　通过伦理查房，首先改进的是患者入院宣教，如床头卡书写，患者的称呼及设置屏风等细小的事情，均得到了改进。患者住院听取入院宣教后，每人手里同时多了一份宣教单，供患者闲暇时仔细阅读。医师、护士查房及做治疗时，会注意为患者拉上遮帘。床头卡上疾病的诊断不见了，医务人员不再呼唤患者的床号，代之的是"老张"、"王老伯"、"李老师"等亲切称呼。伦理查房查的这些似乎都是些小事，然而，正是这些小事从伦理学的高度体现了人性化服务。

2. 理清医患各自的权利和义务　要处理好医患关系，必须研究医患各自的权利与义务。对患者强调有平等的医疗权、知情同意权、隐私保护权、医疗监督权、医疗资料获取权及损失索赔权，也强调有尊重医务人员，遵守医院规章制度，积极配合治疗，恢复和保持健康，支持医学科学发展的义务。对医师强调有减轻病患痛苦、帮助病人知情、保护隐私等道德义务，也有受到尊重、具有特殊干涉权、获得正当经济报酬的权利。

伦理委员会将上述工作融入医学伦理查房的活动中，及时、有效地发现和纠正医疗行为中的伦理问题，对医患履行各自的权利和义务，起到监督、约束和指导作用。

3. 让病人的权利获得更多保障　伦理查房中要求医生不再当着患者的面分析病情；患者有对自己疾病的知情权，并有参与制订治疗方案的决策权；医务人员要通俗地向患者解释医学术语，等等。经过多次医学伦理查房后，医务人员对医疗行为中的伦理要求会有越来越多的认知，从而病人的权利更能获得保障。

推荐阅读书目

1. 李勇. 医学法律的伦理维度[M]. 北京：科学出版社，2014.

2. 刘绍怀，姚建文. 管理伦理学[M]. 北京：高等教育出版社，2009.

3. 熊宁宁，李昱. 伦理委员会制度与操作规程[M]. 北京：科学出版社，2012.

4. (英)罗布·巴戈特. 解析医疗卫生政策[M]. 赵万里，等译. 上海：格致出版社、上海人民出版社，2013.

笔记

学习小结

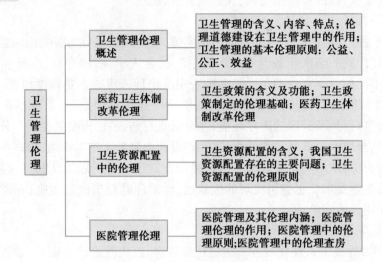

- 卫生管理伦理
  - 卫生管理伦理概述
    - 卫生管理的含义、内容、特点；伦理道德建设在卫生管理中的作用；卫生管理的基本伦理原则：公益、公正、效益
  - 医药卫生体制改革伦理
    - 卫生政策的含义及功能；卫生政策制定的伦理基础；医药卫生体制改革伦理
  - 卫生资源配置中的伦理
    - 卫生资源配置的含义；我国卫生资源配置存在的主要问题；卫生资源配置的伦理原则
  - 医院管理伦理
    - 医院管理及其伦理内涵；医院管理伦理的作用；医院管理中的伦理原则;医院管理中的伦理查房

（关　鑫）

复习思考题

1. 卫生管理的基本伦理原则是什么？
2. 卫生体制改革伦理的取向是什么？
3. 伦理在医院管理中的作用如何？

第十六章

医学伦理教育、评价、修养

学习目的

通过医学伦理的教育、评价和修养，培育医务人员良好的医学道德品质，将医学伦理学的基本原则和规范内化为自身信念，提高对医学行为的正确思辨和践行能力。

学习要点

医学伦理教育的含义、过程和特点；医学伦理评价的含义、标准和方式；医学伦理修养的含义、途径与方法。

导入案例

古代医家对医疗作风十分重视。宋代医家何澄以自己的行动树立了很好的榜样。张杲《医说》记载："宣和间(1119—1125)有一士人抱病数年，百治不瘥，有何澄善医，其妻请到，引入密室。告之曰：妾以良人抱疾日久，典卖殆尽，无以供汤药之资，愿以身相酬。澄正色道：'娘子何为此言！但放心，当为调治取效，切毋以此相污！'"这种作风正派的医德，被称颂为：君子慎独，不欺暗室。

讨论与思考：什么是"慎独"？如何认识"慎独"修养对医务人员的重要性？

医学伦理的教育、评价和修养属于医学道德实践的范畴，是医学伦理学的重要组成部分。要唤醒医学德性本质，把医学伦理学基本原则和规范转化为医务人员的医德品行，医学伦理的教育、评价和修养是必要途径，它对于树立良好的医德作风，促进社会主义精神文明建设，构建社会主义和谐社会具有十分重要的意义。

第一节　医学伦理教育

一、医学伦理教育概述

医学伦理教育是医学道德实践的重要内容，是培养医学道德品质的外在条件，其贯穿于医学生学习和医务人员医疗实践的始终，有助于建立正确的医学道德关系、道德意识和道德行为，培养崇高的医学道德境界，培育德才兼备的医学人才。

（一）医学伦理教育的含义

医学伦理教育(medical ethics education)是指通过有目的、有计划、有步骤的医学

笔记

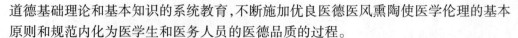

道德基础理论和基本知识的系统教育，不断施加优良医德医风熏陶使医学伦理的基本原则和规范内化为医学生和医务人员的医德品质的过程。

（二）医学伦理教育的意义

1. 医学伦理教育是培养德才兼备医学人才的重要基础　医学伦理学知识是提高医务人员素质、完善知识结构不可缺少的组成部分。在医学教育过程中，重视对医学生的医学伦理教育，与向社会提供合格的医学人才有着密切的关系。医德教育告诉医学的实践者应做什么，不该做什么。医学生只有具备了良好的医德，才能真正发挥救死扶伤的医学人道主义精神，树立全心全意为人民服务的思想，真正成为保障人民群众身心健康的白衣天使。我们正在建设有中国特色的社会主义伟大事业，要求新一代医学人才不仅具有精湛的医术，还要有为发展医学事业、为人类健康献身的精神。医德教育能帮助医学生认识医疗卫生事业的意义，培养其全心全意为病人服务的优秀职业品质。因此，医德教育是医学生岗前的基础教育，是培养德才兼备医学人才的重要基础。

2. 医学伦理教育是形成良好医德医风的重要环节　医德医风是指医学生、医务人员在医疗卫生保健实践中的医学道德和工作作风的展现，它是医疗卫生保健机构精神文明的窗口。医务人员的医德品质不是与生俱有的，也不会自发形成，只有通过坚持不懈地进行医学伦理教育，才能使医学伦理的基本原则和规范转化为医学生和医务人员的个人品质、道德信念和行为指南。实践证明，良好的医德教育能有效增强医务人员的医德意识，形成医疗单位良好的医德风尚，有利于改进医院工作和改善医患关系，不断提高医疗卫生保健工作质量；而忽视医德教育，则容易滋长自私自利、见利忘义、遇事推诿、贪图安逸等不良风气，这极不利于医院的正常管理，也会导致医患关系恶化，医疗质量下降等问题的发生。因此，进行医学伦理教育是医务人员从业的起点，是医疗卫生单位进行行风建设的重要环节。

3. 医学伦理教育是发展医学科学的重要措施　医学科学在20世纪下半叶和21世纪初取得辉煌成就的同时，也伴随产生了许多新的医学课题：如人类的生存环境日益恶化，癌症、烈性传染病、艾滋病、心血管疾病和糖尿病等逐年增加，每年造成千百万人失去生命。再有，随着医学科学的迅猛发展，在医学研究和应用中产生了许多医学道德和生命伦理问题，如人类辅助生殖技术和克隆技术的伦理问题、安乐死的伦理难题等。医学科研人员如不重视这些问题，其研究成果要么不被社会所接受，要么危害人类的生存和发展。因此，医务人员要攻克医学难题，为医学科学的发展作出贡献，不仅要有广博的知识、精湛的医术、顽强的意志、团队精神以及为医学发展献身的决心，还要有“以人为本”的人文情怀，较强的医德意识和分析、判断伦理问题或难题的能力。这些都需要通过医学伦理教育来实现。可见医学伦理教育是医疗卫生和医学科研单位推进科学研究的重要措施。医学伦理教育只有常抓不懈，才能为医学科学的发展提供不竭动力，为医学科学顺利进行、健康发展保驾护航。

二、医学伦理教育的过程

医学伦理教育过程是指对医德认知、医德情感、医德意志、医德信念和医德行为与习惯等基本要素的培养提高和发展过程。换而言之，即是通过知、情、意、信、行等环节，从提高医德认识开始，进而培养医德情感，锻炼医德意志，树立医德信念，最终养成

笔记

良好的医德行为和习惯。

（一）提高医德认知

医德认知是医学生、医务人员对医德关系以及调节这些关系的原则、规范和范畴的认识、理解和接受。认识是行动的先导，提高医学生和医务人员的医德认识水平是医德教育的首要环节。通过医德教育，强化医德理论、知识传授，使医学生和医务人员建立对医学伦理学基本理论和方法的系统认知和应对能力，帮助医学生和医务人员认清什么是社会主义医德的原则和内容，并能依此来判断自己和别人的思想和言行的是与非、善与恶、美与丑、荣与辱。

（二）培养医德情感

医德情感是指医学生、医务人员对医疗卫生事业及医疗实践中对职业及对象的爱憎、喜恶态度及其履行职责后的内心体验和自然流露。医德情感是产生行为的内在动力，提高医学生和医务人员的医德情感是医德教育的重要环节。通过医德教育，有助于医学生和医务人员树立救死扶伤的医学人道主义精神，激发他们的责任感和事业心，培养他们对医学事业和病人的深厚感情，并从内心认同和感受医学道德的尊严和价值。心地善良、心路清晰、心灵平静的良好医德情感一旦形成，具有相对的稳定性，自然会促使医务人员在医疗实践中严格遵循医务工作职业准则，积极践行医务工作职业规范，心系病人，主动为病人着想，不计个人得失，全心全意为病人服务。

（三）锻炼医德意志

医德意志是指医学生、医务人员为了履行医德义务而自觉克服内心障碍和外部困难的毅力和能力。医德意志是行为的杠杆，锻炼医学生和医务人员的医德意志是医德教育的关键环节。在医德的实践活动中，会因社会习惯势力、个人惰性以及医疗卫生服务的特殊性等多方面的原因产生一定的阻力，遭遇一些困难和曲折，而面对市场经济大潮的冲击，难免使医学生、医务人员陷入拜金主义、享乐主义思潮，甚至出现错误的功利至上价值观和合理利己主义的价值取向。通过锻炼医德意志，可以促使医学生和医务人员树立正确“三观”，达到一定的医学道德境界，自觉主动地在医疗实践活动中排除困难、知难而进、锲而不舍，始终不渝地承担医学道德责任，履行医学道德义务。

（四）树立医德信念

医德信念是指医学生、医务人员对已形成的医德认识的真诚信仰和发自内心的强烈责任感。它在医德的“知、情、意、行”中处于核心地位，是医德品质结构中的主导内容，是推动医学生、医务人员产生医德行为的动力，也是医德认识转化为医德行为的中心环节。通过树立医德信念，有助于医学生和医务人员坚定医学道德意志和正确行为取向，其坚定性、稳定性和持久性的特点，能够持续实现医学生和医务人员自觉地、坚定不移地对医德言行进行自我监督、自我控制，在迷茫困惑时，不忘初心，坚韧不拔、百折不挠，方得始终。

（五）养成良好的医德行为和习惯

医德行为是医学道德的外在表现，是医学生和医务人员在一定医德认识、医德情感、医德信念和医德意志的共同作用下所表现出来的行为；医德习惯是指医务人员在日常工作中形成的一种经常性、持续性、无需施加任何意志力和外界监督的自然而然的行为习惯。医德行为习惯是医德教育的目的，是衡量医学生、医务人员医德水平高低、医德品质好坏的客观标志，也是医德教育的最终环节。通过医德教育，可以使医学

笔记

生和医务人员自觉按照医学道德的基本原则和规范行事，自觉将良好的医学道德行为转变成医学道德习惯，坚定不移地以良好的医德行为履行医德责任。

从医德教育的整个过程来看，这五个过程相互促进、相互制约、相互渗透：提高医德认知是医德教育的前提和依据，培养医德情感和锻炼医德意志是必备的内在条件，确立医德信念是医德教育的核心和主导，养成良好的医德习惯是医德教育的目的。医德教育必须做到晓之以理、动之以情、炼之以志、导之以行、持之以恒，这样才能达到培养和提高医学生和医务人员医德品质的目的。

三、医学伦理教育的特点

医学伦理教育具有实践性、长期性和多样性的特点。

（一）医学伦理教育的实践性

理论是行动的指南，缺乏医德理论的教育，医学生、医务人员的行为就只能止步不前，跟不上社会和医学科学发展的需要。而医学伦理教育本身具有很强的实践性，离开实践的医学伦理规范是空洞的规范，离开医学伦理规范的实践是盲目的实践。在医学伦理教育过程中，要坚持理论联系实际的原则。

1. 明确教育目的　医学伦理教育必须要有明确的目标，否则就会迷失方向。医学伦理教育要适应时代和社会发展的客观要求，围绕培养具有高尚医德的、全心全意为人民身心健康服务的医务人员的社会主义医学伦理学教育目的，结合中国特色社会主义市场经济、医药卫生体制改革及现代科学技术条件下医学伦理学面临的新课题，深入探讨，正确处理，自觉履行医学道德义务。

2. 理论联系实际　医学伦理教育如果脱离了社会，离开了医学实践，就失去了教育的目的，不能有的放矢地解决问题。只有将医德理论同医德实践紧密结合，才能使医务人员在工作实践中得到切实有效的帮助，让医学伦理的原则、规范变得更为具体，并从思想和行为上产生深刻的影响，进而深化和巩固医德认识，真正实现医学伦理教育的目的。

3. 适应医学发展　随着医学科学的发展，医学道德领域出现了许多新问题，医学生和医务人员必须适应医学的发展，正确认识，恰当选择，要主动顺应医学模式的转变，进一步规范医学道德行为，而不应仅停留在关心疾病的治疗，还要关注社会、心理因素对病人的影响等。

（二）医学伦理教育的长期性

古人云："无恒德者，不可以作医。"医学伦理教育是一项长期性的工作。良好的医德品质形成是一个由浅入深、不断积累、长期教育的过程。医德认识需要由浅至深，由片面到全面，医德情感和医德信念需要持续积累、不断增强，医德习惯更需要长期坚持，逐渐养成。医学生和医务人员良好的医德品质的塑造，不可能一蹴而就，而需要持之以恒，长期教育。而面对社会环境中存在的非道德行为和道德困惑所带来的负面影响，也需要医学生和医务人员把医德教育作为长期战略任务，坚持不懈，常抓不怠。

（三）医学伦理教育的多样性

医疗工作的复杂性决定了医学伦理教育的多样性。医疗实践活动中会因地区、环境、民族、宗教信仰、个人生活经验及社会习俗等而受到一定影响，医学伦理教育的主导内容和主要手段方法应予以相应变革。医学伦理教育内容要富有时代特色和具有

笔记

极强的针对性和渗透力，医学伦理教育方式则应多渠道、多方式结合，不断增强医学伦理教育的说服力、吸引力和影响力。

1. 理论教育　通过课堂讲授、专题报告、电化教学、案例分析、参观访问等形式，充分传授医学伦理的基本理论、原则和规范的理论，提高医学生和医务人员的理论水平和认知能力，从而自觉地履行医德原则和规范。

2. 榜样示范　学习古今中外医德高尚的榜样事迹，使医学生和医务人员在精神上受到感染和熏陶，产生学习和仿效的愿望和行为，促进形成良好的医德品质。

3. 舆论扬抑　在医学伦理教育中借助健康的集体舆论导向扬善抑恶的作用，形成鲜明的是非善恶观念和良好的医德医风氛围，促使医学生、医务人员自觉接受医学伦理教育，不断反省和调控自己的医德行为，更好地履行道德责任。

4. 知行统一　把医学伦理教育与医学伦理实践紧密结合起来，将理论知识运用到医疗实践中，做到知行统一。通过有计划、有目的、有针对性地进行医德理论教育和实践教育，使医学生、医务人员更深刻地掌握医德知识，在实际医疗活动中培养良好的医德行为和习惯。

5. 自我教育　充分调动医学生、医务人员自我的积极性和创造性，通过主动地自我学习，自我总结评价，自我反省修养等方式来提高自身的医德认识和医德觉悟。

6. 自我约束　随着互联网技术的日新月异，微博、微信平台传播作用应用广泛，也给医德教育带来新的问题，比如利用互联网技术开展科普宣传、进行病人病情讨论、暴露病人隐私的情况等。对此，医学生、医务人员要增强自我约束力，避免新的医德问题出现。

第二节　医学伦理评价

一、医学伦理评价概述

医德评价是医学伦理实践活动的重要形式，是促使医务人员形成正确的医德观念和高尚的医德品质的重要社会因素。它也是一种无形的精神力量，对于提高医德品质、形成高尚的医德风尚、促进医学科学发展和推进社会主义精神文明建设有着重要的意义。

（一）医学伦理评价的含义

医学伦理评价（medical ethics evaluation）是人们依据医德理论、原则和规范对医疗卫生机构及医务人员的医德行为所作出的善恶评判。根据评价主体不同，医学伦理评价分为社会评价和自我评价两种。社会评价是指病人和社会其他人员对医务人员行为、医疗卫生保健单位活动的道德评价。自我评价是医务人员对自身及其医疗卫生保健单位的道德评价。

（二）医学伦理评价的作用

1. 裁决作用　医学伦理评价是维护医德原则和规范的权威，它依据一定的医德原则和规范，对医务人员的行为进行善恶、荣辱的评判和裁决，促使医务人员自觉地拒恶从善。

2. 调节作用　医务人员在受到社会舆论的赞赏时会感到荣幸，受到批评时会

笔记

感到痛苦；当自我评价问心无愧时会自豪欣慰，受良心谴责时则感到无地自容。每一次心理上的荣幸或痛苦、自豪或不安，都将对医务人员以后的医德行为产生调节作用。

3. 教育作用 医学伦理评价活动是一种生动、具体的医德教育活动。通过医学伦理评价，不仅能够使医务人员明确自己的责任，掌握衡量行为善恶的标准，了解作为善恶依据的动机、效果及其相互关系，而且能够使他们从中深刻了解怎样克服某些医德缺陷，自觉选择符合医学道德的行为。

4. 促进作用 医学伦理评价使医务人员个体和群体的医德水平得到提高，这有利于促进良好医风的发展。同时医务人员医德水平的提高，有助于医务人员实现医疗技术与伦理的统一，从而有效解决在医学科学的发展过程中所遇到的伦理难题，进而促进医学科学和医疗卫生事业的不断发展。

二、医学伦理评价的标准

医学伦理评价标准是指衡量医疗机构和医务人员医疗行为的善恶及其社会效果优劣的尺度和依据。新形势下，医务人员因所处的地域环境、受教育水平不同，再加上个人道德认识和道德修养不同，在医学伦理评价上是存在很大差别的。但是，是与非、善与恶总是有一定客观标准的，这种客观标准是根据广大人民群众的健康利益和社会进步而确定的。目前我国医学伦理评价的客观标准主要有以下 3 条：

（一）疗效标准

即医疗行为是否有利于病人的康复或疾患的缓解和根除。这是衡量医疗行为是否符合道德的重要标准，也是医学伦理评价标准中最主要的客观尺度。

（二）社会标准

即医疗行为是否有利于人类生存环境的保护和改善。随着社会的进步和医学科学的发展，人们对医学的需求越来越高，这就要求医务人员的行为，应着眼于社会进步和发展，不仅要重视疾病的治疗和预防，还要重视对人类生存环境的保护和改善，重视群众卫生保健和人类的优生优育。

（三）科学标准

即医疗行为是否有利于医学科学的发展和进步。医学是保护人的生命、增进人类健康的科学。医学的发展对人们防病治病、促进健康起着重要作用。医务人员应该刻苦钻研业务，不畏艰险、不图名利、团结协作、大胆创新，不断攻克医学中的难题，促进医学科学的不断发展。

以上 3 条标准是相辅相成、不可或缺的有机整体，其中心和实质是维护患者身心健康利益，在根本上是一致的。

三、医学伦理评价的依据和方式

（一）医学伦理评价的依据

医学伦理评价的依据是指评价主体对照医德评价标准对医学行为或医学现象进行评价的若干根据。评价标准是评价进行的前提，评价依据则是评价标准所衡量对象的决定性因素。医学伦理评价依据主要包括动机与效果、目的与手段的辩证统一性。

笔记

1. 动机与效果的统一　动机与效果既相互对立，又相互联系，相互转化。医德动机是指医务人员在医疗活动之前的主观愿望和医疗活动过程中支配这一系列行为的动因，是行为的起点。医德效果在医疗实践中表现得最直接、最明显，是人们可以感知的客观事实，容易被人们所认识。马克思主义伦理学认为，在医德评价上坚持动机与效果辩证统一的观点，既要看动机，也要看效果，要把动机和效果统一到客观实践中。在医疗实践活动中，医务人员的动机以是否符合社会主义医德原则而分为医学动机和非医学动机。医学动机单纯为了防病治病，致力医学发展，服务人民群众身体健康；而非医学动机则往往会出现谋图私利、追逐名利等不良倾向。虽说好的动机产生好的效果，坏的动机产生坏的效果，但是在医疗实践活动中，由于医务人员个人医德修养、技术水平、工作作风等参差不齐，以致会出现动机良好、效果不佳，动机不同、效果一样，或者动机相同、效果各异等多种复杂情况，这就要求人们在评价医务人员的动机与效果时，必须深入分析整个医疗过程，避免片面强调动机或效果，必须坚持动机与效果的辩证统一，才能得出真正客观、真实、准确的医德评价。

2. 目的与手段的统一　目的与手段是相互联系、相互制约的。医学目的是指医务人员在医疗实践活动中期望达到的目标。医学手段是指医务人员为达到某种目标所采取的方法和途径。目的决定手段，手段为目的服务，两者是辩证统一的。在医疗实践活动中，要按照医德原则的要求，严格遵循有效性、最优性、一致性、社会性原则，确立正确的医学目的，选择适合、恰当的医疗手段。所选择的医疗手段必须经过科学实践证明是有效的，具有最佳效果的，与病人病情发展变化相一致的、没有社会后果的。同时，必须坚持个人与集体统一的原则，服从集体利益高于个人利益，依靠集体力量，倡导团队精神，坚持集体智慧。当然，也要重视个人的力量和作用。在进行医学伦理评价时，要始终坚持目的与手段的高度统一。

（二）医学伦理评价的方式

医学伦理评价的方式主要包括社会舆论、传统习俗和内心信念。社会舆论、传统习俗是医学伦理评价的客观形式，内心信念是医学伦理评价的主要形式。

1. 社会舆论　社会舆论是指公众对某种社会现象、事件或行为的看法和态度。可分为两类：有组织的正式舆论和非正式舆论。社会舆论是医学伦理评价的客观方式，在医学伦理评价中起着重要作用。但是社会舆论并非都是正确的，特别是非正式舆论。因此在运用时要能够识别正误，区别对待，做到具体情况具体分析。

2. 传统习俗　传统习俗是指人们在长期社会生活中逐步形成和沿袭下来的一种稳定的、习以为常的行为倾向。在种种传统习俗中，只有那些涉及病人健康利益、体现医务人员职业道德价值观念的习俗，才是医学伦理评价时应该考虑的。

3. 内心信念　内心信念是指人们对某种观念、原则和理想等所形成的真挚信仰。医务人员的内心信念是指发自内心地对医德原则、规范和医德理想的正确性和崇高性的笃信，以及由此而产生的实现医德义务的强烈责任感。它通过道德良心发挥自律作用，能促进医务人员自觉地进行善恶评价和行为选择。

在医学伦理评价中，内心信念是个人走向更高道德境界的内在推动力。而以上三种方式在医学伦理评价中是相辅相成、相互补充和相互促进的，只有综合运用，才能在医学伦理评价中发挥更好的作用。

笔记

四、医学伦理评价的方法和管理

（一）医学伦理评价的方法

医学伦理评价的方法可以分为定性评价和定量评价两种类型。

1. 定性评价　医学伦理定性评价是指在一定范围、环境、条件或时限内，通过社会评价、同行评价、自我评价等方式，对医务人员的医德行为给予定性评价。

社会评价就是指社会、病人及其家属通过意见簿、意见箱、举报信箱、投诉电话等多种形式对医务人员或医疗单位的职业行为进行善恶判断。这种评价方式最为直接、具体和普遍。它依靠社会舆论的力量，表明倾向性态度，能很好地调整医务人员道德行为，增强医务人员内心信念，促进医学道德风尚的形成。为增加社会评价途径，增进社会评价效应，目前各医疗单位纷纷广为搭建平台，建立了医务公开制度、投诉制度、社会监督制度、病人座谈会制度、重患帮扶制度、开通医患沟通热线等，认真受理群众来信来访和投诉举报，倡导人性化医疗服务理念，全力构建相互信任的医患关系；同行评价就是指医务人员对自己同行的医疗行为所作的道德判断。这种评价方式专业性强、明晰度高、客观准确。它一般以科室为单位，结合日常检查、问卷调查、患者反映、投诉举报、表扬奖励等日常记录，采用同事间相互评价、科室负责人综合评价、医德考核评价小组最终评价的方式进行；自我评价是指医务人员根据医德考评的内容和标准，对自己实际工作表现给予的评价。这种评价方式特殊，具有很强的针对性和增效性，能有效激励医务人员的精神力量，激发其崇高的医德责任感，实现医学伦理评价的调节作用。

2. 定量评价　医学伦理定量评价是指把医德所包含的医务人员的服务思想、服务态度、敬业精神、遵章守纪情况以及医疗技术水平等具体内容加以量化，经过系统分析得出较为客观的评价结果。一般可采取“德、能、勤、绩”评价、百分制评分、模糊综合评价等多种方法。

“德、能、勤、绩”评价法就是对医务人员的政治水平、政策态度、法制观念、组织纪律、职业道德、社会公德，学术技术地位、学术技术深度、科研能力、处理和解决难题能力、履职尽责能力，以及其事业心、责任感、勤奋精神、协作精神、工作作风、遵守劳动纪律和学术成果、培养人才、立功受奖、工作绩效等方面分别进行评价，最终结论性判断定量评价结果；百分制评分法就是将医德医风有关的内容以百分形式分项设置分值，并另列奖罚项目，分项考核计分，综合评分考核；模糊综合评价法就是以模糊数学为基础，针对评价对象在定性和定量上的模糊性，应对模糊关系合成的原理，根据多个评价因素对被评判事物隶属等级状况进行综合评价的一种方法。在医疗实践活动中，可利用计算机编程，将满意、比较满意、一般满意、不满意、未表态等梯度标尺用于医务人员的服务思想、服务态度、工作作风、敬业精神、廉洁行医等的衡量考核，通过将上述内容列成矩阵，求取模糊数学的解，作出综合性的定量评价。

（二）医学伦理评价的管理

当前，国家卫生和计划生育委员会先后出台了多项关于规范医疗机构从业人员行为、加强医务人员医学伦理考评制度的指导意见，要求改变单一式考核评估现状，将评估方式融入日常医院管理细节，建立科学的评价指标，完善评价组织体系和操作程序，以互动式评价实现更加真实、准确、全面的医学伦理评价。

笔记

1. 建立科学的评价指标体系　通过确定评价指标体系、组织落实和实施奖惩等环节对医务人员的医德进行准确评价，这是保证医务人员医学伦理评价结果客观、准确、合理的重要条件，也是评价工作流程中不可缺少的关键环节。评价指标需要具备针对性、实践性、导向性、可评性、可比性、可操作性六个条件。

2. 完善评价的组织体系和操作程序　对医学伦理评价实行归口管理，坚持实事求是、客观公正原则，坚持定性考评与定量考评相结合，平时考核和年度考核等相结合，将考核纳入医院管理体系，纳入各岗位责任制，实行逐级考核评价。医疗单位医政、人事、纪检监察部门应与本级医学伦理评价小组协作配合，建立健全组织领导、工作措施和台账资料，共同完成医学伦理考评工作。其具体操作可采取建立医风医德档案、逐级负责、月考年累计的方法进行。同时，还要建立健全医学伦理监督机制，通过医院医风办定期巡查和不定期抽查的方式实现内部监督、通过设立医德医风投诉专线和意见箱、走访病患活动、举办病患座谈会等实现病患监督，通过以聘请医院医德医风监督员实现社会监督等多种形式，确保医学伦理评价的客观、公正。

第三节　医学伦理修养

一、医学伦理修养概述

随着医学科学的迅猛发展和医药卫生体制改革的不断深化，研究医学伦理修养，提高医务人员医学道德品质，已成为医学伦理学的一项重要课题。医德修养是一种特殊的职业道德修养，具有独特的内容和要求，包括医德认识的提高、医德情感的培养、医德意志的锻炼、医德行为的训练和医德习惯的养成等。

（一）医学伦理修养的含义

"修养"一词本意指通过内心反省，培养和陶冶性情，以达到完善人格。其在现代则包含多层意思：一是指有涵养的待人处事的态度；二是指"修身养性"的方法；三是指在政治、思想、道德品质和知识技能等方面经过长期锻炼和培养达到一定的水平。

医学伦理修养（medical morality）是医务人员依照医德原则和规范进行自我教育、自我磨炼，把社会主义医学道德基本原则和规范转化为个人医学道德品质，经过长期医疗实践的磨炼所达到的能力和思想品质。

（二）医学伦理修养的境界

医学伦理修养的境界是指医务人员经过医德修养达到的程度。目前，我国医务人员的道德境界主要有 4 种。

1. 极端自私的道德境界　这种医德境界是私有制的产物，这种境界的人的人生观是自私自利的个人主义，把私利当作神圣不可侵犯的东西，一切都以是否有利于私利为转移。他们把医疗职业作为获得个人私利的手段，谋取私利的资本，对病人的态度完全取决于自己获得利益的多少。这种人的医德境界是同社会主义医德义务的要求相违背的。尽管这种医务人员只是极少数，但危害很大，影响极坏，必须予以重点教育，促其转变。

2. 先私后公的道德境界　这种医德境界是非社会主义道德的表现，这种境界的人往往把个人利益看得很重，服务态度不稳定，责任心和服务质量时好时坏。当病人、

笔记

集体和社会的利益与个人利益相一致时，尚能考虑到病人、集体和社会的利益；而当病人、集体和社会的利益与个人利益发生矛盾时，就会把个人利益放在首位。这种境界的人在我国现阶段医务人员中占有一定比例，直接影响医疗服务质量。如不及时进行医德教育和引导，极易滑向极端自私的道德境界中。

3. 先公后私的道德境界　这种医德境界是社会主义道德的体现，也是我国现阶段大多数医务人员的道德境界。处于这种医德境界的医务人员，他们能够正确处理个人、集体和他人三者的利益。他们虽然也关心个人利益，但能够做到以集体利益和他人利益为重，做到先集体、先他人，后个人。他们关心病人疾苦，对工作认真负责，愿意多做奉献而不计较报酬。处于这种道德境界的医务人员，只要坚持医学伦理修养，就可以向高层次的道德境界转化。

4. 大公无私的道德境界　这是医德境界的最高层次，是共产主义道德的体现。处于这种医德境界的医务人员虽然是少数，但是代表了医德修养发展的方向，具有榜样的示范和导向作用。他们以有利于病人、集体和社会的利益为行为准则，对病人极端热忱，对工作极端负责，对技术精益求精，工作中全心全意为人民的健康服务，时时、事事、处处体现出毫不利己、专门利人的精神。甚至为了病人、集体、国家的利益，毫不犹豫地做出自我牺牲，其高尚的医德行为达到了“慎独”的境界。“慎独”是我国伦理学特有的范畴。《礼记·中庸》中记载：“莫见乎隐，莫显乎微，故君子慎其独也。”伦理上所讲的“慎独”就是凡是不应该做的事，在个人独处的情况下，即使是在很隐蔽的地方或者微小的事情上，也要谨慎从事，自觉坚守道德信念，遵守道德原则和规范。“慎独”在医学伦理修养中尤为重要，既是医学伦理修养的一种方法和境界，也是一种自律。

以上 4 种不同的医学伦理修养境界是客观存在的，但并不是一成不变的，经过不断的医学伦理教育和自身修养，医务人员的医学伦理修养境界可以由较低层次上升到较高层次；相反，放松教育和要求，则必然导致医学伦理修养境界的下滑，甚至出现违纪犯法行为。

（三）医学伦理修养的意义

1. 有助于提高医务人员的医学伦理素质　医务人员医学伦理素质的提高，一靠外在的医学伦理教育，二靠医务人员自身的医学伦理修养。加强医学伦理修养，有助于促进医务人员主动地将医学伦理原则和规范转化为内心信念，将他律转化为自律，加强自身的学习、锻炼、反省和改造，从而不断提高自身的道德水平和整体素质。可见医务人员医学伦理素质的形成和提高，医学伦理教育是外在条件，医学伦理修养是内在依据，二者相辅相成，共同培育医务人员的医学伦理素质和理想人格。

2. 有助于提高医疗工作质量　具有良好医学伦理修养的医务人员能做到充分运用自己所有理论知识和技术水平，精心为病人诊治疾病，使病人得到有效治疗。因此，医学伦理修养水平的高低直接关系到病人的根本利益，直接影响到医疗质量的好坏。医务人员只有加强医学伦理修养，培养强烈的事业心、责任感和使命感，才能圆满完成本职工作，促进医疗工作质量的提高。

3. 有助于形成良好的医德医风　在医疗卫生服务中，由于病人医学知识的缺乏，难以对医务人员的行为进行全面的监督和评价。因此，医务人员医疗服务质量的优劣，主要取决于医务人员的医德修养水平。道德教育具有强烈的感染性和从众性，医

笔记

务人员加强了自身的医德修养，必然会对所在单位的其他科室、部门和医务人员产生一定程度的影响，进而对一个单位良好的医德医风的形成起到促进作用。

4. 有助于加强社会主义精神文明建设　在社会主义初级阶段，精神文明建设是社会主义建设的重要任务。医院是社会的一个窗口，汇集着社会上从事各种职业的人。医务人员医学伦理修养水平的高低，表现的好坏，对社会其他成员的道德认识有着极大的影响。因此，提高医务人员的医学伦理修养，对于推动各行各业的职业道德建设、促进社会风气的良性循环、加强社会主义精神文明建设有着重要的意义。

二、医学伦理修养的途径和方法

（一）医学伦理修养的途径

医务人员的医学伦理修养需要结合社会实践进行，其高尚医德品质的形成和人的正确思想认识一样，来源于社会实践。医疗实践是产生高尚医德的基础，是检验医学伦理修养的标准，是推动医学伦理修养的动力，也是进行医学伦理修养的目的。

1. 勤学理论　医务人员进行医学伦理修养，首先要认真学习医学伦理知识，掌握基本的医学伦理规范要求，提高医学伦理认识，同时还要了解社会发展和医学进步对医学伦理建设提出的新要求，并将学习掌握的这些理论内化为高尚的医学伦理意识，指导自己的医疗实践，明辨是非善恶，懂得如何取舍，不断提高自己的医学伦理修养境界。

2. 躬亲实践　医务人员要做到知与行的高度统一，积极参加社会的医疗实践，在不断的自我锻炼和磨炼中逐步达到高层次的医德境界。当医务人员懂得了社会主义医德原则与规范之后，只有结合医疗实践，身体力行，才能认识到自己的哪些行为是合乎道德的，哪些行为是不合乎道德的，才能不断克服、修正自身不足，做到言行一致，达到培养高尚医德品质的目的。

（二）医学伦理修养的方法

1. 贵在自觉　医学伦理修养是一个自我解剖、自我教育、自我改造和自我提高的过程。在这一过程中，外部的条件和影响虽然起到一定的作用，但关键还取决于个人有没有高度的自觉性。医务人员要做到自觉，首先要认真学习医德的理论知识，掌握社会主义医德的原则和规范，以此来指导自己的医德修养和实践；其次，要积极开展自我批评，敢于解剖自己。通过对自己的医疗作风、态度等方面进行自我反省、剖析和自我批评，以善、正、是战胜恶、邪、非，使自己的医德水平不断提高；最后，要敢于对不道德的观念和言行，如“金钱至上”、以医谋私等进行斗争和批评。这也是医学伦理修养自觉性的要求，有助于医学伦理修养的升华。

2. 持之以恒　高尚医德品质的形成，既非一蹴而就，也不能一劳永逸。由于医德的内容会随着社会进步和医学发展而不断变化，因而医务人员的医德修养是一个长期的不断修炼和提高的过程，必须坚持不懈、持之以恒。特别是在履行医德义务遇到困难和阻力，面对各种诱惑时，更需要医务人员具有坚强的意志、毅力和勇气。

3. 力求“慎独”　医学伦理中的“慎独”，是指医务人员在单独工作、无人监督时，仍能坚持医德信念，履行医德原则和规范，不做违背医德的事情。“慎独”既是一种医德修养方法，也是一种高尚的医德境界。由于职业的特点，医务人员的工作常常是在独立操作的情况下进行的，而且专业性强，业外人员很难进行监督，因此医护人员是否

笔记

认真负责，在很大程度上依靠自己的自觉性和责任感，即全靠医务人员的“慎独”修养。“慎独”境界虽高，但并非高不可攀。医务人员要自觉地把“慎独”作为一项重要的医德要求，时时、事事、处处按医德标准来约束自己，不论在何种情况下都自觉履行医德义务，做到“慎独”。要达到这种境界，需要经过长期的医德修养和磨炼。

推荐阅读书目

1. 讴歌. 医事[M]. 北京：北京出版社，2011.
2. 周国平. 妞妞：一个父亲的札记（珍藏版）[M]. 武汉：长江文艺出版社，2012.
3. 董丙琨. 一个好医生的成长：吴阶平生平[M]. 北京：中国协和医科大学出版社，2011.
4. 郎景和. 医道[M]. 北京：中国协和医科大学出版社，2012.

学习小结

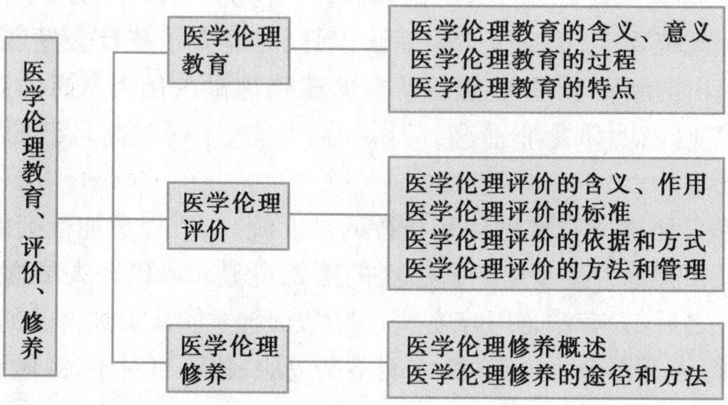

（唐雪梅）

复习思考题

1. 医学伦理教育的过程、特点和方法有哪些？
2. 什么是医学伦理评价？医学伦理评价的标准和方式有哪些？
3. 医学伦理修养的含义、途径和方法是什么？

笔记

附录　医学伦理学的重要文献资料

一、孙思邈大医精诚论（节录）

学者必须博极医源，精勤不倦，不得道听途说，而言医道已了，深自误哉！凡大医治病，必当安神定志，无欲无求，先发大慈恻隐之心，誓愿普救含灵之苦。若有疾厄来求救者，不得问其贵贱贫富，长幼妍媸，怨亲善友，华夷愚智，普同一等，皆如至亲之想；亦不得瞻前顾后，自虑吉凶，护惜身命。见彼苦恼，若己有之，深心凄怆，勿避崄巇，昼夜寒暑，饥渴疲劳，一心赴救。无作功夫形迹之心，如此可为苍生大医；反此则是含灵巨贼……其有患疮痍、下痢，臭秽不可瞻视，人所恶见者，但发惭愧凄怜忧恤之意，不得起一念蒂芥之心，是吾之志也。夫大医之体，欲得澄神内视，望之俨然；宽裕汪汪，不皎不昧。省病诊疾，至意深心；详察形候，纤毫勿失；处判针药，无得参差。虽曰病宜速救，要须临事不惑，唯当审谛覃思，不得于性命之上，率尔自逞俊快，邀射名誉，甚不仁矣！又到病家，纵绮罗满目，勿左右顾眄；丝竹凑耳，无得似有所娱；珍馐迭荐，食如无味，醽醁兼陈，看有若无……夫为医之法，不得多语调笑，谈谑喧哗，道说是非，议论人物，炫耀声名，訾毁诸医，自矜己德，偶然治瘥一病，则昂头戴面，而有自许之貌，谓天下无双，此医人之膏肓也……医人不得恃己所长，专心经略财物，但作救苦之心。

二、陈实功医家五戒十要

五戒：

一戒：凡病家大小贫富人等，请视者便可往之，勿得迟延厌弃，欲往而不往，不为平易，药金毋论轻重有无，当尽力一例施与，自然阴骘日增，无伤方寸。

二戒：凡视妇女及孀尼僧人等，必候侍者在傍，然后入房视诊，倘傍无伴，不可自看，假有不便之患，更宜真诚窥睹，虽对内人不可谈，此因闺阃故也。

三戒：不得出脱病家珠珀珍贵等送家合药，以虚存假换，如果该用，令彼自制入之。倘服不效，自无疑谤，亦不得称赞彼家物色之好，凡此等非君子也。

四戒：凡救世者，不可行乐登山，携酒游玩，又不可片时离去家中。凡有抱病至者，必当亲视用意发药，又要依经写出药贴。必不可杜撰药方，受人驳问。

五戒：凡娼妓及私伙家请看，亦当正己视如良家子女，不可他意见戏，以取不正。视毕便回。贫窘者药金可璧，看回只可与药，不可再去，以希邪淫之报。

十要：

一要：先知儒理，然后方知医理，或内或外，勤读先古明医确论之书，须旦夕手不释卷，一一参明融化机变，印之在心，慧之于目，凡临证时自无差谬矣。

二要：选买药品，必遵《雷公炮炙》，药有依方修合者，又有因病随时加减者，汤散宜近备，丸丹须预制，膏药愈久愈灵，线药越陈越异，药不吝珍，终久必济。

三要：凡乡井同道之士，不可生轻侮傲慢之心，切要谦和谨慎，年尊者恭敬之，有学者师事之，骄傲者逊让之，不及者荐拔之。如此自无谤怨，信和为贵也。

四要：治家与治病同，人之不惜元气，斫丧太过，百病生焉，轻则支离身体，重则丧命。治家若不固根本而奢华，费用太过，轻则无积，重则贫窘。

五要：人之受命于天，不可负天之命，凡欲进取，当知彼心愿否，体认天道顺逆，凡顺取，人缘相庆，逆取，子孙不吉，为人何不轻利远害，以防还报之业也？

六要：凡里中亲友人情，除婚丧疾病庆贺外，其余家务，至于馈送来往之礼，不可求奇好胜。凡飧只可一鱼一菜，一则省费，二则惜禄，谓广求不如俭用。

七要：贫穷之家及游食僧道衙门差役人等，凡来看病，不可要他药钱，只当奉药。再遇贫难者，当量力微赠，方为仁术。不然有药而无伙食者，命亦难保也。

八要：凡有所蓄，随其大小，便当置买产业以为根本，不可收买玩器及不紧物件，浪费钱财。又不可做银会酒会，有妨生意，必当一例禁之，自绝谤怨。

九要：凡室中所用各样物具，俱要精备齐整，不得临时缺少。又古今前贤书籍，及近时明公新刊医理词说，必寻参看以资学问，此诚为医家之本务也。

十要：凡奉官衙所请，必要速去，无得怠缓，要诚意恭敬，告明病源，开具方药，痊愈之后，不得图求扁礼，亦不得言说民情，至生罪戾。闲不近公，自当守法。

三、希波克拉底誓言

仰赖医神阿波罗、埃斯克雷彼斯及天地诸神为证，鄙人敬谨宣誓愿以自身能力及判断力所及，遵守此约。凡授我艺者敬之如父母，作为终身同业伴侣，彼有急需我接济之，视彼儿女，犹我兄弟，如欲受业，当免费并无条件传授之。凡我所知，无论口授书传俱传之吾子，吾师之子及发誓遵守此约之生徒，此外不传与他人。

我愿尽余之能力与判断力所及，遵守为病家谋利益之信条。并检束一切堕落及害人行为，我不得将危害药品给予他人，并不作该项之指导，虽有人请求亦必不与之。尤不为妇人施堕胎手术。我愿以此纯洁与神圣之精神，终身执行我职务。凡患结石者，我不施手术，此则有待于专家为之。

无论至于何处，遇男或女、贵人及奴婢，我之唯一目的，为病家谋幸福，并检点吾身，不作各种害人及恶劣行为，尤不作诱奸之事。凡我所见所闻，无论有无业务关系，我认为应守秘密者，我愿保守秘密。倘使我严守上述誓言时，请求神祇让我生命与医术能得无上光荣，我苟违誓，天地鬼神实共殛之。

四、迈蒙尼提斯祷文

永生之上天既命予善顾世人之生命之康健，惟愿予爱护医道之心策予前进，无时或已。毋令贪欲、吝念、虚荣、名利侵扰予怀，盖此种种胥属真理与慈善之敌，足以使予受其诱惑而忘却为人类谋幸福之高尚目标。

愿吾视病人如受难之同胞。

愿天赐予以精力、时间与机会，俾得学业日进，见闻日广，盖知也天涯，涓涓日积，方成江河，且世间医术日新，觉今是而昨非，至明日又悟今日之非矣。

神乎，汝既命予善视人之生死，则予谨以此身许职。予今为予之职业祷告上天：

事功艰且巨，愿神全我功。
若无神佑助，人力每有穷。
启我爱医术，复爱世间人。
存心好名利，真理日沉沦。
愿绝名利心，服务一念诚。
神清求体健，尽力医病人。
无分爱与憎，不问富与贫。
凡诸疾病者，一视如同仁。

五、胡弗兰德《医德十二箴》

(1)医生活着不是为了自己，而是为了别人，这是职业的性质所决定的。

不要追求名誉和个人利益，而要用忘我的工作来救活别人，救死扶伤，治病救人，不应怀有别的个人目的。

(2)在病人面前该考虑的仅仅是他的病情，而不是病人的地位和钱财。

应该掂量一下有钱人的一撮金钱和穷人感激的泪水，你要的是哪一个？

(3)在医疗实践中应当时刻记住病人是你服务的靶子，而不是你所摆弄的弓和箭，绝不能去玩弄他们。

思想里不要有偏见，医疗中切勿眼光狭窄地去考虑问题。

(4)把你那博学和时兴的东西搁在一边。学习如何通过你的言语和行动来赢得病人的信任。而这些并不是表面的、偶然的或是虚伪的。切不可口若悬河、故弄玄虚。

(5)在晚上应当想一想白天所发生的一切事情，把你一天中所得的经验和观察到的东西记录下来，这样做有益于病人，有利于社会。

(6)一次慎重仔细的检查与查房比频繁而又粗疏的检查好得多。

不要怕降低你的威信而拒绝病人经常的邀请。

(7)即使病入膏肓无药救治时，你还应该维持他的生命，解除当时的痛苦来尽你的义务。如果放弃就意味着不人道，当你不能救他时也应该去安慰他，要争取延长他的生命，哪怕是很短的时间，这是作为一个医生的应有表现。

不要告诉病人他的病情已经处于无望的情况。要通过你谨慎的言语和态度，来避免他对真实病情的猜测。

(8)应尽可能地减少病人的医疗费用。当你挽救他生命的同时，而又拿走了维持生活的费用，那有什么意思呢？

(9)医生需要获得公众的好评。无论你有多大的学问，多光彩的行为，除非你得到人民的信任，否则不能获得大众有利的好评。

你必须了解人和人们的心理状态，一个对生命感到兴趣的你，就应当听取质朴的真理，就应当承认丢面子的过失，这需要高贵的品质和善良的性格。

避免闲扯，沉默更为好些。

不要再告诉你了，你应该去反对热衷赌博、酗酒、纵欲和为名誉而焦虑。

(10)尊重和爱护你的同行。如不可能，最低限度也应该忍让，不要谈论别人，宣扬别人的不足是聪明人的耻辱。只言片语地谈论别人的缺点和小小的过失可能使别人的名誉造成永久损害，应当考虑到这种后果。

每个医生在医疗上都有他自己的特点和方法，不宜去作轻率的判断。要尊重比你年长的和爱护比你年轻的医生，要发扬他们的长处。当你还没有看过这个病人时，你应当拒绝评论他们所采取的治疗。

(11)一次会诊不要请很多人，最多三名，要选合适的人参加，讨论中应该考虑的是病人的安全，不必作其他的争论。

(12)当一个病人离开他的经治医生来和你商量时，你不要欺瞒他。应叫他听原来医生的话，只有发现那医生违背原则并确信在某方面的治疗有错误时，再去评论他，这才是公平的，特别在涉及对他的行为和素质的评论时更应如此。

六、医学伦理学日内瓦协议法

(世界医学会 1949 年采纳)

我庄严地宣誓把我的一生献给为人道主义服务。

我给我的老师们尊敬和感谢。这些都是他们应该赢得的。

我凭着良心和尊严行使我的职业。

我首先考虑的是我的病人的健康。

凡是信托于我的秘密我均予以尊重。

我将尽我的一切能力维护医务职业的荣誉和崇高传统。我的同行均是我的兄弟。

在我的职责和我的病人之间不允许把对宗教、国籍、种族、政党和社会党派的考虑掺杂进去。

即使受到威胁，我也将以最大的努力尊重从胎儿开始的人的生命，决不利用我的医学知识违背人道法规。

我庄严地、自主地并以我的名誉作出上述保证。

七、纽伦堡法典

1946 年，纽伦堡法庭宣判了 23 名医学方面的战争罪犯，谴责法西斯分子把人作实验品、屠杀无辜的行为，并对人体实验制定了基本的国际准则，作为世界医药界的行为规范。

《纽伦堡法典》的基本精神要求人体实验必须是：

(1)绝对需要受试者的知情同意。

(2)实验是对社会有利的，又是非做不可的。

(3)人体实验前先经动物实验。

(4)避免给受试者精神和肉体的痛苦及创伤。

(5)估计受试者有可能死亡或残废的，不准进行实验。

(6)危险性不超过人道主义的重要性。

(7)精细安排，采取一切措施杜绝发生伤残。

(8)实验必须由受过科学训练的人来进行。

(9)实验期间，受试者有权停止实验。

(10)实验过程中，发现受试者有可能伤残或死亡时，立即停止实验。

八、赫尔辛基宣言

（指导医务卫生工作者从事包括以人作为受试验者的生物医学研究方面的建议）

（本宣言于1964年在芬兰赫尔辛基召开的第十八届世界医学大会上正式通过，并于1975年在日本东京举行的第二十九届世界医学大会上作过修订）

1. 引言

维护人们的健康是医药卫生人员的光荣使命，他或她的知识和道德心是为了实现这个使命的。

世界医学会的日内瓦声明，对于医药卫生人员在道义上具有约束力。病人的健康必须是我们首先认真考虑的事。国际医学道德标准的规定接连宣称："任何有可能减弱人们身体上或精神上的抵抗力的行为或意见，只有当它是为了受试验者本身的利益时，才可能使用。"包括以人作为受试验者的生物医学研究的目的，必须是旨在用以增进诊断、治疗和预防等方面的措施，以及为了针对疾病病因学与发病机制的了解。

在现行的医学习惯做法方面，大部分的诊断、治疗或预防性的过程含有偶然性因素在内，因此要把上述指导精神以果敢的行动应用到医药卫生的科学研究中去。

基于医药卫生方面研究工作的继续不断发展，在某种程度上最后必然会导致取决于以人作为受实验者的这种实验方法。

在实验研究工作的进行过程中，应特别注意要使受试验者或受实验动物的外界环境和生活福利不致受到影响，对此必须高度重视。

为了促进医药卫生科学知识和提高对患者治疗水平，通过实验所得的可靠成果加以有选择的应用，是必不可少的步骤与手段。世界医学会所制定的下述建议，对每个医药卫生工作人员，包括以人作为受试验者的生物医学科学研究工作，可当作一个指南。必须特别强调指出的是，协会所设计的这项标准草案，对世界各地的医药卫生工作者来说，也只是个手册。医药卫生工作人员，在他们自己国家有关的法令指导下，也不会减轻或解除他们出于刑事的、民事的以及合乎职业道德等方面应负的责任。

2. 基本原则

（1）包括以人作为受试验者的生物医学科学研究工作，必须符合普遍认可的科学原理，应该建立在足以胜任地履行实验室任务和动物实验的基础上；并且，对于有关科学文献，要有详尽的了解。

（2）包括以人作为受试验者的每个实验程序的设计和行动，应该在有实验根据的备忘录中明白地和系统地作出说明；为了取得尊重、评议和指导，这份备忘录应送给一个特别委任而又不承担义务的专门委员会。

（3）包括以人作为受试验者的生物医学科学研究工作，只有曾受严格训练的人才有资格进行指导，并置于临床上一个被认可的医生的监督之下，方可进行。对受试验者应负的责任，始终应归于有医务资格的人，即使他或她本人已经同意，也不能委于研究中的受试者。

（4）除非研究目的的重要性与受试验者可能受到的内在危险相称。否则，生物医学科学研究工作就不能合乎法理的进行到底。

（5）在包括以人作为受试验者的生物医学研究工作之前，应细致比较可预测的风险与可预见到的利益。对于受试验者或其他人们利害关系的重要性，一定要始终压倒对科学研究和人类社会方面的影响。

(6)科学研究工作的正义性服从于保护他或她的完整，这个原则必须永远受到重视。一切预防措施应予以采用，使受试验者的独立或秘密不致受到干扰与妨碍，而且在研究工作进行过程中受试验者身体上与精神上的完整，以及他或她的人格可能受到的影响与冲击，要减少到最低限度。

(7)除非受试验者已被说明同意参加，对在实验工作过程中所遇风险或出现偶然性事故的可预防的情况有所了解，否则，参加这项工作研究计划的医药卫生工作者就应弃权。无论哪项调查研究，如果确已查明或者发觉它有可能碰到风险，在重要性上或许会超过所达到的效果，从事这项科学研究的工作者就应停止进行。

(8)在发表或公布他或她的科学结果时，医药卫生工作者对于保证研究成果的准确性负有极大的责任，和本宣言中所规定的基本原则不符合的实验报告，不被接受发表。

(9)在通过人们进行的无论哪项科学研究中，每个可能的被试验者，对于参加这项研究的目标、方法、预期好处、潜在的危险以及他或她可能承担的不舒适与困难等，都必须充分地被告知。他或她也应该了解他们有权不参加这个研究，而且任何时候都可以撤销他或她的承诺。如仍需要他或她继续参加这项实验的话，医药卫生工作者就应该得到他们慷慨签订的承诺，更可取的是书面形式的承诺。

(10)对于这个科学研究计划在得到对该项情报有所了解之后的承诺时，如果受试验者对他或她是处在一个从属亲属关系之中，或者是在强迫的情况下同意的，主持此项科学研究的工作人员应特别谨慎从事。处于上述情况时，一个不参加这项调查研究工作而且对于这个法定关系完全不受约束的医药卫生工作者，应该得到了解这项科学研究目的性的情报人员的承诺。

(11)万一作证人在法律上无资格时，法定的监护人应该根据国家法律取得书面承诺。受试验者如因身体上精神上的缘故，或系尚未到达成年，依据国家法律的规定，可以从他或她可信任的亲属那里，得到许可参加实验的证明。

(12)本研究工作的备忘录，永远应包含合乎职业道德方面所必须包括的一切需要考虑的事情，并应指出这个宣言中所宣布的基本原则均已遵守。

3. 医学科学研究工作结合专业性的管理(临床性研究工作)

(1)在对病人治疗的过程中，医务工作者有使用新发现的诊断技术和治疗方法的自由，如果按照这个医生的判断认为这些措施能提供希望来挽救病人生命，恢复健康，或者能减轻痛苦的话。

(2)一个新发明的措施或方法所带来的可能的好处、风险以及使患者的不舒适感，应与现有最好的诊断技术与治疗方法加以对比权衡。

(3)在任何医学科学研究中，每个病人包括对照组中的那些病人(若有的话)都应保证使他们得到最好的和被证实了的诊断技术和治疗方法。

(4)病人对某项科学研究工作拒绝参加时，绝对不能使医生和病人之间的关系受到任何影响或妨碍。

(5)假如医务工作者认为取得受实验者的书面同意书是不必要的，对于提出这项建议的具体理由，应在该实验备忘录中加以说明，以供专题委员会审查。

(6)医务工作者在医学科学研究中，可以结合业务的服务进行，他的目标是为了获得新的医学科学知识。但是，这种医学科学研究工作的进行应达到的程度，只能是使得病人在诊断技术和治疗方法方面所得到的益处，被证明是正当的。

4. 以人作为受试验者的无疗效性生物医学研究工作(非临床性生物医学研究工作)

(1)在一个人身上进行纯科学的医学科学研究,医生的责任在于他或她被当作生物医学研究工作的对象时,始终是受试验者的生命与健康的保护者。

(2)受试验者们,应是些自愿参加者,不论是健康人,还是病人。因此,这个实验(或试验)设计,对于病人所患疾病是无关的。

(3)调查研究人员,或者调查研究专题小组,根据他或她的或他们的判断,这项研究工作如果继续进行下去,会对受试验者产生不良影响,就应立即停止。

(4)对于通过任何人进行的研究工作,它在科学方面与人类社会方面的重要性,永远也不应该放在对受试验者应受到的尊重之上。

九、纪念白求恩

毛泽东

白求恩同志是加拿大共产党员,五十多岁了,为了帮助中国的抗日战争,受加拿大共产党和美国共产党的派遣,不远万里,来到中国。去年春上到延安,后来到五台山工作,不幸以身殉职。一个外国人,毫无利己的动机,把中国人民的解放事业当作他自己的事业,这是什么精神?这是国际主义的精神,这是共产主义的精神,每一个中国共产党员都要学习这种精神。列宁主义认为:资本主义国家的无产阶级要拥护殖民地半殖民地人民的解放斗争,殖民地半殖民地的无产阶级要拥护资本主义国家的无产阶级的解放斗争,世界革命才能胜利。白求恩同志是实践了这一条列宁主义路线的。我们中国共产党员也要实践这一条路线。我们要和一切资本主义国家的无产阶级联合起来,要和日本的、英国的、美国的、德国的、意大利的以及一切资本主义国家的无产阶级联合起来,才能打倒帝国主义,解放我们的民族和人民,解放世界的民族和人民。这就是我们的国际主义,这就是我们用以反对狭隘民族主义和狭隘爱国主义的国际主义。

白求恩同志毫不利己、专门利人的精神,表现在他对工作的极端的负责任,对同志对人民的极端的热忱。每个共产党员都要学习他。不少的人对工作不负责任,拈轻怕重,把重担子推给人家,自己挑轻的。一事当前,先替自己打算,然后再替别人打算。出了一点力就觉得了不起,喜欢自吹,生怕人家不知道。对同志、对人民不是满腔热忱,而是冷冷清清,漠不关心,麻木不仁。这种人其实不是共产党员,至少不能算一个纯粹的共产党员。从前线回来的人说到白求恩,没有一个不佩服,没有一个不为他的精神所感动。晋察冀边区的军民,凡亲身受过白求恩医生的治疗和亲眼看过白求恩医生的工作的,无不为之感动。每一个共产党员,一定要学习白求恩同志的这种真正共产主义者的精神。

白求恩同志是个医生,他以医疗为职业,对技术精益求精;在整个八路军医务系统中,他的医术是很高明的。这对于一班见异思迁的人,对于一班鄙薄技术工作以为不足道、以为无出路的人,也是一个极好的教训。

我和白求恩同志只见过一面。后来他给我来过许多信。可是因为忙,仅回过他一封信,还不知他收到没有。对于他的死,我是很悲痛的。现在大家纪念他,可见他的精神感人之深。我们大家要学习他毫无自私自利之心的精神。从这点出发,就可以变为大有利于人民的人。一个人能力有大小,但只要有这点精神,就是一个高尚的人,一个纯粹的人,一个有道德的人,一个脱离了低级趣味的人,一个有益于人民的人。

十、悉尼宣言

（1968年8月世界医学大会第22次会议采纳于澳大利亚悉尼）

死亡的确定

1. 在大多数国家，死亡时间的确定将继续是医师的法律责任。通常，他可以用所有医师均知晓的经典的标准无需特别帮助地确定病人的死亡。

2. 然而近代医学实践使得进一步研究死亡的时间成为必要。

（1）有能力人工地维持含氧血液循环通过不可恢复性损伤的组织。

（2）尸体器官的应用，如作移植用的心和肾等。

3. 问题的复杂性在于：死亡是在细胞水平上逐渐进行的过程。组织对于供氧断绝的耐受能力是不同的。但是临床的兴趣并不在于维持孤立的细胞而在于病人的命运。这里，不同细胞或组织的死亡时刻不是那么重要的。因为不管采用什么复苏技术总归是确定无疑的不可恢复了。

4. 死亡的确定应建立在临床判断和必要时的辅助诊断上。近来最有帮助的是脑电图。然而还没有一种技术性的标准能完全满足目前医学的状况。也没有一种技术操作能取代医师的全面临床判断。若涉及器官移植，应由两名以上的医师作出死亡诊断，而且医生对死亡的决定不能与移植手术发生直接的联系。

5. 人的死亡时刻的确定使得停止抢救在伦理上被许可，以及在法律允许的国家内从尸体中取出器官被许可，并得以满足法律同意的需要。

十一、东京宣言

（本宣言在1975年10月被第29届世界医学大会所采纳）

关于对拘留犯和囚犯给予折磨、虐待、非人道的对待和惩罚时，医师的行为准则。

序　言

实行人道主义而行医，一视同仁地保护和恢复人体和精神的健康，去除他的病人的痛苦，是医师的特有权利。即使在受到威胁的情况下，也对人的生命给予最大的尊重，并决不应用医学知识做相反于人道法律的事。

本宣言认为，折磨应定义为精心策划的、有系统的或肆意的给以躯体的或精神的刑罚。无论是个人或多人施行的，或根据任何权势而施行强迫他人供出情报、坦白供认等行为。

宣　言

（1）不论受害者受什么嫌疑、指控，或认什么罪，也不论受害者的信仰或动机如何，医师在任何情况下（包括引起军事冲突和内战）决不赞助、容忍或参与折磨、虐待或非人道行为。

（2）医师决不提供允诺、器械、物资或知识帮助折磨行为或其他虐待，非人道地对受害者或降低受害者抵抗能力。

（3）医师决不参与任何折磨、虐待、非人道的对待的应用或威胁。

（4）医师对其医疗的病人有医疗责任，在作治疗决定时是完全自主的。医师的基本任务是减轻他的病人的痛苦并不得有任何个人的、集体的或政治的动机反对这一崇高的目的。

(5)当囚犯绝食时，医生认为可能形成伤害和作出后果的合理判断时，不得给予人工饲喂。囚犯有无作出决定的能力，至少需有两位医师作出独立的证实性判断。医生应向囚犯解释绝食的后果。

(6)世界医学会将支持、鼓励国际组织、各国医学会和医师，当这些医师和其家属面临威胁、或因拒绝容忍折磨或其他形式的虐待，非人道的对待而面临报复时，世界医学会将支持他们。

十二、夏威夷宣言

(1977年在夏威夷召开的第6届世界精神病学大会上一致通过)

人类社会自有文化以来，道德一直是医疗技术的重要组成部分。在现实社会中，医生持有不同的观念，医生与病人之间的关系很复杂。由于可能用精神病学的知识、技术做出违反人道主义原则的事情，所以今天比以往更有必要为精神病科医生制定出一套高尚的道德标准。

精神病科医生作为一个医务工作者和社会的成员，应探讨精神病学的特殊道德含义，提出对自己的道德要求，明确自己的社会责任。

为了确立本专业的道德内容，以指导和帮助各个精神病科医生树立应有的道德准则，兹作如下规定：

(1)精神病学的宗旨是促进精神健康，恢复病人自理生活的能力。

精神病科医生应遵循公认的科学、道德和社会公益原则，尽最大努力为病人的切身利益服务。

为此目的，也需要对保健人员、病人及广大公众进行不断地宣传教育工作。

(2)每个病人应得到尽可能好的治疗，治疗中要尊重病人的人格，维持其对生命和健康的自主权利。

精神病科医生应对病人的医疗负责，并有责任对病人进行合乎标准的管理和教育。必要时，或病人提出的合理要求难以满足时，精神病科医生即应向更有经验的医生征求意见或请会诊，以免贻误病情。

(3)病人与精神病科医生的治疗关系应建立在彼此同意的基础上，这就要求做到互相信任，开诚布公，合作及彼此负责。病重者若不能建立这种关系，也应像给儿童进行治疗那样，同病人的亲属或为病人所能接受的人进行联系。

如果医生和病人关系的建立，并非出于治疗目的，例如在司法精神病业务中所遇到的，则应向所涉及的人员如实说明此种关系的性质。

(4)精神病科医生应把病情的性质、拟作出的诊断、治疗措施，包括可能的变化以及预后告知病人。告知时应全面考虑，使病人有机会作出适当的选择。

(5)不能对病人进行违反其本人意愿的治疗，除非病人因病重不能表达自己的意愿，或对旁人构成严重威胁。在此情况下，可以也应该施以强迫治疗，但必须考虑别人的切身利益。且在一段适当的时间后，再取得其同意，只要可能，就应取得病人或亲属的同意。

(6)当上述促使强迫治疗势在必行的情况不再存在时，就应释放病人，除非病人自愿继续治疗。

在执行强迫治疗和隔离期间，应由独立或中立的法律团体对病人经常过问，应将实行强迫治疗和隔离的病人情况告知上述团体,并允许病人通过代理人向该团体提出申诉,不受医院工作人员或其他任何人的阻挠。

(7)精神病科医生绝不能利用职权对任何个人或集体滥施治疗,也决不允许以不适当的私人欲望、感情或偏见来影响治疗。精神病科医生不应对没有精神病的人采用强迫的精神病治疗。如病人或第三者的要求违反科学或道德原则,精神病科医生应拒绝合作。当病人的希望和个人利益不能达到时,不论理由如何,都应如实告知病人。

(8)精神病科医生从病人那里获悉的谈话内容、在检查或治疗过程中得到的资料均应予以保密,不得公布。要公布得征求病人同意。如因别的普遍理解的重要原因,公布后随即通知病人有关泄密内容。

(9)为了增长精神病学知识和传授技术,有时需要别人参与其事。在病人服务于教学,将其病历公布时,应事先征得同意,并采取措施,不得公布姓名,以保护病人的名誉。

在临床研究和治疗中,每个病人都应得到尽可能好的照料。把治疗的目的、过程、危险性及不利之处全部告诉病人后,接受与否,应根据自愿,对治疗中的危险及不利之处与研究的可能收获,应作适度的估计。

对儿童或其他不能表态的病人,应征得其亲属同意。

(10)每个病人或研究对象在自愿参加的任何治疗、教学和科研项目中,可因任何理由在任何时候,自由退出。此种退出或拒绝,不应影响精神病科医生继续对此病人进行的帮助。

凡违反本宣言原则的治疗、教学或科研计划,精神病科医生应拒绝执行。

十三、护士伦理学的国际章程

(1953年国际护士学会拟定,1965年修订)

护士为病人服务,负责创造一个促进恢复健康的物质的、社会的和精神的环境,并以教育和示范的方法侧重于预防和增进健康。他们担任个人、家庭和社会的保健工作,并与其他保健人员取得合作。

护士的基本作用是为人类服务,这也是护士职业存在的原因。护理专业的需要是世界性的。护士职业是建立在人类需要的基础上,因此,它不受国籍、种族、信仰、外貌、政治信仰和社会地位的限制。

护士对于人类的必要的自由和保持人类生命的基本信念贯穿在章程中,所有的护士都必须知道1949年日内瓦会议规定的红十字会章程和她们的权利和义务。

(1)护士的基本职责有3个方面:保护生命、减轻痛苦、增进健康。

(2)护士必须始终坚持高标准的护理工作和职业作风。

(3)护士工作不仅要有充分地准备,而且必须保持高水平的知识和技能。

(4)尊重病人的宗教信仰。

(5)护士对病人的个人情况负责保密。

(6)护士不仅知道自己的职责,也要明确工作范围;没有医嘱,护士不应给药物治疗,除非在紧急情况下,给药后应及时向医生汇报。

(7)护士有责任认真地执行医嘱,并拒绝参与不道德行为。

(8)护士应该信任医生和其他保健人员,对同事中的不道德行为必须反映,但只应反映给上级领导。

(9)护士只能接受合同上规定的合理报酬。

(10)不准许把护士的名字和生产广告相联系,也不准许与任何形式的私人广告相联系。

(11)护士要和护理同事以及从事其他职务的同事合作并保持和谐的关系。

(12)护士应信守个人的伦理学标准,它反映了职业的荣誉。

(13)在个人行动上,护士不应有意地违反她所生活和工作环境的社会行为标准。

(14)护士参与并与其他公民、其他职业人员共同负责,努力供给公共的、地方的、国家的、国际的保健要求。

十四、医道纲领(日本)

医德随着人类文化的进展而由古更新。为适应社会体制的变革和科学技术的进步,医疗状况也发生各种变化。但只要人类的生命尊严和人类的爱不变,医道纲领也仍然不变。

(1)无论职务高低、身份贵贱,人类的生命最为宝贵。因病人寄希望于医生,对医生无所不谈,故给这些病人治疗疾患时,要竭诚全力解除其痛苦,尽量给予精神安慰,使之对生活充满希望,并为其保守秘密。

(2)尊重医学的传统,尊重和感谢良师益友,为努力培养下一代要经常地、勤奋地钻研医学。

(3)不利欲熏心,不屈服于任何胁迫,以自己的良心和名誉施诊。

(4)与医疗和健康保健有关的医师,切勿忘记社会的使命,为国民寻求更好的医疗体制,并为实现这一目标而努力。

既然医生也是人类社会的一个成员,那么,医道的实践就未必那么容易。面对这一问题,医生当然必须付出最大努力。与此同时,社会上也须相应地给予广泛的理解和强有力的支援。

十五、(原)苏联医师誓言

接受崇高的医师称号并从事医师职业,我庄严地宣誓:

把我的全部知识和权力贡献给保护和增进人类健康,治疗和预防疾病。在社会需要的地方自觉地工作。

随时准备投入工作,认真地、关心地治疗病人;保守医疗秘密。

不断改进自己的医学知识和技术,通过自己的工作发展医学和实践。

只要病人的利益需要,就向同事们征求建议,决不拒绝同行的建议和帮助。

继承和发扬祖国医学优良传统,用共产主义道德指导自己的一切行为,永远牢记苏联医师的崇高职责和对苏维埃祖国和人民的责任。

我宣誓终身忠于本誓言。

十六、丹麦医学生毕业誓词

经过公开的内科、外科考试后,我庄重地宣誓:作为一个医生在开业中,我将始终以极大热情,努力用我的知识作出最好的判断,关怀社会及同胞的福利,不论穷人或富人,我都一视同仁,真诚相待。我决不未经授权而泄露我在执行医生业务中所得悉的法令和指示。

十七、中国医学生誓言

（1991年中华人民共和国国家教育委员会高等教育司颁布）

健康所系，性命相托。

当我步入神圣医学学府的时刻，谨庄严宣誓：

我志愿献身医学，热爱祖国，忠于人民，恪守医德，尊师守纪，刻苦钻研，孜孜不倦，精益求精，全面发展。

我决心竭尽全力除人类之病痛，助健康之完美，维护医术的圣洁和荣誉。救死扶伤，不辞艰辛，执著追求，为祖国医药卫生事业的发展和人类身心健康奋斗终生。

十八、医务人员医德规范及实施办法

（中华人民共和国卫生部于1988年12月15日颁布）

第一条　为加强卫生系统社会主义精神文明建设，提高医务人员的职业道德素质，改善和提高医疗服务质量，全心全意为人民服务，特制定医德规范及实施办法（以下简称“规范”）。

第二条　医德，即医务人员的职业道德，是医务人员应具备的思想品质，是医务人员与病人、社会以及医务人员之间关系的总和。医德规范是指导医务人员进行医疗活动的思想和行为的准则。

第三条　医德规范如下：

（一）救死扶伤，实行社会主义的人道主义。时刻为病人着想，千方百计为病人解除病痛。

（二）尊重病人的人格与权利，对待病人，不分民族、性别、职业、地位、财产状况，都应一视同仁。

（三）文明礼貌服务，举止端庄，语言文明，态度和蔼，同情、关心、体贴病人。

（四）廉洁奉公，自觉遵纪守法，不以医谋私。

（五）为病人保守医疗秘密，实行保护性医疗，不泄露病人隐私与秘密。

（六）互学互尊，团结协作。正确处理同行同事间的关系。

（七）严谨求实，奋发进取，钻研医术，精益求精，不断更新知识，提高技术水平。

第四条　为使本规范切实得到贯彻落实，必须坚持进行医德教育，加强医德医风建设，认真进行医德考核与评价。

第五条　各医疗单位都必须把医德教育和医德医风建设作为目标管理的重要内容，作为衡量和评价一个单位工作好坏的重要标准。

第六条　医德教育应以正面教育为主，理论联系实际，注重实效，长期坚持不懈。要实行医院新成员的上岗前教育，使之形成制度，未经上岗前培训不得上岗。

第七条　各医疗单位都应建立医德考核和评价制度，制定医德考核标准及考核办法，定期或者随时进行考核，并建立医德考核档案。

第八条　医德考核与评价方法可分为自我评价、社会评价、科室考核和上级考核。特别要注重社会评价。经常听取患者和社会各界的意见，接受人民群众的监督。

第九条　对医务人员医德考核结果，要作为应聘、提薪、晋升以及评选先进工作者的首要条件。

第十条　实行奖优罚劣。对严格遵守医德规范、医德高尚的个人，应予表彰和奖励。对于不认真遵守医德规范者，应进行批评教育。对于严重违反医德规范，经教育不改者，应分别情况给予处分。

第十一条　本规范适用于全国各级各类医院、诊所的医务人员，包括医生、护士、医技科室人员，管理人员和工勤人员也要参照本规范的精神执行。

第十二条　各省、自治区、直辖市卫生厅、局和各医疗单位可遵照本规范精神和要求，制定医德规范实施细则及具体办法。

第十三条　本规范自公布之日起实行。

（唐雪梅）

主要参考书目

1. 张金钟,王晓燕. 医学伦理学[M]. 北京:北京大学医学出版社,2007.
2. 李勇,陈亚新,王大建. 医学伦理学[M]. 第2版. 北京:科学出版社,2010.
3. 田荣云. 医学伦理学[M]. 北京:人民卫生出版社,2004.
4. 王彩霞,张君,张希晨. 医学伦理学教程[M]. 北京:人民卫生出版社,2005.
5. 况成云,兰明银,张昌军. 医学伦理学[M]. 北京:人民卫生出版社,2008.
6. 袁俊平,谷桂菊. 医学伦理学[M]. 北京:科学出版社,2007.
7. 李本富. 医学伦理学[M]. 第2版. 北京:北京大学医学出版社,2010.
8. 杨世民. 医学伦理学[M]. 北京:人民卫生出版社,2009.
9. 秦敬民. 医学伦理学[M]. 北京:人民卫生出版社,2009.
10. 施卫星. 生物医学伦理学[M]. 杭州:浙江教育出版社,2010.
11. 卜平. 医学伦理学[M]. 北京:高等教育出版社,2003.
12. 陈晓阳,曹永福. 医学伦理学[M]. 北京:人民卫生出版社,2010.
13. 李海燕. 医学伦理学[M]. 武汉:武汉大学出版社,2001.
14. 王成菊,张多来. 医学伦理学[M]. 长沙:国防科技大学出版社,2000.
15. 马家忠,张晨. 护理伦理学[M]. 北京:中国中医药出版社,2005.
16. 翟晓梅,邱仁宗. 生命伦理学导论[M]. 北京:清华大学出版社,2005.
17. 郭照江,杨放. 现代医学伦理学[M]. 北京:国防大学出版社,2007.
18. 赵增福. 医学伦理学. [M]. 北京:高等教育出版社,2007.
19. 姜小鹰. 护理伦理学. [M]. 北京:人民卫生出版社,2007.
20. 高桂云,郭琦. 生命与社会:生命技术的伦理和法律视角[M]. 北京:中国社会科学出版社,2009.
21. 皇甫翰深. 医学伦理学[M]. 成都:四川科学技术出版社,2009.
22. 刘学礼. 生命科学的伦理困惑[M]. 上海:上海科学技术出版社,2001.
23. 高崇明,张爱琴. 生物伦理学十五讲[M]. 北京:北京大学出版社,2004.
24. 郭自立. 生物医学的法律与伦理问题[M]. 北京:北京大学出版社,2002.
25. 彭瑞骢. 医学科技与社会[M]. 北京:北京医科大学,中国协和医科大学联合出版社,1998.
26. 丛亚丽. 护理伦理学[M]. 北京:北京医科大学出版社,2002.
27. 哈刚,何欣. 医药伦理学[M]. 沈阳:辽宁大学出版社,2007.
28. 程卯生. 医药伦理学[M]. 北京:中国医药科技出版社,2008.
29. 张树峰. 医学伦理学[M]. 北京:人民军医出版社,2009.
30. 赵迎欢. 医药伦理学[M]. 北京:中国医药科技出版社,2012.
31. 冯泽永. 医学伦理学[M]. 沈阳:辽宁大学出版社,2013.
32. 陈勰. 医学伦理学[M],南京:江苏凤凰科学技术出版社,2013.
33. 王育红,黄金宇. 职业道德与药学伦理学[M]. 北京:北京大学出版社,2013.

34. 杨冬梅. 药事管理与法规实训[M]. 南京:东南大学出版社,2013.
35. 周宏菊,郑文清. 现代医学伦理学[M]. 武汉:武汉大学出版社,2014.
36. 王柳行,颜景霞. 医学伦理学[M]. 第 2 版. 北京:人民卫生出版社,2014.
37. 杨小丽. 医学伦理学[M]. 第 4 版. 北京:科学出版社,2015.
38. 孙慕义. 医学伦理学[M]. 第 3 版. 北京:高等教育出版社,2015.
39. 宿凌. 药事管理与法规[M]. 北京:中国医药科技出版社,2015.
40. 王明旭,曹永福. 医学伦理学[M]. 北京:中国协和医科大学出版社,2015.

全国中医药高等教育教学辅导用书推荐书目

一、中医经典白话解系列

黄帝内经素问白话解(第2版)　王洪图　贺娟
黄帝内经灵枢白话解(第2版)　王洪图　贺娟
汤头歌诀白话解(第6版)　李庆业　高琳等
药性歌括四百味白话解(第7版)　高学敏等
药性赋白话解(第4版)　高学敏等
长沙方歌括白话解(第3版)　聂惠民　傅延龄等
医学三字经白话解(第4版)　高学敏等
濒湖脉学白话解(第5版)　刘文龙等
金匮方歌括白话解(第3版)　尉中民等
针灸经络腧穴歌诀白话解(第3版)　谷世喆等
温病条辨白话解　浙江中医药大学
医宗金鉴·外科心法要诀白话解　陈培丰
医宗金鉴·杂病心法要诀白话解　史亦谦
医宗金鉴·妇科心法要诀白话解　钱俊华
医宗金鉴·四诊心法要诀白话解　何任等
医宗金鉴·幼科心法要诀白话解　刘弼臣
医宗金鉴·伤寒心法要诀白话解　郝万山

二、中医基础临床学科图表解丛书

中医基础理论图表解(第3版)　周学胜
中医诊断学图表解(第2版)　陈家旭
中药学图表解(第2版)　钟赣生
方剂学图表解(第2版)　李庆业等
针灸学图表解(第2版)　赵吉平
伤寒论图表解(第2版)　李心机
温病学图表解(第2版)　杨进
内经选读图表解(第2版)　孙桐等
中医儿科学图表解　郁晓微
中医伤科学图表解　周临东
中医妇科学图表解　谈勇
中医内科学图表解　汪悦

三、中医名家名师讲稿系列

张伯讷中医学基础讲稿　李其忠
印会河中医学基础讲稿　印会河
李德新中医基础理论讲稿　李德新
程士德中医基础学讲稿　郭霞珍
刘燕池中医基础理论讲稿　刘燕池
任应秋《内经》研习拓导讲稿　任廷革
王洪图内经讲稿　王洪图
凌耀星内经讲稿　凌耀星
孟景春内经讲稿　吴颢昕
王庆其内经讲稿　王庆其
刘渡舟伤寒论讲稿　王庆国
陈亦人伤寒论讲稿　王兴华等
李培生伤寒论讲稿　李家庚
郝万山伤寒论讲稿　郝万山
张家礼金匮要略讲稿　张家礼
连建伟金匮要略方论讲稿　连建伟
李今庸金匮要略讲稿　李今庸
金寿山温病学讲稿　李其忠
孟澍江温病学讲稿　杨进
张之文温病学讲稿　张之文
王灿晖温病学讲稿　王灿晖
刘景源温病学讲稿　刘景源
颜正华中药学讲稿　颜正华　张济中
张廷模临床中药学讲稿　张廷模
常章富临床中药学讲稿　常章富
邓中甲方剂学讲稿　邓中甲
费兆馥中医诊断学讲稿　费兆馥
杨长森针灸学讲稿　杨长森
罗元恺妇科学讲稿　罗颂平
任应秋中医各家学说讲稿　任廷革

四、中医药学高级丛书

中医基础理论(第2版)　李德新等
中医诊断学(第2版)　朱文锋等
医古文(第2版)　段逸山
中药学(上下)(第2版)　高学敏等
方剂学(上下)(第2版)　李飞
内经(第2版)　王洪图
伤寒论(第2版)　熊曼琪
金匮要略(第2版)　陈纪藩
温病学(第2版)　彭胜权等
中医内科学(第2版)　王永炎等
中医外科学(第2版)　谭新华等
中医妇产科学(第2版)　刘敏如等
中医儿科学(第2版)　汪受传
中医眼科学(第2版)　李传课
中医耳鼻咽喉口腔科学(第2版)　王永钦
中医急诊学　姜良铎
针灸学(第2版)　孙国杰
针灸治疗学(第2版)　石学敏
中药炮制学(第2版)　叶定江等
中药药理学(第2版)　沈映君